44,—

Pflege auf dem Weg zu
einem neuen Selbstverständnis

20. 2. 95

Mabuse-Verlag
Wissenschaft 6

*Zur Erinnerung an Karin Gante-Rädler,*
*die mit vielen guten Ideen und persönlichem Einsatz zum Gelingen*
*des Modellversuchs beigetragen hat.*

*Johanna Taubert,* geboren am 22.10.1946, arbeitete als Krankenschwester und Unterrichtsschwester bevor sie 1976 ein Lehramtsstudium abschloß und sich zusätzlich zur Gruppenanalytikerin qualifizierte. Nach dem Studium war sie in der Fort- und Weiterbildung im Pflegebereich tätig, plante das vom Bundesministerium für Arbeit und Soziales geförderte Modellvorhaben ,,Menschengerechte Krankenpflege" und leitete die Durchführung. Sie war mitbeteiligt bei der Entwicklung und Erprobung des Studiengangs ,,Gesundheitswissenschaften" am Oberstufenkolleg der Universität Bielefeld und arbeitet jetzt als Professorin für Pflege an der Evangelischen Fachhochschule Ludwigshafen.

Die vorliegende Arbeit ist zugleich Dissertation im Fachbereich Erziehungswissenschaft der Universität Hannover.

Johanna Taubert

# Pflege auf dem Weg zu einem neuen Selbstverständnis

Berufliche Entwicklung zwischen
Diakonie und Patientenorientierung

Mabuse-Verlag
Frankfurt am Main

Die Deutsche Bibliothek – CIP-Einheitsaufnahme

**Taubert, Johanna:**
Pflege auf dem Weg zu einem neuen Selbstverständis : berufliche Entwicklung
zwischen Diakonie und Patientenorientierung / Johanna Taubert – 2. Aufl. –
Frankfurt am Main : Mabuse-Verl., 1994
    (Mabuse-Verlag Wissenschaft ; 6)
    Zugl.: Hannover, Univ., Diss., 1990
    ISBN 3-925499-59-8
NE: GT

2. Auflage 1994
© 1994 by Mabuse-Verlag GmbH
Kasseler Str. 1a
60486 Frankfurt am Main
Tel.: 069 / 70 50 53
Fax: 069 / 70 41 52

Druck: F.-M.Druck, Karben
ISBN: 3-925499-59-8
Printed in Germany

# INHALT

# Danksagung

Der Zeitraum, über den sich die Entstehung dieser Dissertation erstreckt, beginnt in der Mitte der 70er Jahre, und es haben viele Menschen wissentlich oder unwissentlich mit dazu beigetragen, daß ich die praktischen Forschungen durchführen und anschließend die Arbeit schreiben konnte. Bei ihnen allen möchte ich mich herzlich bedanken.

Während meines Lehramtsstudiums entstand die Idee, mit meinen neuerworbenen didaktisch-methodischen Kenntnissen Fortbildungskonzepte für die Krankenpflege zu entwickeln. Es war mir klar geworden, daß Einstellungsveränderungen über Fortbildungen nicht nur mit neuen Inhalten zu tun haben, sondern auch mit der Art und Weise, wie diese vermittelt bzw. erarbeitet werden.

Zwei Ereignisse trugen zur Umsetzung der Idee bei. Der Anstoß von Prof. Dr. Ulrich Becker zu promovieren, und die Anfrage meiner ehemaligen Lehrerin an der Krankenpflegehochschule Hanna Husmann, im Diakoniewerk Kaiserswerth die Leitung der Verbandsschwesternschaft zu übernehmen, und mich vor allem mit dem Aufbau von Fort- und Weiterbildung von Krankenschwestern/-pflegern zu befassen. Dabei war die Zielgruppe, die damaligen Mitglieder der Verbandsschwesternschaft, sehr experimentierfreudig und bereit, sich auf Fortbildungen mit damals noch ungewöhnlichen Methoden einzulassen. Dadurch hatte ich genügend Freiraum, Konzepte zu entwickeln und zu erproben. Sehr hilfreich war es für mich, daß ich über Horst Ostermann die Möglichkeit bekam, direkt im Anschluß an meine Klinische Seelsorgeausbildung als Co-Supervisorin mit ihm gemeinsam Kurserfahrung in klinischen Seelsorgegruppen zu sammeln. Dritter wesentlicher Anstoß von außen war dann später der Vorschlag des damaligen Vorstehers des Diakoniewerks, Dr. Ferdinand Schlingensiepen, eine inzwischen erfolgreich erprobte Fortbildung als Forschungsvorhaben wissenschaftlich begleiten zu lassen und einer größeren Öffentlichkeit zugänglich zu machen. Dies wurde möglich über die Finanzierung des Bundesministeriums für Arbeit und Sozialordnung. Die wissenschaftliche Begleitung übernahm Gerhard Holler vom Institut für Regionale Bildungsplanung in Hannover[1], mit dem eine sehr konstruktive Zusammenarbeit entstand.

---

1 Das Institut ist inzwischen umbenannt worden: Institut für Entwicklungsplanung und Strukturforschung Hannover.

Mein besonderer Dank gilt meinen ehemaligen Kolleginnen sowie den Kursteilnehmerlnnen der Kurse, die ich geleitet habe. Sie mußten sich zu dem Zeitpunkt oftmals von Ihren KollegInnen sehr hinterfragen und auch angreifen lassen und bewiesen viel Mut in der Durchsetzung ihrer Interessen sowie bei der Zustimmung zur Veröffentlichung ihrer Supervisionssitzungen.

Mit der Durchführung des Modellvorhabens wuchsen die in der Arbeit beschriebenen Schwierigkeiten innerhalb der Institution und parallel dazu die Anerkennung innerhalb der Berufsgruppe Krankenpflege. Im Diakoniewerk selbst wurden wir unterstützt durch Hanna Husmann und Gertrud Schacky und ihren Mitarbeiterinnen in der Pflegedienstleitung. Von Beginn an bekamen wir sehr viel inhaltliche Anregungen und praktische Unterstützung durch Karin Gante-Rädler, Hamburg, Hilde Steppe, Frankfurt, Dr. Anna-Paula Kruse, Hannover, Dorothée Mäder, Basel und Marianne Mulke-Geisler, damals Berlin, sowie den Mitgliedern des Arbeitskreises Patientenorientierte Pflege, Ulm. Eine Neuorientierung zugunsten der stärkeren Einbeziehung krankenpflegerischer Praxis konnte im letzten Drittel des Modellvorhabens dadurch verwirklicht werden, daß die Stellen ausgeschiedener TheologInnen durch zwei Absolventinnen des Berliner Modellvorhabens, Britte Grassi-Oder und Marianne Schwarz, fachkompetent neubesetzt werden konnten.

Als Reaktion auf die zunehmenden Schwierigkeiten innerhalb der Institution engagierten sich drei Mitgliederinnen des Arbeitskreises »Patientenorientierte Krankenpflege« durch ihre Mitarbeit bei einer Großveranstaltung zur Information über die bis dahin erzielten Ergebnisse des Projekts: Ilse Schulz, Ulm, Antje Grauhan, damals Berlin und Martha Meier, Zürich. Sie und weitere Mitgestalterinnen trugen zu dem Zeitpunkt mit dazu bei, daß die Möglichkeiten der Fortbildung zur Patientenorientierten Pflege einem großen Publikum zugänglich gemacht werden konnten.

Neben den bereits genannten Kolleginnen aus der Krankenpflege und den MitarbeiterInnen des Beirats und der Beratergruppe möchte ich mich noch bei all denen bedanken, die mich über die inhaltliche Mitarbeit am Projekt hinaus hilfreich unterstützt haben: Dazu gehören vor allem Dr. Ferdinand Schlingensiepen, Bernhard Wiebel, Dr. Klaus Antons, Prof. Dr. Friedrich Johannsen, Dr. Erich Lellau, Dr. Meinhard Gießer, Elga Dilthey, Hildegard Heenen und Anita Schwarz.

Die Absicht zu promovieren stellte ich für die Dauer des Modellvorhabens zurück, und griff sie aufgrund der Erfahrungen und Vorarbeiten mit veränderter Themenstellung nach Beendigung des Projekts wieder auf. Ein Stipendium der Ev. Studienstiftung Villigst ermöglichte mir, die ersten zweieinhalb Jahre nur teilweise berufstätig zu sein, wieder an der Universität zu studieren und mich auf die Arbeit konzentrieren zu können. Mein Dank gilt in besonderem Maße

Herrn Professor Dr. Ulrich Becker, der mich bei dem für ihn zum Teil fachfremden krankenpflegerischen Anteil der Arbeit durch Einarbeiten in die Problematik und durch kritische Nachfragen intensiv begleitete. Bei der religionspädagogischen Reflexion waren seine Anregungen aus seiner jahrelangen Arbeit im Erziehungsbüro des Weltkirchenrats und seine dabei gewonnenen Erfahrungen für das Lernen benachteiligter Gruppen in Entwicklungsländern überaus hilfreich. Ebenso bedanke ich mich bei Prof. Dr. Friedrich Johannsen, der zu Beginn, als Professor Dr. U. Becker noch beurlaubt war, die Betreuung der Arbeit übernahm, mir aber auch später noch Gesprächspartner blieb.

Für Gutachten bedanke ich mich bei Prof. Dr. Horst Ruprecht, Hannover und bei Prof. Dr. Karl Köhle, Köln, der durch eigene Erfahrungen bei der Weiterbildung von Krankenpflegepersonal der internistisch-psychosomatischen Krankenstation der Universitätsklinik in Ulm besonders gut die Problematik der Krankenpflege beurteilen kann.

Meinen KollegInnen der Forschungs- und Entwicklungsgruppe »Gesundheitswissenschaften« am Oberstufenkolleg der Universität Bielefeld habe ich dafür zu danken, daß sie mir in der Endphase der Dissertation eine Arbeitsorganisation ermöglichten, die Freiräume für zusammenhängendes Schreiben zuließ. Darüber hinaus lasen Waltraud Friedrich, Gertrud Epple und Edith Pini Teile des Manuskripts und gaben mir wertvolle Anregungen.

Mit Gitte Gundling und Antje Schimpf überprüfte ich die Zitate und habe ihnen viel Spaß bei der sonst mühsamen Arbeit zu verdanken.

Ganz besonders möchte ich mich bei meinen Freunden bedanken, bei denen ich aufgrund ihrer Gastfreundschaft mehrfach »Schreiburlaube« verbringen konnte und in denen ich kompetente Gesprächspartner fand: Prof. Dr. Magret Kraul-Lundgreen und Prof. Dr. Peter Lundgreen, Marianne Schwarz und Karl-Heinz Dominicus sowie Dr. Ute Volmerg und Dr. Klaus Antons-Volmerg.

# Einleitung

Die Themenformulierung: »Krankenpflege auf dem Weg zwischen Diakonie[1] und Patientenorientierung«[2] soll zum Ausdruck bringen, daß sich das Selbstverständnis des Krankenpflegeberufs in einem Veränderungsprozeß befindet. Aus der ursprünglich christlich motivierten Hinwendung zum Nächsten als »Liebestätigkeit« ist eine primär funktional gegliederte Tätigkeit an »Krankheitsträgern« geworden. Von einer Pflege des kranken Menschen im Sinne einer ganzheitlichen Sichtweise unter Einbeziehung von Möglichkeiten und Kompetenzen der Pflegenden ist dieser Beruf weit entfernt. Krankenpflege ist bisher nicht den Möglichkeiten entsprechend als eigenständiger Beruf definiert worden. Das hängt auch damit zusammen, daß der Beruf sehr stark von nicht in der Krankenpflege Tätigen bestimmt wird. Theologen, Ärzte und Sozialwissenschaftler brachten und bringen in die Aus- und Fortbildung sowie bei berufspolitischen Entscheidungen nicht nur ihr Wissen ein, sondern üben und übten immer wieder Macht aus. Das berufliche Selbstverständnis der Krankenpflege wird häufig auch von ihnen definiert. Den Versuchen von Berufsangehörigen, aus ihrer fachlichen Kompetenz heraus zu einem besseren Selbstverständnis beizutragen, wird mancherorts auch heute noch Widerstand entgegengebracht. In der berufspolitischen Diskussion, in Fort- und Weiterbildungsangeboten und in Krankenpflegeprojekten ist seit den 70er Jahren in der Bundesrepublik Deutschland eine Ausrichtung auf mehr Patientenorientierung in der Krankenpflege zu verzeichnen.

1 In der evangelischen Kirche wird zur Zeit das Verständnis von Diakonie, ihrer Begründung, ihren Zielen und ihren Aufgaben hinterfragt, diskutiert und neu definiert. Vgl. dazu z.B. die Ausführungen zur Diakonie von P. Philippi, P.J.R. Abbing, H.C. von Hase und A. Müller-Schöll, in: Krause/Müller 1981. Auf diese Diskussion wird in dieser Arbeit nicht eingegangen. Diakonie wird hier so verstanden, wie Krankenschwestern und Krankenpfleger sie erfahren: als Trägerorganisation, die den Beginn der neuzeitlichen Krankenpflege stark geprägt hat oder als Arbeitgeberorganisation mit einem hohen ethischen Anspruch.

2 So der ursprüngliche Titel der Dissertation, die als Grundlage für dieses Buch diente. Der Begriff »Patientenorientierung« meint, daß unter den verschiedenen Aspekten, die bei der Pflege eines Kranken berücksichtigt werden müssen, die Person des Kranken ein größeres Gewicht bekommt als in der »krankheitsorientierten Pflege«. Beide heute als Fachbezeichnungen gebräuchlichen Begriffe geben demnach eine Gewichtung der Aspekte an. Der Begriff Patientenorientierung wurde von der Verfasserin dem Ende der 70er Jahre gebräuchlicheren Begriff der »Patientenzentrierung« vorgezogen, weil letzterer u.U. eine Vernachlässigung anderer wichtiger Aspekte suggerieren kann.

Eine Weiterentwicklung der Patientenorientierten Pflege kann nur über ein stärkeres berufliches Selbstverständnis der Berufsangehörigen, der wissenschaftlichen Fundierung von Krankenpflege, der qualitativen Verbesserung von Aus-, Fort- und Weiterbildung und auf berufspolitischen Wegen erreicht werden. In Deutschland ist die berufliche Interessenvertretung der Krankenpflege zersplittert, ein gemeinsames Vorgehen zur Durchsetzung von Interessen war Mitte der siebziger Jahre noch nicht durchführbar.[3] Neben dem Berufsverband für Krankenpflege gibt es eine Reihe von Verbänden, die zu den Gewerkschaften, den freien Wohlfahrtsverbänden und den Kirchen gehören oder ihnen nahestehen, und die sich jeder für sich mehr oder weniger für eine Verbesserung der Pflege einsetzen. Einer der kirchlichen Verbände ist die Verbandsschwesternschaft im Diakoniewerk Kaiserswerth.[4] Mitte der siebziger Jahre hinterfragten die ihr angehörenden Krankenschwestern und -pfleger die Zielsetzung ihres Verbandes[5] und formulierten das Ergebnis ihrer Überlegungen wie folgt:

»Wir sind eine Gruppe von Menschen ... vorwiegend aus der Krankenpflege, die sich als Christen mit ihrer Aufgabe auseinandersetzen. Wir wollen die Menschen ernstnehmen, für die und mit denen wir arbeiten. Wir wollen lernen, mit Patienten besser umzugehen. Wir wollen uns selbst in unserer Berufsrolle kritisch überprüfen. Wir wollen die Bedingungen am Arbeitsplatz konstruktiv mitgestalten.«

Aufgrund ihrer christlichen Einstellung konnten die Betroffenen ihre krankenpflegerische Praxis nicht mehr verantworten. Die Diskrepanz zwischen den an sie gestellten, oftmals christlich begründeten Anforderungen und den realen Möglichkeiten im Stationsalltag belastete sie sehr. Beim Nachdenken darüber, was das »Besondere« an der Krankenpflege in einem evangelischen Krankenhaus sein sollte, wurde deutlich, daß sich das, was notwendig wäre, im Grunde nicht unterscheidet von dem, was berufspolitisch als »Patientenorientierte Pflege« bezeichnet wurde. Die Diskussion um Patientenorientierung zu dieser Zeit ist im Zusammenhang zu sehen mit den Bemühungen um mehr Humanität in der Arbeitswelt, und mit einem Paradigmawechsel in der Wissenschaft, der hier mit dem Stichwort »Ganzheitlichkeit« angedeutet wird.

Eine der Möglichkeiten, die Situation zunächst für sich selbst und die Kranken im eigenen Krankenhaus zu verändern, wurde in der Verbandsschwesternschaft

---

3  Inzwischen hat sich die Zusammenarbeit zwischen den unterschiedlichen Organisationen verbessert.

4  Sie besteht in dieser Form nicht mehr.

5  Die Zielsetzung wurde zu diesem Zeitpunkt erarbeitet im Zusammenhang mit der Übernahme der Leitung der Schwesternschaft durch die Verfasserin und ist dem Prospekt der Schwesternschaft zu entnehmen.

in Kaiserswerth darin gesehen, in Fortbildungsveranstaltungen Kenntnisse und Fähigkeiten zu erwerben und die eigene Praxis mit Hilfe von Supervision zu reflektieren. Die Klinische Seelsorgeausbildung[6], eine Fortbildung für Pfarrer, bei der die Supervision eine zentrale Rolle einnimmt, schien von ihren Methoden und ihrer Struktur geeignet, auf die Fortbildung von Krankenpflegepersonal übertragen zu werden. Zwei sechswöchige Kurse wurden mit Erfolg durchgeführt. Die TeilnehmerInnen profitierten von der Fortbildung im Umgang mit den Kranken und entdeckten, daß bei einer größeren Gewichtung der Pflege pflegerisch mehr möglich wurde, und daß bei mehr Sicherheit in der Gesprächsführung pflegerisches Handeln oftmals durch intensivere Gespräche begleitet werden kann. Wesentliche Unterschiede zu einer Fortbildung für Pfarrer wurden in diesen Kursen jedoch deutlich:

– Pflegende bringen nicht wie Pfarrer ein berufliches Selbstbewußtsein mit, wenn sie in die Fortbildung kommen. Die Fortbildung muß deshalb dazu verhelfen, mehr berufliches Selbstbewußtsein zu entwickeln.

– Pflegende sind nicht wie Pfarrer in der Hauptsache »Einzelarbeiter« und können von daher allein nicht so viel umsetzen.

– Krankenpflege ist eine vorwiegend praktische Tätigkeit. Zur Umsetzung des in der Fortbildung Erlernten sind andere Organisationsformen und Techniken als für die Seelsorge erforderlich.

– Die Umsetzung einiger Fortbildungsinhalte tangiert die Krankenhaushierarchie und kann nicht ohne Beteiligung der anderen Berufsgruppen erfolgen.

Es erwies sich als notwendig, eine Konzeption zur Fortbildung einer »Menschengerechten Krankenpflege« zu entwickeln, die sich zwar an den Erfahrungen der Klinischen Seelsorge orientieren konnte, aber die Bedingungen der Krankenpflege stärker berücksichtigte. Dies wurde möglich über die Finanzierung eines Modellversuchs durch das Bundesministerium für Arbeit und Soziales. Am 1.10.1980 begann nach einer einjährigen Vorbereitungszeit im Diakoniewerk Kaiserswerth die Durchführung des Modellversuchs »Menschengerechte Krankenpflege«. Es war das erste Forschungsprojekt in der deutschen Krankenpflege, das von Pflegenden selbst initiiert und geleitet wurde. Der Auf-

---

6  Die Klinische Seelsorgeausbildung (Clinical Pastoral Training) war ursprünglich in Amerika ein Praktikum für Theologiestudenten, die Seelsorge außerhalb der Hörsäle lernen sollten. Inzwischen ist sie außerdem eine Fortbildung für Pfarrer geworden, die mit ihrer theoretisch seelsorgerlichen Ausbildung unzufrieden sind. Ausgangspunkt für diese Ausbildung ist, daß ein Seelsorger selbst Seelsorge erfahren haben und über sich und seine Konflikte Bescheid wissen sollte, ehe er Seelsorge ausübt. Klinische Seelsorge wird in mehreren zwölfwöchigen Kursen individuell gelernt. Es gibt keine verbindlichen Lernziele für alle, sondern jeder setzt sich seine Lernziele im Zusammenhang mit seinen praktischen Erfahrungen selbst. Vgl. z.B. Clinebell 1973, Andriesen 1978, Faber 1974.

trag des Bundesministeriums war daran gebunden, daß bei der Durchführung Konzepte für ein Weiterbildungssystem sowie eine Verbesserung der Erstausbildung entwickelt würden, die auch auf Krankenhäuser anderer Trägerschaft und auf andere Bildungseinrichtungen für Krankenpflegepersonen übertragbar sein sollten. Das entsprach durchaus dem Interesse der Durchführenden, die zwar aus einer christlichen Motivation heraus und beeinflußt durch religionspädagogische Konzeptionen den Modellversuch geplant hatten, darin aber keine »christliche« Fortbildung sahen bzw. das Krankenhaus nicht »christlich« verändern wollten. Es ging ihnen darum, mit dazu beizutragen, Verbesserungen für die Krankenpflege insgesamt zu entwickeln und zu erproben. Zu diesem Zeitpunkt gab es keine wissenschaftlichen Arbeiten oder Erfahrungsberichte über Patientenorientierte Krankenpflege im Stationsalltag, auf die sie zurückgreifen konnten. 1977 wurde ein Bericht veröffentlicht über die Forschungen zur Patientenorientierten Krankenpflege in Zusammenarbeit mit der Psychosomatischen Medizin. Zu dem Mitarbeiterteam wurden Kontakte aufgenommen. Die Zentraloberin des Ulmer Universitätsklinikums gründete dann 1982, während der Durchführungszeit des Modellversuchs, einen Arbeitskreis. Zu ihm gehörten VertreterInnen verschiedener Institutionen, hauptsächlich Weiterbildungsstätten, die das Bemühen um eine patientenorientierte Pflege in ihre Lehrgänge aufgenommen hatten[7]. Der Arbeitskreis diente dem Austausch über die in Deutschland noch neue Auffassung von professioneller Krankenpflege und einer Beschreibung des Begriffs »Patientenorientierte Pflege«.

Zu Beginn der Fortbildung im Modellversuch »Menschengerechte Krankenpflege« lag ein offenes Curriculum vor. Mit welchen Techniken und in welcher Organisation die Pflege nach der intendierten Einstellungsveränderung auf den Stationen umgesetzt werden sollte, wurde bewußt nicht festgelegt. Es sollten dafür erst im Modellversuch Erfahrungen gewonnen werden, und es sollten außerdem die Bedingungen und die Vorstellungen der Pflegedienstleitungen aus den unterschiedlichen Häusern berücksichtigt werden. Die Einführung einer veränderten Pflege in den vier beteiligten Häusern gehörte nicht mehr in den Kompetenzbereich der Fortbildenden und mußte jeweils mit den Pflegedienstleitungen abgeklärt werden.

Planung, Organisation und Durchführung des Modellversuchs lag in der Verantwortung des Diakoniewerks Kaiserswerth unter Leitung der Verfasserin.

---

7  Meist handelte es sich um Kurse zur Stationsleitung, Pflegedienstleitung oder zum Lehramt für Krankenpflege. Es zeigte sich, daß die Konzeptionen der Universitätsklinik in Ulm, der Kaderschule in Zürich und des Berufsfortbildungswerkes des Deutschen Gewerkschaftsbundes in Frankfurt dem Modellversuch »Menschengerechte Krankenpflege« am nächsten standen, von daher ergab sich eine über den Arbeitskreis hinausreichende Kooperation mit diesen Institutionen.

Wissenschaftlich begleitet wurde das Modellvorhaben vom Institut für Entwicklungsplanung und Strukturforschung, Hannover.

Bei dem Entwurf der Fortbildung war es das Interesse der Verfasserin, aufgrund eigener 12jähriger Erfahrung in der Krankenpflegepraxis und in der Ausbildung von KrankenpflegeschülerInnen, eine didaktisch-methodische Konzeption zu entwickeln, die den Kriterien eines Lernens im Zusammenhang mit Identität, Befreiung und Mündigkeit entsprach. Der methodische Schwerpunkt lag darin, über die Stärkung des beruflichen Selbstverständnisses Hilfestellung für den Umgang mit Kranken zu geben.

Das in dieser Arbeit beschriebene Modellvorhaben wird aus religionspädagogischer Sicht reflektiert, weil es in einer kirchlichen Institution durchgeführt wurde. Außerdem kam die Verfasserin während ihres Studiums mit einer durch die Diskussion um die Erziehung zur Befreiung und Mündigkeit geprägten Religionspädagogik in Berührung[8] und wurde durch sie entscheidend für die spätere Fortbildungskonzeption motiviert. Für die Durchführung einer »Patientenorientierten Krankenpflege« sind Befreiung (Emanzipation) und Mündigkeit der Pflegenden wesentliche Voraussetzungen.

Ein weiterer Grund dafür, eine die berufliche Identität stabilisierende Fortbildungskonzeption für Krankenpflegepersonal mit einer religionspädagogischen Theorie zu begründen, war deshalb möglich, weil Identitätshilfe als eine wichtige Aufgabe der religionspädagogischen Arbeit angesehen wird. Entscheidend war jedoch für eine allgemeine Übertragbarkeit, daß sich die Religionspädagogik auch allgemeinpädagogischer Theorien und Methoden bedient, sofern diese einer theologischen Grundeinstellung nicht widersprechen, und sie wiederum der Pädagogik Anregungen gibt.[9] In dieser Arbeit wird vorwiegend Bezug genommen auf erwachsenenpädagogische Gesichtspunkte wie Teilnehmerorientierung, Handlungsorientierung, Erfahrungsbezogenheit und Problemorientierung, Selbstbestimmung und Gruppenerfahrung. Dabei kommt der Pädagogik P. Freires besondere Bedeutung zu wegen ihrer Zielsetzung im Hinblick auf mehr Befreiung und Mündigkeit und den Prinzipien des situationsbezogenen Lernens, der dialogischen Struktur des Lernprozesses und dem prophetischen Charakter des Lernens.

Die Erfahrungen bei der Durchführung des Modellvorhabens ergaben, daß selbst in einer kirchlichen Institution bei Anwendung einer religionspädagogischen Konzeption Widerstand gegen ein größeres Selbstbewußtsein des Kran-

---

8  »Erziehung zur Befreiung und Mündigkeit« wurde 1973 als Teilthema für die 5. Vollversammlung des Ökumenischen Rates 1975 »Jesus Christus befreit und eint« in Nairobi festgelegt. Dieses Thema spiegelte einerseits einen Teil der religionspädagogischen Diskussion auch in Deutschland wider, zum andern wurde eine vermehrte Auseinandersetzung mit dieser Thematik angeregt. Vgl. Nipkow 1975a: 19.

9  Vgl. Nipkow 1975a: 14.

kenpflegepersonals geleistet wird. Daraus ergaben sich für diese Arbeit folgende leitende Fragestellungen:

1. Wie konnte es zu dem schlechten beruflichen Selbstverständnis kommen?
2. Verändert sich die Krankenpflegepraxis durch ein gestärktes berufliches Selbstverständnis?
3. Welche Möglichkeiten bietet die Pädagogik, hier speziell die Religionspädagogik als die pädagogische Bezugswissenschaft der Kirche[10], für Fortbildungen zur Identitätsstabilisierung des Krankenpflegepersonals?

Im ersten Teil der Arbeit wird die Situation der Krankenpflege in den siebziger Jahren in ihrer unklaren Identität zwischen Krankheits- und Krankenorientierung dargestellt. Diese Beschreibung soll die Krisensituation des Berufs zu einer Zeit verdeutlichen, in die Berufsangehörigen beginnen, die traditionelle Abhängigkeit von anderen Berufsgruppen in Frage zu stellen und um Anerkennung entsprechend ihrer Qualifikation und ihres verantwortlichen Tätigkeitsbereichs zu ringen. Die Darstellung ist vor allem orientiert an den Problemen der Diskrepanz zwischen Berufszufriedenheit und den schlechten Arbeitsbedingungen mit ihren Belastungen, an der Organisation der Pflege und ihren Auswirkungen für Kranke und Personal, an den hohen Idealvorstellungen, an den Anforderungen, ärztlicher Hilfsberuf zu sein, und an der Ausbildungssituation.

In einem Exkurs werden theoretische Grundlagen der Identität und ihrer Entwicklung anhand der Theorien von Erikson und Krappmann dargestellt. Bei Erikson ist Identität das Ergebnis einer krisenhaften psycho-sozialen Entwicklung, die in Wechselseitigkeit mit einer Gruppen-Identität entsteht. Seine Beschreibung zur Entstehung der Identität mit dem Ziel der Selbst-Identität trägt zum Verständnis der Entwicklung des beruflichen Selbstverständnisses bei. Während Erikson eher eine gesellschaftliche Anpassung anstrebt, fordert Krappmann eine kritische Haltung ihr gegenüber. Für ihn stehen Selbstinterpretation und gesellschaftliche Anforderungen im Widerspruch. Vom Einzelnen wird verlangt, daß er eine Balance findet, um mit den diskrepanten Anforderungen umgehen zu können. Seine Theorien ergänzen hier die Ausführungen Eriksons, weil er Kritikfähigkeit und Kreativität fordert, und Identität als einen Prozeß zunehmender Autonomie versteht. Insofern sind seine Darstellungen hilfreich zum Verständnis der Anforderungen an eine größere Autonomie des Krankenpflegeberufs.[11]

Veränderungen im Krankenpflegeberuf sind nur möglich über eine Veränderung des krankenpflegerischen Selbstbewußtseins. Dieses aufzuarbeiten, setzt

---

10 Da die Religionspädagogik auf die allgemeine Pädagogik zurückgreift, sind die Methoden genauso für außerkirchliche Fortbildungsarbeit anwendbar.
11 Vgl. Klessmann 1987: 29.

eine Auseinandersetzung mit der geschichtlichen Entwicklung des Berufs voraus. Von daher werden aus der Entwicklung des Krankenpflegeberufs einige Aspekte aufgegriffen. Es geht sozusagen um die »Geburt« des Berufs, um die ersten Autonomieversuche und um die Widerstände, die einer Verselbständigung entgegengebracht werden. Leitendes Interesse ist dabei:
- aufzuzeigen, wie es zu dem mangelnden beruflichen Selbstbewußtsein gekommen ist,
- emanzipatorische Schritte zur Weiterentwicklung des Berufs darzustellen,
- Hindernisse sichtbar zu machen, die gegen Veränderungen im Sinne einer beruflichen Eigenständigkeit aufgebaut wurden.

Mit Hilfe zweier Modelle, dem der christlichen Nächstenliebe von Fliedner und dem an Beruf und Erwerb orientierten Modell Agnes Karlls, werden die Entwicklung und Bestrebungen der InitiatorInnen des Krankenpflegeberufs vorgestellt. Die Analyse der Ziele und Hindernisse der Organisationen und deren Eingebundenheit in gesellschaftliche Voraussetzungen lassen Rückschlüsse zu auf die Entwicklung eines beruflichen Selbstverständnisses der in der Pflege Tätigen.

Der erste Teil endet mit einer Betrachtung zur Situation der Krankenpflege als kirchliche Aufgabe und zeigt die Diskrepanz auf zwischen Anspruch und Wirklichkeit.

Der zweite Teil der Arbeit befaßt sich schwerpunktmäßig mit der Patientenorientierten Pflege als einem möglichen Weg zu einem besseren beruflichen Selbstverständnis Pflegender und zu einer professionellen Krankenpflege. Die Konzeption der Fortbildung »Patientenorientierte Krankenpflege«, die über ein verändertes berufliches Selbstverständnis zu einer veränderten Handlungskompetenz führen sollte, wird beschrieben. Dabei wird verdeutlicht, daß:
- ein anderes Selbstbewußtsein die krankenpflegerische Praxis verändert,
- sich Supervision auch als Fortbildungsmethode sinnvoll einsetzen läßt,
- Aspekte der Religionspädagogik hilfreich sein können für Methoden, die identitätsstabilisierend sind.

Zunächst wird die Patientenorientierte Pflege als Ausdruck einer veränderten beruflichen Identität dargestellt. Es wird beschrieben, was in dieser Arbeit unter dem Begriff »Patientenorientierung« verstanden wird. Es folgt ein Teil, in dem das Interesse der Religionspädagogik an dem Thema Identität und Patientenorientierte Krankenpflege aufgezeigt wird. Dieser theoretischen Abhandlung kommt insofern eine große Bedeutung zu, als die beschriebenen (religions-)pädagogischen Gesichtspunkte zum größten Teil in der Fortbildungskonzeption umgesetzt sind. Im Mittelpunkt des Kapitels steht das Curriculum der Fortbildung. Die didaktisch-methodischen Vorüberlegungen werden mitgeteilt und die

Methoden beschrieben. Damit werden didaktisch-methodische Vorschläge gemacht für ein Lernen, das die berufliche Identität stützt, sich stärkend auf die berufliche Entwicklung auswirkt und eine berufliche Selbsterfahrung ermöglicht. Dahinter steht die Annahme, daß sich ein berufliches Selbstverständnis im Hinblick auf eine Aufwertung der Pflege direkt auf die pflegerische Versorgung des Kranken auswirkt.

Zur besseren Veranschaulichung des Lernprozesses wird am Beispiel der Sterbebegleitung gezeigt, wie sich Lernen in der Fortbildung und Umsetzung in der Praxis sowie deren Reflexion ergänzen. Grundlagen für diese Ausarbeitung sind theoretische Erkenntnisse, die in der Fortbildung vermittelt wurden, und Supervisionsprotokolle[12], aus denen die Erfahrungen der TeilnehmerInnen über ihren Lernprozeß in der Praxis zu entnehmen sind. Die Form, Theorie und praktische Erfahrung in der Darstellung zu verklammern, soll deren Zusammenhang während des Lernprozesses widerspiegeln. Durch die Beschreibung soll erkennbar werden, wie TeilnehmerInnen durch ein gestärktes Selbst-Bewußtsein ihr pflegerisches Verhalten in der Sterbebegleitung verändern zugunsten von mehr Zuwendung gegenüber Kranken.

Der zweite Teil endet mit einer Reflexion des Lernprozesses unter dem Gesichtspunkt, daß die TeilnehmerInnen einen Lernprozeß durchlaufen, der sie von der Apathie, der Unfähigkeit zu leiden, zur Sympathie befähigt. Damit ist eine Form des Helfens gemeint, die anstatt von Abspaltungen unliebsamer Gefühle eine gefühlsmäßige Beteiligung ermöglicht und sich nicht einseitig im Geben erschöpft.

Die Erfahrungen und Schwierigkeiten während des Modellversuchs sind im Wesentlichen kurz dargestellt, weil sie die Situation der Krankenpflege in der Hierarchie des Krankenhauses widerspiegeln. Diese Erfahrungen mögen mit dazu beitragen, daß an anderen Orten der pflegerischen Kompetenz mehr Gewicht eingeräumt wird, und daß nach Kooperationsformen zwischen den unterschiedlichen Berufsgruppen gesucht wird.

Abschließend werden die Ergebnisse der Arbeit dargestellt und wichtige Gesichtspunkte für eine Fortbildung zur Patientenorientierten Pflege benannt. Kirchlichen Trägern wird aufgezeigt, welche Konsequenzen sie ziehen müßten, um eine menschengerechte und patientenorientierte Pflege zu gewährleisten und Pflegenden angemessene Arbeitsbedingungen zu ermöglichen.

---

12 Sie wurden als Untersuchungsmaterial für die Wissenschaftliche Begleitung während der Fortbildungskurse im Anschluß an die Sitzungen erstellt.

# 1. Die entwicklungsgeschichtliche Grundlage des beruflichen Selbstverständnisses

## 1.1 Krankenpflege zwischen Krankheits- und Krankenorientierung

Im folgenden Abschnitt wird die Situation der Krankenpflege in der Mitte der siebziger Jahre dargestellt. In dieser Zeit wurde die in dieser Arbeit beschriebene Fortbildung zur Patientenorientierten Pflege entwickelt, und erste Versuche durchgeführt.[1] Zu dem Zeitpunkt wurde über die hohe Fluktuation im Beruf und über die notwendigen Veränderungsmöglichkeiten nachgedacht. Der folgenden Ausführung liegen Veröffentlichungen zugrunde, die sich mit diesen Fragen beschäftigt haben.[2]

### 1.1.1 Diskrepanz zwischen Berufszufriedenheit und beruflichen Bedingungen

Krankenpflege ist eine interessante, abwechslungsreiche und vielfältige Tätigkeit. Pflegende haben es mit Menschen zu tun, sie pflegen, versorgen und beraten Kranke. Neben den oft kurzfristigen Kontakten zu Kranken haben sie in ihrem Beruf längerfristige soziale Kontakte zu ihren KollegInnen, mit denen sie gemeinsam ihre Arbeit durchführen. Durch die berufliche Tätigkeit bekommen Krankenschwestern und Krankenpfleger Einblick in andere Lebensbereiche und lernen Menschen in ihren Beziehungen und Verhaltensweisen kennen. Der Krankenpflegeberuf macht den Einsatz der ganzen Person möglich. Denken, Fühlen und Handeln sind gleichermaßen gefragt, der Beruf ist existentiell befriedigend. Es ist sinnvoll, Kranke zu pflegen, Genesende zu beraten und Sterbende zu begleiten.[3] Vielfalt und Abwechslung, Arbeit für und mit anderen

---

1  Die Beschreibung der Situation gilt größtenteils auch noch für die jetzige Zeit.

2  Diesen Ausführungen liegen neben eigenen Erfahrungen folgende Berichte zugrunde: Pinding (1972), Volkholz (1973), Köhle (1977), Siegrist (1978), Ostner (1979), Ridder (1980a, 1980b), Albrecht u. a. (1981), Bartholomeyczik (1981), Ostner (1982), Botschafter (1982), Hirsch (1983), Hampel (1983).

3  Vgl. Ostner 1979: 101ff.

Menschen, die Möglichkeit, sich als ganze Person einzusetzen und damit eine sinnvolle Tätigkeit auszuüben, ermöglichen berufliche Zufriedenheit. Das scheint im Widerspruch zu der hohen Fluktuation der in dem Beruf Beschäftigten zu stehen. Es ist jedoch keiner. Es besteht bei aller Zufriedenheit mit dem Beruf große Unzufriedenheit über die beruflichen Bedingungen[4] und die unangemessen geringe Bezahlung.[5] Diese Unzufriedenheit führt häufig zur Abwanderung aus dem Beruf, und so ergibt sich eine Vielzahl offener Stellen.[6] Die pflegerische Versorgung in den Krankenhäusern ist nicht zufriedenstellend. Es gibt viele Unzufriedenheitsäußerungen von ehemaligen Kranken, Angehörigen, Krankenhauspersonal und deren Berufsverbänden. Von ihnen kommen Hilferufe nach »Mehr Menschlichkeit im Krankenhaus«. Es wird über die Bedeutung der Pflege gesprochen und betont, daß sie ein wesentlicher Heilungsfaktor bei der Bewältigung von Krankheit ist. Von vielen Krankenschwestern und Krankenpflegern wird die Notwendigkeit einer menschengerechten Krankenpflege als unabdingbar erkannt, und sie suchen nach Möglichkeiten, sie zu realisieren.

Im Gegensatz dazu, im Beruf Zufriedenheit erlangen zu können, steht also der berufliche Alltag mit den unzumutbaren beruflichen Bedingungen. Durch vermehrten Verwaltungsaufwand, umfangreichere Diagnostik und Therapie nimmt die Schreibtischarbeit zu. Auf Kosten der pflegerischen Versorgung werden zunehmend ärztliche Tätigkeiten durchgeführt. Krankenpflegerische Tätigkeiten werden weniger wichtig genommen und die eigene pflegerische Kompetenz zu gering geachtet. Die Folge der niedrigen Bewertung eigener Tätigkeiten trägt mit zu einem schlechten beruflichen Selbstverständnis bei.

---

4  Albrecht (1981: 118) stellen einen Zusammenhang her zwischen der Belastung und der geringen Tätigkeitsdauer im Krankenpflegeberuf. Bei hoher Belastung hatten 3/4 der Befragten die Absicht, den Beruf zu wechseln. Nur 1/5 äußerte diese Absicht bei geringer Belastung.

5  Vgl. Ostner 1979: 112. Die Autoren gehen von der These aus, daß die Zufriedenheit im Krankenpflegeberuf nicht notwendig einhergehen muß mit einer positiven Beurteilung der Bedingungen, unter denen er ausgeübt wird. Diese werden weniger einheitlich und weniger positiv eingeschätzt als die Zufriedenheit. Bartholomeycik (1981: 29) weist darauf hin, daß von der Berufszufriedenheit nicht zwingend auf positive Arbeitsbedingungen geschlossen werden kann.

6  Eine von Albrecht (1981: 46) durchgeführte Untersuchung zur Fluktuation in Berliner Krankenhäusern zeigt, daß sie nicht in allen Krankenhäusern gleich ist. Beschäftigte in städtischen und öffentlichen Krankenhäusern fluktuieren weniger. Die Untersuchenden vermuten, daß es zum einen daran liegen mag, daß in manchen konfessionellen und gemeinnützigen Häusern ein Rotationsverfahren innerhalb der Trägerorganisation durchgeführt wird. Als schwerwiegenderen Grund sehen sie die Tatsache an, daß die Zahl der Planstellen zur Zahl der zu behandelnden Kranken im Jahresdurchschnitt schlechter als in städtischen oder staatlichen Krankenhäusern ist und sich dadurch die Belastungen für die Pflegenden erhöht. Es ist anzunehmen, daß zusätzlich zu der Mehrarbeit im Vergleich zu den öffentlichen Krankenhäusern der idealisierte Anspruch der konfessionellen Häuser die Belastbarkeit der dort tätigen Pflegenden erhöht.

Das mangelnde berufliche Selbstverständnis und die Bedingungen im Krankenhaus wirken sich entscheidend auf die Situation der Kranken und der Pflegenden aus. Das Krankenpflegepersonal leidet ebenfalls darunter. Aufgrund der strukturellen formalen Machtverhältnisse kommt es zu Unzufriedenheit bis hin zu psychischer und physischer Überlastung.[7] Im folgenden sollen einige zentrale Probleme beschrieben werden, die in entscheidender Weise für die Situation verantwortlich sind.

## 1.1.2 Bedingungsfaktoren

### 1.1.2.1 Verhältnis zu den Kranken auf der Station

Im Krankenhausalltag richtet sich der Blick des gesamten Personals vorwiegend auf die Krankheit des Patienten. Oft verlieren die Kranken ihre Namen. Nur ihr Krankheitsbild in Verbindung mit ihrer Zimmernummer ist den MitarbeiterInnen gegenwärtig. Für das Personal bedeutet das, immer wiederkehrende »Krankheitsbilder« zu pflegen. Zum Beispiel liegen auf der chirurgischen Abteilung zehn »Blinddärme« gleichzeitig, und es kommen immer wieder neue. Das wird langweilig, und es entsteht Routine. »Blinddärme« kommen und gehen, das Interesse und die Zuwendung der Pflegenden richten sich unter diesen Umständen auf kompliziertere oder seltenere »Krankheitsbilder«.[8] Die kranken Menschen werden nicht mehr als Personen, als Individuen, für die ihre Krankheit eine eigene biographische Bedeutung hat, gesehen, sondern reduziert auf das nicht »funktionierende« Körperorgan.

Die Ursachen der oben beschriebenen Situationen sind vielfältig. Sie sind abhängig von der gesellschaftlichen Einstellung zu Gesundheit und Krankheit, von der Ausrichtung an einer vorwiegend naturwissenschaftlich geprägten Schulmedizin, von den Machtstrukturen im Krankenhaus, von der Anlehnung an eine industrielle Arbeitsorganisation und vom Menschenbild, das die Beteiligten haben.

Ist im folgenden der Kontakt zu Kranken thematisiert, so geht es nicht nur um eine gute zwischenmenschliche Beziehung, die die Beteiligten zufriedenstellt, sondern es geht vorrangig darum, daß sich die Qualität der Interaktion direkt auf die pflegerische Versorgung auswirkt. Je mehr sich Pflegende mit ihrer Arbeit identifizieren können und je mehr Wert sie der Pflege beimessen, desto

---

7  Hirsch (1983: 371) beschreibt neben den psychischen und physischen Belastungen auch noch soziale Belastungen.

8  Eine solche Sichtweise hat Auswirkungen auf die Kranken: Sie fühlen sich als »Fall.« Dadurch wird unterstützt, daß sie ihre Krankheit als etwas sehen, was außerhalb ihrer selbst liegt und nicht mehr ist als eine Störung im Funktionieren ihres Körpers.

besser ist die pflegerische Versorgung. Voraussetzung ist, daß die Bedingungen des Krankenhauses dies zulassen.

### 1.1.2.2 Pflegeorganisation

Der Kontakt zu Kranken und die Qualität ihrer Pflege stehen im engen Zusammenhang mit dem Pflegesystem, das auf der Krankenstation durchzuführen ist. Pflegerische Verrichtungen werden entweder überwiegend funktionell oder überwiegend ganzheitlich bzw. patientenorientiert durchgeführt. Die derzeit üblichen Pflegesysteme, die Stationspflege, die Gruppenpflege und die Zimmerpflege lassen keine eindeutige Zuordnung der Art und Weise des pflegerischen Tuns zu. Stationspflege bedingt in hohem Maße funktionelle Pflege, die Zimmerpflege ermöglicht am ehesten Ganzheitspflege. Die Gruppenpflege war ursprünglich konzipiert worden, um der Funktionspflege entgegenzuwirken. Da sie jedoch nur unzulänglich vorbereitet und eingeführt worden ist, hat sie ihr Ziel kaum erreicht: Auch in der Gruppenpflege wird in Deutschland meist funktionell gepflegt. Eine Ausnahme bilden die Intensivstationen. Die Hierarchie innerhalb der Krankenpflege ist bei dieser Organisationsform am stärksten ausgeprägt. Bei der Funktionspflege ist eine Pflegeperson für bestimmte Aufgaben eingeteilt. Eine Schwester macht die Verbände bei allen Patienten, eine andere mißt den Blutdruck bei allen Patienten etc. Das Informationsmonopol liegt bei der Stationsleitung. Die Informationen erreichen die Stationsleitung zuerst und bleiben in der Regel auch dort. Das gilt nicht nur für solche von oder über Kranke, sondern auch für Informationen, die von der Pflegedienstleitung an die Pflegenden gegeben werden, sie erreichen die Betreffenden häufig nicht. Oft ist für Untergeordnete der Zugang zur Dokumentation erschwert, das bedeutet, daß sie nicht alle für die Pflege relevanten Informationen bekommen.[9]

Die Stationsleitung steht allen MitarbeiterInnen formal vor. Von ihr wird die Überwachung des gesamten Arbeitsablaufs, des Zeitplans und der Kontinuität erwartet. Sie hat zu bestimmen, in welcher Reihenfolge die Anwendungen auszuführen sind, wieviel Zeit den Kranken zu widmen ist und welche ihrer Bedürfnisse Priorität haben. Neben den Aufgaben auf der Station gehört die Vermittlung des Kontakts zur Krankenhausleitung zu ihrem Tätigkeitsbereich. Sie steht somit in einer Position, in der unterschiedliche Interessenlagen aufeinandertreffen und von ihr wird erwartet, daß sie sie miteinander vereinbaren kann. Ungeachtet der Tatsache, daß unterschiedliche Interessen Konflikte provozieren können, die in der Regel nicht von einer Person gelöst werden kön-

---

9   Vgl. Siegrist 1978: 81.

nen, wird ihr die Nicht- Lösung als persönliches Versagen angelastet.[10] Hier spiegelt sich wider, was sich schon in der Pflege zeigt, wenn Krankenschwestern und Krankenpfleger sich und nicht den Bedingungen eine unzureichende Versorgung der Kranken anlasten.

Die Funktion der Stationsleitung wird unterschiedlich ausgefüllt. Einige wenige beteiligen sich weiter an der Versorgung der Kranken, die meisten haben sich eher vom Krankenbett entfernt. Das bedeutet, daß diejenigen mit den größten pflegerischen Kompetenzen diese nur selten anwenden. Das wirkt sich über eine Vorbildfunktion negativ auf den Stellenwert der Pflege aus: sich qualifizieren bedeutet, sich vom Krankenbett wegzubewegen, und somit erhält die Grundpflege das Negativimage einer »niederqualifizierten« Tätigkeit. Inwieweit dem übrigen Personal eine gute Pflege gelingt, ist abhängig von den Möglichkeiten, die die Stationsleitung ihm vom Schreibtisch her einräumt, und von der Art ihrer Machtausübung.[11]

Eine wichtige Rolle in der Krankenpflege spielt die Zusammenarbeit der Pflegenden untereinander. Insgesamt wird sie zufriedenstellend eingeschätzt. Jede kennt die Tätigkeit der anderen und kann sie ausüben, so daß man den KollegInnen hilft, wenn man mit der eigenen Arbeit fertig ist. Die Zusammenarbeit ist offen für »solidarische Kooperation«.[12]

Die Konsequenz der funktionellen Pflege ist, daß nicht der Mensch im Mittelpunkt steht sondern seine Krankheit. Dies spiegelt sich darin, daß es auf manchen Stationen Pläne gibt, auf denen die Funktionen aufgezeichnet sind. Hinter diesen stehen die Namen der Kranken, an denen sie ausgeübt werden sollen. Diese Arbeitsweise erschwert die individuelle, ganzheitliche Betreuung der PatientInnen. Bei der funktionalen Aufspaltung der Pflegetätigkeiten – z.B. bei 22 bis 37 PatientInnen – kann es den Pflegekräften kaum möglich sein, umfassende Informationen über alle zu haben und sie als Personen ganzheitlich wahrzunehmen. So kann auf die individuellen Bedürfnisse der Kranken, deren Berücksichtigung u.U. für die Pflege bedeutsam wäre, kaum eingegangen werden.

Verstärkt durch den Zeitdruck, werden die MitarbeiterInnen gezwungen, nur noch Routinearbeiten durchzuführen. Das ist für den Kranken unangenehm, außerdem verringert sich der Freiheitsspielraum für das Personal, und die Qualifikation nimmt ab. Pflegende entwickeln für die von ihnen ausgeführten Tätigkeiten die größtmögliche Perfektion. Die dadurch entstehende geringe Beziehung zwischen Pflegenden und Kranken wird von beiden Seiten als Mangel empfunden. Diese Situation ist nicht einfach ein bedauerlicher Zustand, sie hat alarmie-

---

10  Vgl. Ridder 1980b: 23, 110.
11  Vgl. Ostner 1979: 98ff.
12  Vgl. Ostner 1979: 105.

rende Aspekte: Mangelnde Grundpflege, verminderte Aufmerksamkeit und Kommunikation sind Zeichen einer Pflege, die dem Kranken schaden kann. Die Belastungen für Krankenschwestern und Krankenpfleger steigen, weil sie darunter leiden, daß die Bedingungen keine ausreichende Pflege zulassen.[13] Erschwerend kommt hinzu, daß sie oftmals nicht erkennen, daß sie sich diesen Zustand nicht selbst zuschreiben müssen. Es kommt häufig vor, daß die Betroffenen die Belastungen selbstverständlich als individuell zu bewältigende Aufgabe ansehen und es als persönliches Versagen erleben, daß sie die ihnen zur Pflege anbefohlenen Kranken nicht zufriedenstellend versorgen können. Besonders belastend ist in dieser Situation, wenn auch noch Forderungen von außen dazukommen und moralische, oft christlich begründete Ansprüche gestellt werden.

### 1.1.2.3 Berufliche Belastungen: Hohes Ideal – aufreibende Wirklichkeit

Diejenigen, die den Krankenpflegeberuf erlernen, weil sie anderen Menschen helfen wollen, stoßen auf Bedingungen, die sie unzufrieden machen müssen. Je höher das Ideal, um so schwieriger wird es, mit der harten Stationsrealität zurechtzukommen.

Der Anspruch, der an das Personal gestellt wird, und der eigene Anspruch, der sich oft in verinnerlichten tradierten Normen zeigt, stehen im Widerspruch zu den Bedingungen des Alltags. Diese Diskrepanz trägt wesentlich mit zur beruflichen Unzufriedenheit bei. Die im folgenden genannten Auswirkungen der beruflichen Belastungen, unter denen Krankenschwestern und Krankenpfleger häufig leiden, machen verstehbar, warum trotz hoher Motivation viele den Ausstieg aus diesem Beruf erwägen und realisieren: Sie können ihn nicht länger ausüben, ohne selbst Schaden zu nehmen.

Ein großer Teil der Pflegenden gibt an, nach der Arbeit nicht nur psychisch, sondern auch physisch »fertig« zu sein und nicht abschalten zu können.[14] Albrecht (1981) haben die Krankheitshäufigkeit bei Krankenschwestern und Krankenpflegern untersucht und nach spezifischen Erkrankungen gefragt. Es zeigte sich, daß Krankheiten, die in engem Zusammenhang mit dem Schichtdienst stehen, häufig vorkommen. Dazu gehören Magen- und Darmerkrankungen, Verdauungserkrankungen sowie Herz-und Kreislauferkrankungen. Hinzu kommen gesundheitliche Schäden, die durch krankenpflegerische Tätigkeiten direkt ausgelöst werden: z.B. durch Kranke heben und tragen, baden und waschen; Betten machen und beziehen; langes Stehen und viel Laufen. Befindlichkeitsstörungen wie zum Beispiel Abgespanntheit, Nervosität, Kopfschmerz,

---

13 Zu dem Ergebnis kommen alle obengenannten Untersuchungen.
14 Vgl. Hirsch 1983: 369.

Reizbarkeit und Schlafstörungen wurden ebenfalls von den Interviewten häufig genannt.[15] Aus arbeitsmedizinischen und epidemiologischen Untersuchungen weiß man, daß vor allem Dauernachtarbeit und Drei-Schicht-Wechsel Risikofaktoren sind. Für die Arbeitenden kann die damit verbundene Abweichung vom sozialen Zeitrhythmus und vom Biorhythmus des Körpers zu spezifischen Erkrankungen führen. Störungen im Wohlbefinden und im sozialen Umfeld durch den Schichtdienst lassen sich nicht völlig vermeiden.

Da die Krankenversorgung eine Arbeit rund um die Uhr erfordert, muß eine entsprechende Arbeitszeitregelung getroffen werden. Meistens wird in drei Schichten gearbeitet. In manchen Häusern wird, zumindest an Wochenenden, der Dienst durch eine mehrstündige Pause geteilt. Normalerweise arbeiten Krankenschwestern und Krankenpfleger an jedem zweiten Wochenende. Der Dienst sollte in der vorgegebenen Regelmäßigkeit durchgeführt werden, und die Erstellung eines Dienstplans für Übersichtlichkeit und Vorhersehbarkeit der Dienstzeit sorgen. Arbeitszeitverschiebungen sind jedoch die Regel.

Eine große Belastung ist, daß Krankenpflege oftmals unter Zeitdruck auszuführen ist, die anfallende Arbeit jedoch trotzdem korrekt geleistet werden muß. Es dürfen keine Fehler gemacht werden, weil sie gefährliche Folgen haben können.[16] Die Belastung erhöht sich noch, wenn die Ausführenden für die Arbeit nicht entsprechend qualifiziert sind oder die juristische Absicherung fehlt. Das tritt besonders bei der immer wieder praktizierten Übernahme ärztlicher Tätigkeiten auf.[17]

Das Maß der Belastungen steht im Zusammenhang mit der Position, die die jeweilige Krankenpflegeperson auf der Station ausübt. Es ist niedriger bei Stationsleitungen[18] und bei einem kooperativen Führungsstil. Höhere Belastungen gibt es auf pflegeintensiven Stationen und dort, wo funktional gepflegt wird.

Was auf den ersten Blick paradox erscheint, daß ein zu hohes Krankenpflegeideal die Zuwendung zum Kranken verhindere, wird im Konkreten verständlich: Niemand kann immer freundlich sein. Ärger und Aggressionen gehören zum menschlichen Zusammenleben. Der Versuch, diese Gefühle am Krankenbett völlig zu unterdrücken, führt zu unnatürlichem Verhalten und kostet

---

15 Vgl. Albrecht 1981: 21ff. Die Autoren beziehen die psychosomatische Sichtweise nicht mit in ihre Interpretation ein, jedoch gehören die genannten Erkrankungen mit zu denen, die häufig einen psychosomatischen Anteil haben.

16 Vgl. Siegrist 1978: 93.

17 Vgl. Hirsch 1983: 130ff.

18 Das geringe Streßempfinden älterer Schwestern könne nach Bartholomeyczik bedeuten, daß sie sich bei ihrer Berufserfahrung an die gegebenen Umstände angepaßt haben. Ein anderer Grund könne sein, daß sie mehr Einfluß haben und eher für eine höhere Belastung anderer sorgen. Vgl. Bartholomeyczik 1981: 97; s. auch Hirsch 1983: 263ff.

viel Kraft. Die Folge ist eine psychische Überforderung, die zur Unlust am Beruf beitragen kann oder zu schablonenhaftem Verhalten Pflegender führt. Ein unechtes Freundlichkeitsangebot ist für die meisten Patienten schlechter auszuhalten als ein momentaner Ärger, der wieder bereinigt werden kann. In dieser Beziehung läßt sich viel von KrankenpflegerschülerInnen lernen, sie gehen häufig noch selbstverständlich mit Kranken um. Negativ besetzte Gefühle bei sich selbst zu akzeptieren ist eine Voraussetzung, sie auch bei Kranken zuzulassen, ohne diese gleich als unbequeme oder schwierige Patienten abzustempeln. Dazu gehört auch ein Verständnis, Schwierigkeiten mit einem anderen Menschen nicht unabhängig von der eigenen Person zu sehen. Aus diesem Grunde können mitunter andere MitarbeiterInnen dieselben Kranken unproblematisch pflegen. In einem Team muß es deshalb möglich sein, daß einer den anderen bittet, für ihn einzuspringen.

Ein weiteres Ideal ist, daß Hilfe nur dann Hilfe ist, wenn sichtbare Verbesserungen für die Situation des Kranken erreicht werden. Wenn dies nicht möglich ist, erfolgt weitgehender Rückzug. So wird z.b. häufig erlebt, daß sich eine ältere Patientin gegen eine Verlegung ins Pflegeheim wehrt oder traurig ist. In dieser Situation ist die Zuwendung von Seiten des Pflegepersonals gefordert. Da die Pflegenden keine Möglichkeit sehen, die Einweisung ins Pflegeheim zu verhindern, also keine Veränderung der Situation bewirken können, ziehen sie sich oft zurück und sehen nicht, daß hier das Gespräch mit der Patientin über ihre Trauer, ihre Angst und Enttäuschung eine nicht zu unterschätzende Hilfe ist. Es ist sehr schwer, einfach nur dazusein; nichts manuell zu tun; aber für die Patientin könnte es bedeuten, daß sie anfinge, sich mit ihrer Situation auseinanderzusetzen. Diese Hilfe zu geben, wird nur möglich, wenn man sie überhaupt als solche erkennt. Es ist typisch für viele Pflegenden, daß sie ihre Hilfsmöglichkeiten unterschätzen.

Besteht das Ideal, immer einsatzbereit sein zu müssen, so werden eigene Grenzen nicht eingehalten. Es ist schwer, Vorgesetzten eine abschlägige Antwort zu geben, wenn Sonderdienste oder Aufgaben, denen man noch nicht gewachsen ist, gefordert werden. Die Berücksichtigung der eigenen Kraft und des eigenen Könnens ist jedoch nötig, um nicht das Aussteigen aus dem Beruf als einzige Lösung zu sehen, der Überforderung zu entgehen. Lernen, auch mal nein zu sagen, lernen, eigene Grenzen zu sehen, ist nötig – und es ist besser als ein Aussteigen aus dem Beruf.

Größere Zuwendung zum Kranken ist nicht nur befriedigend, sie bringt auch mehr oder weniger bewußte Probleme mit sich. Ein intensiverer Kontakt zum Kranken bringt eine stärkere Konfrontation mit seinem Leid und seinen Schmerzen. Probleme ergeben sich weitgehend daraus, daß Pflegende einerseits das Zuwendungsbedürfnis des Kranken und sein Recht, informiert zu werden, zwar wahrnehmen und anerkennen, sie andererseits unter den gegebenen Bedingungen aber nicht in der Lage sind, diese Forderungen zu berücksichtigen.[19] Zur Krankenpflege gehören, nach Bartholomeyczik, auch unangenehme pflegerische Tätigkeiten. Empathie, Eingehen auf das Gefühlsleben erzeugen zusätzliche Ängste, die mit dem eigenen Erleben verbunden sind. Eine ungeheuere Anpassungsleistung führt leicht zu negativen und unbequemen Gefühlen, wenn menschliche Probleme zur Sprache kommen. Die Pflege z.b. eines Kranken mit einem Anus-praeter kann leichter sein, wenn der Kranke als Objekt gesehen wird, das zu reinigen ist. Empathie, Mitfühlen, verhindert möglicherweise das technisch saubere und korrekte Anlegen eines Verbandes. Bei diesem Beispiel ist die Abwehr gegen die Empathie nur der Schutz vor der eigenen Verletzlichkeit und dem Ausgebranntsein.[20] Eine Erleichterung für das Personal geht hier zu Lasten einer Verdinglichung des Kranken. Dazu gehört noch, daß ihm die Initiative zu selbständigem Tun aus der Hand genommen wird. Ridder hat festgestellt, daß die Achtung vor dem Kranken sinkt, je mehr sich die Routine erhöht.[21]

Belastungssteigernd ist die ständige Konfrontation mit Krankheit, Leiden und Tod. Bereits 49 % der von Albrecht (1981) Untersuchten gaben an, sich bereits unter normalen Bedingungen psychisch belastet zu fühlen.[22] Häufig kommt das Gefühl auf, nicht genügen zu können. Mit diesen schwerwiegenden Problemen sind die Beschäftigten in der Regel allein. Auch wird auf die Konfrontation mit der Krankheit, dem Leid und dem Tod nicht genügend vorbereitet.[23]

Weitere psychische Belastungen entstehen nach Ostner (1979) dadurch, daß der Beruf vielfältig und diffus ist, daß viel Arbeit für eine geringe Bezahlung geleistet werden muß, daß Pflegende häufig die eigenen Fähigkeiten nur begrenzt einsetzen können, und daß es schwierig ist, Beruf und Familie zu vereinbaren. Nach Ostner haben auch Faktoren wie Arbeitsteilung, Kompetenzüberschneidung, Rationalisierung und Technisierung Auswirkungen auf die Belastungen.[24]

Insgesamt wird der Kontakt zum Kranken gestört durch organisatorische Bedingungen, Hierarchie und Zeitdruck, aber auch durch Belastungen, die ein intensiver Kontakt zum Kranken mit sich bringt und auf den in der Aus- und Weiterbildung nicht ausreichend vorbereitet wird.

---

19  Vgl. Siegrist 1978: 94.
20  Vgl. Bartholomeyczik 1981: 26f.
21  Vgl. Ridder 1980b: 28.
22  Vgl. Albrecht 1981: 97.
23  Vgl. Ridder 1980b: 135ff.
24  Vgl. die Aussagen in Ostner 1979 und 1981.

Der eigene hohe Anspruch an die Arbeit steigert die Belastung. Die Anfänge der Krankenpflege sind bestimmt durch die Einstellung, daß Krankenpflege dienende Liebestätigkeit sei, Aufopferung und Selbstaufgabe verlange. Diese Historie ist noch nicht aufgearbeitet und findet sich heute noch in Idealvorstellungen wieder. Zwar ist der Anteil der kirchlich gebundenen Schwestern zurückgegangen, aber deren hohe ethische Ansprüche sind – mehr oder weniger – unbewußt geblieben. Sie tragen zur psychischen und körperlichen Belastung bei und fördern das »Ausgebranntsein« oder »Burnout-Syndrom«.[25]

### 1.1.2.4 Krankenpflege – ein abhängiger Hilfsberuf

Der Arztberuf hat im Vergleich zu anderen Berufsgruppen im Krankenhaus den höchsten Status. In medizinischen Institutionen gelten die übrigen Mitarbeiter als »notwendiges und nützliches Beiwerk, als nicht eigenständige Zuarbeiter bzw. Ausführende ärztlicher Anordnungen«[26]. Die Leistung des Krankenpflegepersonals wird von den Ärzten meist nicht anerkannt. Sie sehen in ihnen oftmals nur in jeder Hinsicht weisungsabhängige, ihnen persönlich zugeordnete Erfüllungsgehilfen. Mitspracherecht bei ärztlichen Tätigkeiten haben sie nur in Ausnahmefällen. Umgekehrt nehmen sich jedoch die Ärzte das Recht, in Angelegenheiten der Pflege mitzureden.[27] Die Einstellung von Ärzten, daß das Krankenpflegepersonal nur Teilfunktionen in der klinischen Arbeit habe, Mittler des Arztes sei und dessen Anordnungen ausführen müsse, führt dazu, daß eine sinnvolle intensivere Einbeziehung von Pflegenden in die Krankenbehandlung verhindert wird.[28] Krankenpflege wird immer mehr zu einer ärztlichen Hilfstätigkeit. Die für den medizinischen Bereich notwendige Spezialisierung wird übernommen, die pflegerische Arbeit, wie bereits beschrieben, fließbandartig in Funktionen zerlegt, anstatt die medizinische Versorgung durch eine ganzheitlichere Krankenpflege zu ergänzen.

Krankenpflegepersonal bemüht sich in erster Linie, den ärztlichen Anforderungen zu entsprechen, weil es auf diese Weise Anerkennung, Berufszufriedenheit und Prestige bezieht. Dies ist jedoch kurzsichtig. Das Krankenpflegeperso-

---

25  Das »Ausgebranntsein« ist ein seelischer Zustand, in dem man emotional, geistig und körperlich ermüdet ist und sich hilflos und hoffnungslos fühlt. Um »ausbrennen« zu können, muß man »gebrannt« haben, das bedeutet, daß es meist bei engagierten Berufsangehörigen als Folge eines Prozesses der Überbelastung eintritt. Die Betroffenen bewerten sich selbst und ihre Tätigkeiten negativ. Ihre Empfindungen anderen gegenüber stumpfen ab und sie reagieren oftmals distanziert, abgeneigt und teilnahmslos. Fluktuation aus dem Beruf ist eine häufige Folge. Vgl. Pines 1981: 13ff.

26  Vgl. Bartholomeyczik 1981: 131.

27  Vgl. Ridder 1980a: 4.

28  Vgl. Köhle 1977: 27.

nal gewinnt nicht wirklich an Ansehen, sondern nur an Mehrarbeit. Die Tätigkeiten bleiben dem Arzt zugeordnet und werden ihm als solche bezahlt, auch
wenn sie vom Krankenpflegepersonal durchgeführt werden. Durch das bestehende Statusgefälle erlaubt sich der Arzt, die ihm zugeordneten Tätigkeiten an
das Pflegepersonal abzuschieben.[29] Die pflegerische Arbeit wird dadurch ent-
wertet, und Pflegende, die bereitwillig, gutmütig und stolz diese Aufgaben
übernehmen, helfen teure Ärzte sparen.[30] Daß Ärzte die Möglichkeit haben, ihnen unliebsame Aufgaben an Schwestern zu delegieren, ist im Statusgefälle begründet.

Diese Haltung gegenüber dem Arzt lernt die Krankenschwester von Anfang
an. Gewünschte Verhaltensweisen sind zwar, daß sie mitdenkt, aber die ärztlichen Tätigkeiten sollen Priorität haben. Sie stehen außer Konkurrenz zu den
therapeutischen und pflegerischen Maßnahmen. Sogar selbständige Pflegemaß-
nahmen, wie z.B. die Durchführung von Prophylaxen, werden oft ohne ärztliche
Anordnung nicht ausgeführt.[31] Die Beziehungen, die Schwestern zu Ärzten haben, sind den Abhängigkeiten sehr ähnlich, die Frauen in der Ehe erleben. Es
gibt den verantwortlichen, entscheidungskompetenten Mann (Arzt) und die
zuarbeitende, dienende, umsorgende Frau (Schwester).[32]

Ein autonomer Arbeitsbereich muß abgesteckt werden. Ein vieldiskutiertes
Beispiel für die Übernahme berufsfremder Aufgaben ist die Blutabnahme.
Krankenschwestern und Krankenpfleger, die einerseits klagen, zu wenig Zeit
für die Pflege zu haben, übernehmen andererseits oft selbstverständlich zusätzliche Arbeit, die nicht bei der Zeitberechnung für den Stellenplan aufgeführt ist.
Ähnlich ist es mit der Einbestellung von Patienten für chirurgische Abteilungen.
Dabei geht viel Zeit verloren, die bei der Ausübung der Grundpflege fehlt. Das
ist nur verständlich, wenn zuwenig bekannt ist, daß diese Zeit bei der Berech-
nung der Planstellen nicht mitberücksichtigt ist oder aber daß die Pflege zuwenig wichtig genommen wird. In manchen Krankenhäusern werden vom Pflegepersonal so viele pflegefremde Aufgaben wie selbstverständlich übernommen,
daß eine Rückführung nur noch über aufwendige Besprechungen möglich ist.

Eine partnerschaftliche Ergänzung der medizinischen Tätigkeiten durch die
pflegerischen, die zur Gesundung der Kranken beitragen könnte, findet nicht
statt, und auch die Übernahme ärztlicher Tätigkeiten führt zur Vernachlässigung der Pflege. Zu einer wirklichen Zusammenarbeit zugunsten des Patienten

---

29  Vgl. Ridder 1980b: 190.
30  Vgl. Ostner 1979: 106f. Ostner und ihre Mitautoren geben als Beispiel aus ihren Interviews an,
    wie das Delegieren aussehen kann: So sage z.B. ein Arzt einer Schwester, sie könne diese be-
    stimmte Tätigkeit doch viel besser als er. »Gebauchpinselt« übernehme sie die entsprechende
    Aufgabe.
31  Vgl. Bartholomeyczik 1981: 31.
32  Vgl. Bartholomeyczik 1981: 22 und Ostner 1979: 64f.

kann es nur kommen, wenn sich die Krankenschwestern und -pfleger anderer Berufsgruppen nicht unterordnen, indem sie deren Arbeiten z.T. übernehmen, sondern ihren Aufgabenbereich ernst nehmen und entsprechend ihrer Möglichkeiten ausüben. Hier zeigt sich keine Kooperation, denn »Co-operation« bedeutet miteinander arbeiten, nicht einseitig füreinander arbeiten.

### 1.1.3 Krankenpflegeausbildung

Die Weichen für die berufliche Identität in der Krankenpflege und die Einstellungen zur Pflege werden in der Ausbildung gestellt.

Werden heute junge Menschen nach ihrer Motivation befragt, den Krankenpflegeberuf erlernen zu wollen, so geben die meisten von ihnen an, »anderen Menschen helfen zu wollen«[33]. Stand in der Vergangenheit die christliche Liebestätigkeit als Berufung im Vordergrund, so ist Krankenpflege heute ein Beruf mit dem vorrangigen Ziel der Existenzsicherung. Will ein junger Mensch die Krankenpflege erlernen, so muß er eine dreijährige Ausbildung absolvieren, die praktische und theoretische Unterweisung beinhaltet und deren Abschluß staatlich anerkannt ist.

Wie in jeder zukunftweisenden, das praktische Handeln begründenden Ausbildung, gibt es auch in der Krankenpflege eine Diskrepanz zwischen Theorie und Praxis. Das wäre an sich kein Problem, denn um etwas weiterzuentwickeln, muß die Theorie der Praxis voraus sein und sie auch immer wieder hinterfragen. In der Krankenpflegeausbildung erwarten jedoch meist die Lehrenden von den SchülerInnen, daß sie entgegen der üblichen Stationspraxis das anwenden, was sie in der Schule gelernt haben, und bei Prüfungen am Krankenbett wird von ihnen verlangt, daß sie pflegerische Maßnahmen so durchführen, wie sie zwar korrekt, aber im Stationsalltag nicht üblich sind.[34] Damit sind Auszubildende hochgradig überfordert. Beim Erlernen anderer Techniken oder Methoden wüßten sie, daß sie auch auf die Zukunft hin ausgebildet werden. Es ist wichtig für die Zeit, in der sie selbst Verantwortung für die Ausübung der Pflege auf einer Station zu tragen haben, auf Methoden und Modelle zurückgreifen zu können, die Verbesserungen bringen. Mit einer solchen Einstellung müßten sie unter der Diskrepanz zwischen Theorie und Praxis nicht so leiden. Es wäre hilfreich, daß Auszubildende lernen zu unterscheiden, was sie unter den Bedin-

---

33  Das wurde von der Verfasserin in Gesprächen mit Bewerbern immer wieder erfahren; vgl. auch Hampel 1983: 259. Bartholomeyczik (1981: 22) stellt einen Zusammenhang her zwischen dem Postulat der Mitmenschlichkeit und traditioneller weiblicher Sozialisation, die Eigenschaften wie Einfühlsamkeit und Hilfsbereitschaft fördert.

34  Ein Grund dafür mag sein, daß Unterrichtende in der Krankenpflege oftmals für die Pflege engagierte MitarbeiterInnen sind und die Weiterbildung absolviert haben in der Hoffnung, dadurch mehr Einfluß auf eine Verbesserung der Pflege auf der Station zu haben.

gungen der Station anwenden können und was nicht, und daß sie begründen lernen, warum sie von dem geforderten Ideal abweichen.[35] Eine solche Haltung bedeutet, daß die KrankenpflegerschülerInnen in der Ausbildung lernen, Grenzen zu akzeptieren und sich nicht für das verantwortlich zu fühlen, was ihre Kompetenzen übersteigt und ihnen Schuldgefühle bereitet. Das darf nicht die Einstellung fördern, Bedingungen als unabdingbar anzunehmen, sondern kann bei einem beruflichen Selbstbewußtsein zu einem berufspolitischen Engagement führen.

Grundlagen für ein berufliches Selbstbewußtsein werden in der Ausbildung gelegt. Dabei bekommen die Vorbilder auf der Station eine wichtige Bedeutung, aber auch die Rolle der Lehrenden in der Schule ist prägend für das pflegerische Bewußtsein der KrankenpflegerschülerInnen. Fehlt ihnen ein überzeugendes Vorbild und erleben sie, daß die Übernahme ärztlicher Tätigkeiten höher bewertet wird als die Pflege, so kann aufgrund von Frustration die realistische Einschätzung der eigenen Situation verlorengehen, und die Auszubildenden identifizieren sich mit dem Wunschbild des Arztes.[36] Die Krankenpflegeschule ist ein Ort, an dem die Lernenden frei von Zwängen der Stationsrealität die Möglichkeit haben, über sich als werdende Krankenschwestern und Krankenpfleger nachzudenken und ihre Berufsrolle zu reflektieren. Allerdings erleben sie auch hier häufig die gleiche Arztorientierung wie auf der Station. Sie erfahren, daß die Unterrichtenden den Stoff, den der Arzt nicht zufriedenstellend vermittelt hat, im Krankenpflegeunterricht wiederholen und damit Zeit für das krankenpflegerische Fachlernen verlorengeht. Dabei geschieht das gleiche wie auf der Station, wenn die Pflegenden auf Kosten der Grundpflege ärztliche Tätigkeiten übernehmen. Den Lernenden wird dabei vorgelebt, daß medizinisches Wissen für Krankenschwestern und Krankenpfleger wichtiger sei als pflegerisches. Oft springen die Unterrichtenden mit Stoffvermittlung ein, so wie auf der Station die Pflegenden Arbeiten anderer Bereiche übernehmen, wenn die Betreffenden, z.B. die Krankengymnasten, nicht da sind, und geben diese Arbeiten nach deren Rückkehr wieder ab.»Sich für alles zuständig fühlen«, ein Merkmal Pflegender, bekommen die KrankenpflegerschülerInnen häufig schon in der Schule vermittelt. Im Gegensatz dazu sieht die Ausbildungspraxis leider

35 Es kommt immer wieder vor, daß Auszubildende in der Krankenpflege erleben, daß pflegerische Maßnahmen unkorrekt zum Schaden der Kranken angewandt werden und sie dazu nicht gehört werden. Auch hier müssen sie lernen, daß diese Situation nicht ihnen angelastet werden kann, sondern daß die Pflegedienstleitung zuständig ist für die korrekte Pflege. Menschlich gesehen ist es verständlich, daß eine solche Situation schlecht auszuhalten ist.

36 Aus der Erwachsenenbildung ist bekannt, daß Lernen auch jeweils mit Identitätskrisen verbunden ist; vgl. Brocher 1967: 40. Was hier für die Fort- und Weiterbildung gilt, hat noch mehr Bedeutung für die Berufsausbildung. Mit dem Erlernen eines Berufs geht es auch um das Erlernen einer neuen Rolle, und dabei haben Vorbilder und Identifikationen mit anderen Rollenträgern eine wichtige Funktion. Zu Identifizierungsvorgängen in Lernprozessen vgl. Brocher 1967: 12f.

vielfach so aus, daß Wesentliches aus der Krankenpflege an Berufsfremde weitergegeben wird. Dazu gehört die Gesprächsführung mit Kranken, die oftmals von Theologen oder Psychologen gelehrt wird, also von Menschen, die den Krankenpflegealltag nicht aus eigener Erfahrung kennen. Die Gesprächsführung haben sie, genauso wie Krankenschwestern und Krankenpfleger es könnten, in besonderen Schulungen und nicht als Bestandteil ihres Studiums gelernt. Dazu gehört weiter die Berufsethik, ein Fach, bei dem es in erster Linie um die Einstellung zum Beruf und um Berufswerte geht, um die Reflexion des eigenen Handelns. Es gibt wohl keine andere Berufsausbildung, wo dieser Bereich von Berufsfremden, häufig Pfarrern, unterrichtet wird. Das trifft auch zu für die Sterbebegleitung, die oftmals von der Pflege Sterbender abgetrennt und in vielen Schulen von Psychologen oder Theologen unterrichtet wird. So muß sich doch den Auszubildenden der Eindruck vermitteln, daß sie zwar für die Pflege, nicht aber für das Gespräch, daß sie zwar für das Handeln, nicht aber für die Reflexion ihres Handelns und daß sie für die Pflege Sterbender, nicht aber für deren Begleitung zuständig sind. Sie lernen, daß es nötig ist, dafür Vertreter anderer Berufsgruppen herbeizuholen, praktizieren dies dann auch auf der Station und reduzieren die Pflege auf Tätigkeiten. Es entsteht der Eindruck, als könnten Pflegende diese Arbeiten nicht leisten. Das beeinträchtigt das krankenpflegerische Selbstbewußtsein: Unterricht, für den man kompetent wäre, der im wesentlichen zur Krankenpflege gehört, wird abgegeben und Unterricht, für den man nicht ausgebildet ist, wird übernommen. Bei einer solchen Haltung ist es nicht erstaunlich, daß Pflegende andere überschätzen und ihr eigentliches Können, die Pflege, für gering erachten.

Auf diese Weise lernen KrankenpflegerInnen früh eine Verschiebung ihrer Aufgabenbereiche, und das wird sich im Stationsalltag wieder repräsentieren. Aufgrund des starken ärztlichen Einflusses wird vorwiegend medizinisches Wissen vermittelt und damit die Einstellung, Krankenpflege sei nachrangig. Es transportiert sich das medizinische Menschenbild, das einen funktionellen, technisierten Umgang mit Menschen begründet. Patientenbezogenes Wissen spielt eine untergeordnete Rolle. Zum Praxishandeln wird nicht hinreichend ermutigt, eine systematische Ausbildung am Krankenbett entfällt fast ganz.[37] Die Auszubildenden, die eine starke Motivation für den Umgang mit Kranken mitbringen und die zu Beginn der Ausbildung patientenorientiert eingestellt sind, verlieren meist diese Haltung im Laufe der Ausbildung. Nach Bartholomeyczik wird von ihnen der Umgang mit den Kranken als bedrückend und unzureichend angesehen. Die Wertung beinhaltet die unbewußt vorhandene Wahrnehmung eigener Unfähigkeit, auf die Individualität der Kranken adäquat eingehen zu können. In der Pflege spielt der Kontakt zum Kranken eine große

---

37  Vgl. Ridder 1980b: 4f.

Rolle, vermittelt werden jedoch in erster Linie Kenntnisse zur Bewältigung technischer Anforderungen in der Krankenpflege. Deutlich zeigt sich das Problem darin, daß das Pflegepersonal nicht immer auf den Umgang mit Sterbenden vorbereitet wird.[38] Unter diesen Umständen kann eine pflegerische Identität nicht stattfinden. Viele Auszubildende favorisieren den Arztunterricht und innerhalb des Krankenpflegeunterrichts die Behandlungspflege, also diejenigen pflegerischen Tätigkeiten, die in der Zusammenarbeit mit dem Arzt gekonnt sein müssen.

### 1.1.4 Auswirkungen der heutigen Situation auf das Selbstwertgefühl der Krankenpflege

Trotz einer qualifizierten Ausbildung mit hohen Anforderungen, trotz der besonderen Stellung des Pflegepersonals als einzige Berufsgruppe im Krankenhaus, die einen umfassenden Überblick über die Situation der Kranken hat, und trotz des intensivsten Kontaktes mit ihnen ist in der Regel das berufliche Selbstbewußtsein wenig ausgeprägt. Die Arbeitsbedingungen werden hingenommen.[39] Den hohen Anforderungen nicht zu entsprechen, wird eher eigenem Versagen als den Bedingungen zugeschrieben. Diese Haltung wird durch unreflektierte Ideale unterstützt, deren Erfüllung nach wie vor von außen gefordert werden, die aber auch verinnerlicht worden sind.

In den letzten Jahren wird immer wieder danach gefragt, was das »Eigentliche« der Krankenpflege sei, wie sich ihr berufliches Selbstverständnis zeige, was der Beruf den Angehörigen wert sei. Eine Definition von Krankenpflege stößt an Grenzen, denn ein klares Berufsbild gibt es nicht. Als Orientierung wird das Konzept einer ganzheitlichen bzw. patientenorientierten Krankenpflege gesehen, ohne daß bisher klar beschrieben ist, was damit in der Praxis gemeint ist. Sie setzt ein berufliches Selbstverständnis voraus, das eine professionelle Ausübung krankenpflegerischer Tätigkeiten priorisiert. Das bedeutet, daß eine berufliche Identität gefragt ist und der berufliche Selbst-Wert und das berufliche Selbst-Verständnis erkannt werden.

Krankenpflege befindet sich in einer unangemessenen untergeordneten Position in der Krankenhaushierarchie, und es stellt sich die Frage, wie es zu dem geringen beruflichen Selbstbewußtsein kommen konnte. In der menschlichen Entwicklung werden entscheidende Weichen für ein gesundes Selbstbewußtsein in der frühen Kindheit gestellt. Zwar sind menschliche und berufliche Entwicklung keine Analogien, jedoch lassen sich die Anfänge der neuzeitlichen

---

38 Vgl. Bartholomeyczik 1981: 71.
39 Das hat sich neuerdings glücklicherweise verändert, wie es beispielsweise die Diskussion um den Pflegenotstand zeigt.

Krankenpflege auch auf die Entwicklungsmöglichkeiten des beruflichen Selbstbewußtseins hin untersuchen.

Die Frage nach dem, was jemand ist und wie er gesehen wird, spielt vor allem in der Pubertät eine große Rolle. Es ist die Zeit, in der die Identitätsbildung die bisherigen Erfahrungen integriert. Von daher scheint die berufliche Entwicklung der Krankenpflege unter diesem Gesichtspunkt in einem vergleichbaren Entwicklungsstadium, da die Fragen die gleichen sind. Aus diesem Grund wird anschließend zunächst in einem Exkurs die Entwicklung der menschlichen Identität und danach der Beginn der neuzeitlichen Krankenpflege dargestellt.

## 1.2 Exkurs: Theorien zur Entwicklung des Selbstbewußtseins und der Identität

### 1.2.1 Relevanz der Theorien für diese Arbeit

Fragen der Identität und des beruflichen Selbstbewußtseins sind in dieser Arbeit von Bedeutung im Zusammenhang mit dem Selbstverständnis des Krankenpflegeberufs, mit dem Interesse dafür, wie sich die berufliche Identität der Krankenpflege entwickelt hat und mit der Beschreibung der identitätsstabilisierenden Methoden. Von daher werden im folgenden theoretische Aspekte zu diesen Themen in einem Exkurs dargestellt.

»Wer bin ich?« ist eine Frage, die den Menschen während seiner Entwicklung immer wieder beschäftigt, die in der Pubertät in den Vordergrund rückt und im weiteren Verlauf des menschlichen Lebens in ungewohnten Situationen, vor allem in Krisensituationen, neu aktualisiert wird. Die Antwort auf diese Frage steht im Zusammenhang mit der Summe aller bisherigen Erfahrungen eines Menschen, in denen die unterschiedlichen Erlebnisse mit den ursprünglichen Beziehungspersonen verknüpft sind. Das mit dieser Frage verbundene Identitätsbewußtsein, sich selbst als Einheit und als unverwechselbar zu begreifen, wird erworben aus Bestätigungen und Ablehnungen, die ein Mensch durch seine Umwelt erfährt.[40]

Diese Erfahrung, die jeder Mensch im Zusammenhang mit seinem Wachstum, seiner Entwicklung und seinen Krisen macht, gilt auch für Gruppen und wird hier im folgenden für Krankenschwestern und -pfleger beschrieben. Es geht um die berufliche Identität dieser Berufsgruppe und um die Frage des Selbstwertgefühls, das Krankenschwestern und Krankenpfleger in ihrer beruflichen Tätigkeit haben. Letztendlich interessiert die Frage, wie sich die berufliche

---

40  Vgl. Brocher 1967: 14 und Leithäuser, in: Volmerg 1978: 8.

Identität auf die Praxis im Stationsalltag auswirkt und ob sich dieser durch ein gestärktes Selbstwertgefühl verbessert.

## 1.2.2 Grundlagen der Selbst-Bildung

Erikson bezieht sich in seinen Ausführungen auf Erkenntnisse des Ich-Psychologen Heinz Hartmann. Im folgenden sind Eriksons Ausführungen durch neuere Aspekte aus den Arbeiten von Mahler und Kohut ergänzt.

### 1.2.2.1 Frühe Mutter-Kind-Beziehung

Im Mutterleib erfährt ein Kind unter normalen Bedingungen keinen körperlichen Mangel. Es wird ohne sein Zutun durch die Mutter mit Sauerstoff und Nahrung versorgt. Es erlebt sich sozusagen immer »gefüllt«.[41] Das Kind bildet nach seiner Geburt eine omnipotente Einheit mit seiner Mutter. Es kann noch nicht Innen und Außen, Ich und Du und körperliche und seelische Empfindungen unterscheiden. Für die Entwicklung des Selbst bedeutet das, daß die Qualität der Liebe, die dem Kind entgegengebracht wird, die Qualität der Liebe zu sich selbst ist. Liebt die Mutter das Kind, so ist es in seinem Empfinden liebenswert. Kann sich das Kind darauf verlassen, daß es Nahrung bekommt, so kann es sich auf sich selbst verlassen. Ist das Kind genährt, so ist es »gefüllt«, es ist zufrieden und ganz. Mit der Nahrungsaufnahme nimmt das Kind auch die Atmosphäre auf: Ist es geliebt, so »ißt« es Liebe, es leidet keinen Mangel, es fühlt sich nicht »leer«.

»Die Identitätsbildung des Säuglings beginnt mit der Trennung von Ich und Nicht- Ich. Die Koordination der Sinnesorgane bei der Bedürfnisbefriedigung hinterläßt durch die fortlaufende Wiederholung Erinnerungsspuren, die zur Abgrenzung der Repräsentanzen des Körper-Ichs innerhalb der symbiotischen Matrix der Mutter-Kind-Dyade führen. Diese Repräsentanzen finden im 'Körperschema' ihren Niederschlag. Die inneren Empfindungen des Säuglings sind der Mittel- und Kristallisationspunkt des Selbstgefühls, um das herum das Gefühl der Identität errichtet wird.«[42]

Die seelische Repräsentanz des Körperschemas wird gebildet durch die Wahrnehmungen innerer Vorgänge, die sich beispielsweise mit Berührung und Nahrungsaufnahme und später auch mit Wahrnehmung von Entfernung verbin-

---

41 Die Begriffe »Leere« und »Fülle« sind meines Erachtens besonders geeignet, weil sie die im Zusammenhang mit dem Körpergefühl stehenden psychischen Qualitäten wiedergeben; vgl. Olivier 1987: 92ff.

42 Volmerg 1978: 23.

den.[43] Nach Erikson ist die Ausbildung eines stabilen Körperschemas als eine Bedingung für die Entstehung der Ich-Identität abhängig von einem ausgewogenen Verhältnis von Selbstwahrnehmung und Fremdwahrnehmung. Sind die Bedingungen nicht erfüllt, so kann sich das einschränkend auf die Identitätsbildung auswirken. Die Gleichzeitigkeit beider Wahrnehmungsweisen bewirkt, daß das Selbst und das Objekt (meist die Mutter) als in Raum und Zeit identisch erlebt werden:

> »Das bewußte Gefühl, eine persönliche Identität zu besitzen, beruht auf zwei gleichzeitigen Beobachtungen: der unmittelbaren Wahrnehmung der eigenen Gleichheit und Kontinuität in der Zeit und der damit verbundenen Wahrnehmung, daß auch andere diese Gleichheit und Kontinuität erkennen. Was wir hier Ich-Identität nennen wollen, meint also mehr als die bloße Tatsache des Existierens, vermittelt durch persönliche Identität; es ist die Ich-Qualität dieser Existenz. So ist Ich-Identität unter diesem subjektiven Aspekt das Gewahrwerden der Tatsache, daß in den synthetisierenden Methoden des Ichs eine Gleichheit und Kontinuierlichkeit herrscht und daß diese Methoden wirksam dazu dienen, die eigene Gleichheit und Kontinuität auch in den Augen der anderen zu gewährleisten.«[44]

Dem Spiegelphänomen kommt bei der Identitätsbildung eine besondere Bedeutung zu.[45] Diese Theorie geht davon aus, daß das Kind sich selbst in den Augen der Mutter spiegelt, durch den Glanz in ihren Augen sich als liebenswert erlebt und durch diesen Spiegel sein Selbstbild libidinös besetzt.

### 1.2.2.2 Trennung und Individuation nach Mahler

Der Beginn des Identitätsbewußtseins liegt in der Wahrnehmung des Kindes von der Trennung zwischen ihm und dem geliebten Objekt. Mit diesem Phänomen der Trennung und Individuation hat sich vor allem Mahler beschäftigt. In ihren Untersuchungen geht es um das Gefühl des Getrenntseins, das zu klaren intrapsychischen Repräsentanzen des Selbst hinführt und aus der Symbiose herausführt. Dieses erste Identitätsgefühl ist nicht bestimmt durch die Frage, wer ich bin, sondern durch die Feststellung, daß ich bin. Ihren Untersuchungen nach ist es ein Gefühl, das eine partielle Besetzung des Körpers mit libidinöser Energie umfaßt. Die gefühlsmäßige Trennung vom Objekt und der Beginn der Individuation ist jedoch kein einmaliger Vorgang, sondern findet in einem langwie-

---

43  Vgl. Mahler 1979: 43.
44  Erikson 1973: 17f.
45  Vgl. Lacan 1973: 63ff.

rigen Prozeß von Trennung und Wiederannäherung statt.[46] Ein erster Prozeß – unterteilt in vier Subphasen – ist mit ca. eineinhalb Jahren abgeschlossen. Zu dem Zeitpunkt findet die »psychische Geburt des Kindes« statt. Aufgrund ihres Konzeptes von der Ubiquität der menschlichen Symbiose haben Untersuchungen auch in späteren Lebensabschnittten stattgefunden. Diese haben gezeigt, daß die Konsolidierung der Ich- und Trieb-Konstellation des einzelnen Kindes erst in der zweiten Hälfte des dritten Lebensjahres charakteristisch ist für seine nachfolgende Entwicklung. Mahler sagt aus, daß das Kind von diesem Zeitpunkt an eine historische Kontinuität besitzt.[47]

### 1.2.2.3 Der Narzißmus nach Kohut

Das Gefühl der Ich-Identität steht im Zusammenhang mit dem Selbstwertgefühl. Dieses entwickelt sich aus dem ursprünglichen Narzißmus. Mit dieser Entwicklung und ihren Störungen hat sich vor allem Kohut in Anlehnung an Freud beschäftigt und wesentliche Erkenntnisse weitergegeben. Der ursprüngliche Narzißmus ist ein frühes Stadium, in dem das Kind Außen und Innen noch nicht trennen kann und das dem Stadium der Symbiose vorausgeht. Das Kind erlebt sich als allmächtig und vollkommen und besetzt sich und seinen Körper libidinös.

Mit der zunehmenden Erfahrung, daß die mütterliche Versorgung begrenzt ist, wird das Gleichgewicht des primären Narzißmus gestört. In der weiteren Entwicklung bilden sich zunächst zwei nebeneinander laufende Stränge heraus, die für ein gutes Selbstwertgefühl unabdingbar sind:

> »... das Kind ersetzt die vorherige Vollkommenheit (a) durch den Aufbau eines grandiosen und exhibitionistischen Bildes des Selbst: das Größen-Selbst; und (b) indem es die vorherige Vollkommenheit einem bewunderten, allmächtigen (Übergangs-) Selbst-Objekt zuweist: der idealisierten Elternimago.«[48]

Für das Stadium des Größen-Selbst, von Kohut als »ich bin vollkommen« umschrieben, sind Phantasien von der eigenen Macht und Größe bezeichnend, die einhergehen mit dem Bedürfnis und der Erwartung, bestaunt und bewundert zu werden. Ein gesundes Selbstwertgefühl setzt die Aufmerksamkeit, Zuwen-

---

46 Unter Symbiose versteht Mahler einen intrapsychischen Verhaltenszustand, bei dem es keine Unterscheidung zwischen dem Selbst und der Mutter gibt oder wenn eine Regression zu jenem nicht zwischen Selbst und Anderem differenzierenden Zustand stattgefunden hat. Vgl. Mahler 1979: 13ff.

47 Vgl. Mahler 1979: 250.

48 Kohut 1988: 43. Unter Imago versteht die Psychoanalyse das Bild einer Person, wie es in der Vorstellung eines anderen ist.

dung und wohlwollende Bestätigung seines Vorhandenseins von der geliebten Person dem Kind gegenüber voraus.[49] »Du bist vollkommen, aber ich bin ein Teil von dir« bezieht sich auf die Idealisierung der Elternimago. Diese Idealisierung ist ein Teilschritt zur Objektliebe.

Das Kind erlebt aufgrund seiner Erfahrungen zunehmend seine eigenen Grenzen. In einem schmerzhaften und beschämenden Prozeß gibt es seine Größenphantasien auf und ersetzt sie durch ein gutes Selbstwertgefühl und Freude an eigenen Aktivitäten. Ähnlich verläuft der Prozeß der Desidealisierung: Das Kind stellt fest, daß seine Eltern auch nicht allmächtig sind. Es kommt zur Enttäuschung und mit der dadurch einhergehenden Verinnerlichung zur Entstehung des Ich-Ideals.[50]

Ein Grund für das Festhalten am archaischen Größen-Selbst oder an archaischen, überbewerteten narzißtischen Objekten liegt darin, daß diese Anteile nicht in die Persönlichkeitsstruktur integriert werden und von daher nicht mitreifen können. Die Energien fehlen, weil sie an alte Strukturen gebunden sind. Die Folge von Störungen in der narzißtischen Entwicklung eines Kindes kann sein, daß die betreffenden Menschen weiterhin in unrealistischer Weise Größenphantasien nachhängen und ein nahezu unstillbares Bedürfnis nach Selbstbestätigung haben. Tragisch ist, daß dieses Bedürfnis von außen nicht dauerhaft gestillt werden kann, diese Menschen bleiben trotz Bestätigungen von außen »leer«. Eine Folge von Störungen des idealisierten Selbst-Objekts kann sein, daß andere Menschen idealisiert werden, sie und ihre Leistungen werden in unangemessener Weise überbewertet. Auch hier hat eine Abspaltung stattgefunden, anstatt in der Persönlichkeitsentwicklung die Idealisierung an der Realität zu messen und als Folge der damit zusammenhängenden Enttäuschung die Identifizierungen zu verinnerlichen.[51]

> »Das allmähliche Erkennen der realistischen Unvollkommenheiten und Begrenzungen des Selbst, d. h. die allmähliche Verringerung des Bereichs und der Macht der Größenphantasie, ist im allgemeinen eine Voraussetzung für die psychische Gesundheit im narzißtischen Sektor der Persönlichkeit.«[52]

Störungen in der Entwicklung des Selbst und im Bewußtsein seines Wertes können dazu führen, daß Handlungen nicht als Ergebnis von Plänen, Aufgaben, Zielen und Idealen erlebt werden, sondern ungünstigenfalls ein Ersatz für das

---

49  Vgl. Kohut 1988: 141 und 150.

50  Nach Vorstellung der Psychoanalyse führt die Enttäuschung der idealisierten Elternimago zur Verinnerlichung und zur Bildung des Ich-Ideals.

51  Vgl. Kohut 1988: 19.

52  Kohut 1988: 132f.

Selbst sind.[53] Fehlt die Fähigkeit, sein Selbstbild narzißtisch besetzen zu können, so fehlen damit die Voraussetzungen für ein kohärentes Funktionieren des Ichs. Als Folge davon sind die Ich-Funktionen gestört.[54]

## 1.2.3 Entwicklung der Identität nach Erikson[55]

Erikson unterscheidet soziale, persönliche und Ich-Identität[56], hat sich jedoch vorwiegend mit der Ich-Identität und ihrer Entwicklung beschäftigt. Identität bedeutet bei ihm »Fähigkeit des Ichs, angesichts des wechselnden Schicksals Gleichheit und Kontinuität aufrechtzuerhalten.«[57] Der Begriff hat bei ihm einen statischen und einen dynamischen Aspekt sowie einen individuellen und einen gesellschaftlichen. Identität ist etwas Statisches wegen des Gefühls der eigenen Gleichheit und Kontinuität. Im Bedürfnis und im Streben nach dieser Kontinuität ist Identität ein dynamischer Prozeß. Ich-Identität ist insofern individuell, als dieser Aspekt das meint, was von Individuen als ihre persönliche Identität empfunden wird. Sie ist aber auch gesellschaftlich, indem sie sich durch die Wechselwirkung von Rollenzuweisung und Selbstdefinition entwickelt. Das bedeutet, daß Identität nicht für immer gewonnen wird, sondern Identitätsfindung ein lebenslanger Prozeß ist, der sich, beginnend mit den Auseinandersetzungen des frühen Ichs, mit seiner Umwelt fortsetzt bis zum Lebensende und in Bezug steht zu den Interaktionen des betreffenden Menschen.[58]

> »Identität wird hier beschrieben als eine subjektive Struktur, die Selbstbilder, Fähigkeiten, Bedürfnisse und Abwehrmechanismen umfaßt. Diese Struktur ist also nichts Starres, sie enthält durchaus aktive Elemente, die ihrer Aufrechterhaltung dienen.«[59]

Nach dem Konzept von Erikson ist Identität das Ergebnis eines Prozesses, bei dem Trieborganisationen, Ich-Funktionen[60] und die Repräsentanzen des sozialen Prozesses im Sinne der Ich-Synthese integriert werden. Sie entsteht über die psycho-soziale Entwicklung, die Erikson einerseits in Zusammenhang mit entwicklungsbedingten Lernprozessen und Entwicklungskrisen setzt, andererseits in Wechselseitigkeit mit einer Gruppenidentität. Er geht davon aus, daß jede

---

53  Vgl. Kohut 1988: 155.

54  Vgl. Kohut 1988: 158.

55  Neben den Ausführungen Eriksons vgl. Adams 1982.

56  Damit steht Erikson Goffmann nahe; vgl. Volmerg 1978: 21.

57  Vgl. dazu die Aussagen in Erikson (1988)

58  Vgl. Volmerg 1978: 22.

59  Volmerg 1978: 22.

60  Zu den Ich-Funktionen werden psychische Prozesse gerechnet wie Wahrnehmung, Aufmerksamkeit, Motorik, Denken und Gedächtnis.

Kultur Bedingungen bereitstellt und im Gegenzug an sie bestimmte Erwartungen an ihre Mitglieder hat. Zu jeder Entwicklungsphase gehören spezielle Krisen, die mit den jeweiligen Entwicklungsaufgaben im Zusammenhang stehen. Von der Art und Weise, wie sie bewältigt werden, hängt es ab, ob ein Mensch sich störungsfrei weiterentwickeln kann oder nicht. Erikson hat die Spannbreite der Entwicklungsmöglichkeit für jede Phase in zwei polarisierte Begriffe gefaßt. Im folgenden werden kurz die Entwicklungsphasen vorgestellt:

### a) Säuglingsalter: Urvertrauen gegen Mißtrauen

Diese Periode ist zeitgleich mit der oralen Phase nach Freud. Neben der Spannung zwischen Befriedigung von Bedürfnissen und Frustration geht es um eine befriedigende Mutter-Kind-Beziehung, bei der das Kind zunehmend das Vertrauen gewinnt, daß die Mutter ihm beisteht, auch wenn sie im Moment nicht da ist. Diese Vertrauenswürdigkeit gegenüber der Bezugsperson überträgt sich auf das Vertrauen zu sich selbst und der Gesellschaft gegenüber. Es geht dabei nicht um ein bestimmtes Maß an Liebe, das die vertraute Person dem Kind gibt, sondern Vertrauen entsteht, wenn sie aus einem Gefühl der Überzeugung ihre Funktion gut erfüllt.

Entscheidende Erfahrung dieser Zeit ist das Zusammenkommen eines Säuglings, seiner Bezugspersonen und einer Gesellschaft in Glauben und Vertrauen. Zusammengefaßt läßt sich das Identitätsgefühl wie folgt ausdrücken: Ich bin, was man mir gibt.[61]

### b) Kleinkindalter: Autonomie gegen Scham und Zweifel

Diese Periode ist zeitgleich mit der analen Entwicklungsphase. Es geht in der Zeit darum, daß das Kind früher erworbenes Grundvertrauen nicht dadurch verliert, daß es nun einen eigenen Willen äußert und von seinen Bezugspersonen deswegen weniger angenommen wird. Es ist wichtig, daß das Kind allmählich lernt, seine Schließmuskeln und andere Funktionen nach seinem eigenen Willen zu beherrschen und Fähigkeiten nicht aufgrund von Dressur zu erlangen. Mit zunehmender Körperbeherrschung einschließlich der Feinmotorik setzt sich das Kind mit »Festhalten« und »Loslassen« und mit der Durchsetzungskraft seines eigenen Willens auseinander. Eine zentrale Frage wird: »Wer beherrscht mich und meinen Körper?« Dabei geht es nicht nur um Körperausscheidungen. Das Kind schämt sich seiner Produkte oder ist stolz auf das, was es selbständig kann.

> »Dieses Stadium wird deshalb entscheidend für das Verhältnis zwischen
> Liebe und Haß, Bereitwilligkeit und Trotz, freier Selbstäußerung und

---

61  Vgl. Erikson 1973: 196.

Gedrücktheit. Aus einer Empfindung der Selbstbeherrschung ohne Verlust des Selbstgefühls entsteht ein dauerndes Gefühl von Autonomie und Stolz; aus einer Empfindung muskulären und analen Unvermögens, aus dem Verlust der Selbstkontrolle und dem übermäßigen Eingreifen der Eltern entsteht ein dauerndes Gefühl von Zweifel und Scham.«[62]

Die entscheidenden Erfahrungen dieser Zeit drücken sich aus in der Einstellung des Einzelnen zu Recht und Ordnung.

Zusammengefaßt läßt sich das Identitätsgefühl wie folgt ausdrücken: Ich bin, was ich will.

### c) Spielalter: Initiative gegen Schuldgefühle

Diese Periode ist zeitgleich mit der ödipalen Entwicklungsphase nach Freud. Das Kind weiß sich nun als eigenständige Person, muß aber noch herausfinden, was für eine Person es werden will. Dabei dienen ihm die Eltern als Vorbilder, und es identifiziert sich mit ihnen.

»In diesem Stadium kommen ihm drei kräftige Entwicklungsschübe zu Hilfe, die jedoch auch die nächste Krise beschleunigen: 1. Das Kind lernt, sich freier und kraftvoller zu bewegen und gewinnt dadurch ein weiteres, ja, wie es ihm scheint, ein unbegrenztes Tätigkeitsfeld; 2. sein Sprachvermögen vervollkommnet sich so weit, daß es sehr viel verstehen und fragen kann, aber auch um so mehr mißversteht; 3. Sprache und Bewegungsfreiheit zusammen erweitern seine Vorstellungswelt, so daß es sich vor seinen eigenen, halb geträumten, halb gedachten Bildern ängstigt. Gleichwohl muß es aus dieser Krise mit einem Gefühl ungebrochener Initiative als Grundlage eines hochgespannten und doch realistischen Strebens nach Leistung und Unabhängigkeit hervorgehen.«[63]

Das Kind interessiert sich dafür, in die Welt einzudringen, sie zu erobern und zu überwinden. Das zeigt sich auch u.a. in dem Wunsch, dem gegengeschlechtlichen Elternteil »PartnerIn« zu werden. Dabei erlebt das Kind Aggressivität gegenüber dem gleichgeschlechtlichen Elternteil, das es jedoch gleichzeitig liebt. Es erlebt erstmals ambivalente Gefühle, verbunden mit Angst- und Schuldgefühlen. Im Vergleich zu den Erwachsenen muß das Kind jedoch unterliegen. Dabei kommt es zu einem Zwiespalt zwischen dem als mächtig empfundenen Wachstumspotential einerseits und der internalisierten Elterninstanz andererseits, die sich in Selbstbeobachtung, Selbstbesteuerung und Selbstbestrafung äußert.

---

62  Erikson 1973: 78f.
63  Erikson 1973: 87f.

Die entscheidenden Erfahrungen dieser Zeit drücken sich aus in ». . . bitteren Schuldgefühlen (selbstauferlegten Verboten) und einem süßen Gefühl, Herr der eigenen Initiative zu sein.«[64] Zusammengefaßt läßt sich das Identitätsgefühl wie folgt ausdrücken: Ich bin, was ich mir zu werden vorstellen kann.

### d) Schulalter: Werksinn gegen Minderwertigkeitsgefühl

Diese Periode ist zeitgleich mit der Latenzphase. Es ist eine Zeit, in der sich das Kind Anerkennung über reale Leistung verschafft. Es erwirbt neue Fähigkeiten und die technologischen Grundlagen seiner Kultur. Dabei droht ihm im Schulsystem oder dann, wenn es das Gefühl hat, nicht nützlich zu sein, auch die Gefahr, Minderwertigkeiten zu bekommen und diese u.U. durch einen übermäßigen Fleiß zu kompensieren. Bei einem guten Verlauf entwickelt es Lust daran, ein Werk durch Beständigkeit und Fleiß zu vollenden.

Zusammengefaßt läßt sich sagen: Ich bin, was ich lerne.

### e) Adoleszenz: Identität gegen Identitätsdiffusion (Rollenunsicherheit)

Dieser Periode rechnet Erikson noch weitere polarisierte Themenkomplexe zu, die im Zusammenhang stehen zu früheren oder späteren Entwicklungsphasen:

- Zeitperspektive gegen Zeitdiffusion
- Selbstgewißheit gegen peinliche Identitätsbewußtheit
- Experimentieren mit Rollen gegen negative Identitätswahl
- Zutrauen zur eigenen Leistung gegen Arbeitslähmung
- Identität gegen Identitätsdiffusion
- Sexuelle Identität gegen bisexuelle Diffusion
- Führungspolarisierung gegen Autoritätsdiffusion
- Ideologische Polarisierung gegen Diffusion der Ideale

Mit Beginn der Jugend mit ihren auch körperlichen Veränderungen ist das bisherige Gleichheitsgefühl in Frage gestellt, und die Fragen »Wie bin ich?« und »Wie sehen mich die anderen?« werden sehr wichtig. Die Ich-Integration, die nun in u.U. noch einmal durchgeführten Kämpfen stattfindet, ist mehr als die Summe aller Kindheitsidentifikationen:

»Es ist die gesammelte Erfahrung über die Fähigkeit des Ich, diese Identifikationen mit den Libidoverschiebungen zu integrieren, ebenso wie mit den aus einer Grundbegabung entwickelten Fähigkeiten und mit den Möglichkeiten sozialer Rollen. Das Gefühl der Ich-Identität ist also die angesammelte Zuversicht des Individuums, daß der inneren Gleich-

---

64 Adams 1982: 186

heit und Kontinuität seines Wesens in den Augen anderer entspricht, wie es sich nun in der greifbaren Aussicht auf eine 'Laufbahn' bezeugt. Die Gefahr dieses Stadiums liegt in der Rollenkonfusion.«[65]

Orientierungshilfe während dieser Zeit können soziale Systeme durch ihre Ideologie geben. Erikson beschreibt die Funktion einer Ideologie als Orientierungshilfe als wesentlich. Sie kann einer Identitätsdiffusion entgegenwirken und dem Denken und Handeln des Einzelnen Sinn verleihen.

## f) Frühes Erwachsenenalter: Intimität gegen Isolierung

Die Fähigkeit zu intensiven Freundschaften und Partnerschaften ist abhängig von einem starken Identitätsgefühl, denn nur wenn dieses vorhanden ist, braucht nicht die Angst zu bestehen, sich in dem anderen zu verlieren. Weicht ein Mensch aus Angst vor dem Ich-Verlust solchen Erlebnissen aus und wird die Fähigkeit zur Intimität nicht genügend entwickelt, so führt dies nach Erikson zu psychischen Störungen, zum Gefühl tiefer Vereinsamung, zum Zurückziehen auf sich selbst und somit zu einem Verlust der Umwelt.

## g) Erwachsenenalter: Generativität gegen Selbst-Absorption

Im Laufe der weiteren Entwicklung wächst die Liebesfähigkeit, so daß man sich selbst und sein Leben einsetzt, um sinnvoll zu leben, Kinder zu bekommen oder einen anderen wesentlichen Beitrag zur Gesellschaft zu leisten, um sie in der Heranbildung der nächsten Generation zu stützen. Bleibt diese Entwicklung aus, so verarmt die Persönlichkeit, und es kommt immer wieder zur Stagnation.

## h) Reifes Erwachsenenalter: Integrität gegen Lebens-Ekel

Die abschließende Synthese aller Teile, sozusagen die Krönung, ist die Ich-Integrität. Das Leben als Ganzes wird mit Sinn versehen. Man kann sich mit seiner Zeit, seiner Herkunft und mit seinem Leben akzeptieren und seine Fähigkeiten anwenden. Letztlich versteht man sich als Glied in einer Kette der Menschheit. Ist dies nicht der Fall, so steht die Verzweiflung, das Gefühl der Wertlosigkeit und der Bedeutungslosigkeit im Vordergrund. Der Tod wird als Ende eines sinnlosen Lebens angesehen.

---

65  Erikson 1984: 256.

## 1.2.4 Identitätsbegriff bei Krappmann

Bei Krappmann ist der Identitätsbegriff auf die soziologischen Gesichtspunkte reduziert.[66] Er stellt wie Goffman eine soziale und eine persönliche Identität einander gegenüber und geht davon aus, daß das Individuum den Erwartungen der Selbst- und der Fremdwahrnehmung nicht gleichermaßen entsprechen kann. Die Erwartungen müssen ausbalanciert werden. Das Konzept geht davon aus, daß man sich vor den widersprüchlichen Anforderungen nicht schützen kann und entweder verdrängt, abwehrt oder andere, letztlich jedoch das Ich spaltende Methoden wählt. Eine bessere Möglichkeit ist es, sich auseinanderzusetzen, um die Widersprüche des Interaktionsfeldes bewußt zu erkennen und kritisch zu verarbeiten.

Voraussetzung ist, daß das Individuum in der Lage ist, Normen kritisch zu reflektieren und zu interpretieren. Krappmann beschreibt vier identitätsfördernde Qualifikationen, die erlernt werden sollten, um den widersprüchlichen Anforderungen genügen zu können:

### a) Rollendistanz:

Damit ist der Abstand zu dem von der Umwelt erwarteten und von einem selbst übernommenen Rollenverhalten gemeint. Sie setzt Empathie voraus, ohne die die distanzierte Reaktion nur unbegründet und damit nicht unter Respektierung des anderen erfolgen kann, wenn man dessen Erwartungen und Auffassungen als unvereinbar mit den eigenen erkennt.

### b) Empathie:

Darunter ist zu verstehen die Einfühlung in die Erwartungen, Absichten und Ansprüche verschiedener Interaktionspartner.

### c) Ambiguitätstoleranz:

Sie meint das Ertragenlernen und Aushaltenkönnen verschiedenartiger und u.U. widersprüchlicher Ansprüche und Erwartungen. Zur Realisierung ist es nötig, sich gegenseitig respektieren zu können und ein Interesse daran zu haben, nicht nur sich selbst zu entfalten, sondern dies auch dem Interaktionspartner zuzugestehen.

»Diese Toleranz für Ambiguität ist desto wichtiger, je weniger repressiv die Rollen sind, in denen sich das Individuum bewegt. Wenn Rollen nicht mehr aufgezwungen werden und die Art der Verinnerlichung von Normen eine Interpretation zuläßt, wird jedem beteiligten Individuum in

---

66 Vgl. Volmerg 1978: 19.

weit höherem Maße freigestellt, auch abweichende Erwartungen und Bedürfnisse in die Diskussion über einen Handlungskonsens einzubringen. Dem Individuum wird die Befreiung von rigiden Rollen und Normen für die Bemühungen um eine Ich-Identität wenig nützen, wenn es die Spontaneität, den Wechsel und die Verschiedenartigkeit seiner eigenen Antworten und der der Interaktionspartner auf divergierende Erwartungen nicht ertragen kann.«[67]

### d) Identitätsdarstellung:

Sie ist notwendig, damit die Identität im Interaktionsprozeß wirksam werden kann.

Krappmann kennzeichnet Identitätsqualität als Ausbalancieren von unterschiedlichen Rollenerwartungen, es geht um die Dialektik von Kontinuität und Wandel und von Individualität und Gemeinsamkeit[68]:

»Ich-Identität erreicht das Individuum in dem Ausmaß, als es, die Erwartungen der anderen zugleich akzeptierend und sich von ihnen abstoßend, seine besondere Individualität festhalten und im Medium gemeinsamer Sprache darstellen kann. Diese Ich-Identität ist kein fester Besitz des Individuums. Da sie ein Bestandteil des Interaktionsprozesses selber ist, muß sie in jedem Interaktionsprozeß angesichts anderer Erwartungen und einer ständig sich verändernden Lebensgeschichte des Individuums neu formuliert werden.«[69]

Im Sinne von Habermas geht es hier bei der Identität um einen Prozeß zunehmender Autonomie. Er wird hergestellt durch einen unablässigen Zwang zur Interaktion, Kommunikation und Interpretation.[70] Das Resultat des Entwicklungsprozesses sieht Krappmann in einem Individuum, das mit kritischen und kreativen Fähigkeiten gesellschaftliche Normen und Strukturen verändern kann.

In Bezug auf die Rolle der Pflegenden kommen der Krappmannschen Theorie neben ihrer für die Krankenpflege relevanten Ausführungen zur Rollendistanz, Empathie, Ambiguitätstoleranz und Selbstdarstellung noch weitere Erkenntnisse zu: In einer hochdifferenzierten Umgebung, wie es das Krankenhaus als Institution ist, ist Identitätsbildung besonders schwierig. Es gibt eine Vielfalt von – zum Teil auch noch widersprüchlichen – Rollenerwartungen, und die in den letzten Jahren schnell wechselnden Verhältnisse tragen mit dazu bei, daß es

---

67  Krappmann 1982: 155.

68  Das entspricht den in der Tiefenpsychologie von Riemann (1986) in Anlehnung an Schulz-Hencke formulierten Lebensanforderungen.

69  Krappmann 1982: 208.

70  Vgl. Klessmann 1987: 29.

nicht gut gelingt, sie als sinnvoll erlebt in die eigene Lebensgeschichte zu integrieren.

Die Entwicklung der beruflichen Identität steht im Zusammenhang mit der Entwicklung der Berufsgeschichte. Um Aufschluß darüber zu bekommen, wie es zu dem geringen beruflichen Selbstverständnis kommen konnte, werden nun Aspekte aus den Anfängen der neuzeitlichen Krankenpflege dargestellt.

## 1.3 Krankenpflege als dienende Liebestätigkeit

Das Kaiserswerther Lebenswerk des Ehepaares Fliedner gilt als bahnbrechend für die neuzeitliche Krankenpflege. Sie führten die erste Krankenpflegeausbildung durch, in der sowohl theoretischer Unterricht erteilt als auch Krankenpflegepraxis gelehrt wurde. Von Kaiserswerth aus wurde großer Einfluß auf die Entwicklung der Krankenpflege und damit auch auf ihr Selbstverständnis ausgeübt. An genau dieser Institution wurde von 1980 bis 1983 der in dieser Arbeit ausgewertete Modellversuch »Menschengerechte Krankenpflege« durchgeführt.

### 1.3.1 »Das Weib sei dem Manne untertan«

**Theodor und Friederike Fliedner, ihre Beziehung zueinander und deren Auswirkung auf die Diakonissenanstalt**

Theodor Fliedner, 1800-1864, ist von seinem 21. Lebensjahr bis zu seinem Tod evangelischer Pfarrer der Diasporagemeinde in Kaiserswerth. Sein Interesse gilt im Sinne der Nachfolge Jesu den Armen und Hilfsbedürftigen. Zwei Bibelworte sind für ihn Geleitworte seiner Arbeit: »Er muß wachsen, ich aber muß abnehmen« (Joh. 3, 30) und: »Was ihr getan habt einem unter diesen meinen geringsten Brüdern, das habt ihr mir getan« (Mt. 25, 40). Diese Bibelworte gelten auch als Wegweiser für die Diakonissen seines Werkes. Noch heute sind sie an der Außenwand des alten Stammhauses und des Mutterhauses zu lesen.

Fliedner ist Sohn eines durch den Rationalismus geprägten Pfarrers, der Gott in seinen Predigten als gütigen Vater verkündigt. Theodor Fliedners Studium wird ebenfalls durch rationalistische Theologen bestimmt.[71] Nach dem Studium vollzieht sich bei ihm eine Wandlung vom »überzeugten Supernaturalisten zum schlichten Bibeltheologen.«[72] Seine neue, tiefreligiöse Einstellung wurzelt im Pietismus. Während seiner Mitarbeit in der Kölner Bibel- und Traktatgesellschaft kommt er mit besonders engagierten Mitgliedern der regionalen Erwek-

---

71  Gerhardt 1933: 37ff.
72  Vgl. Gerhardt 1933: 62f.

kungsbewegung in Kontakt und wird durch sie geprägt.[73] Die Veränderung vollzieht sich ohne Bruch und zunächst für ihn selbst unbewußt.[74]

In seiner Pfarrstelle in Kaiserswerth sucht er nach Möglichkeiten, den Aufruf zur Nachfolge[75] zu praktizieren und somit zur Verbesserung der sozialen Lage beizutragen. Er bildet Erzieherinnen aus, baut eine Gefangenenfürsorge auf und beginnt, als seinen dritten Schwerpunkt, die Pflege armer Kranker zu organisieren.

In diesem Zusammenhang entschließt er sich, Frauen für die Krankenpflege auszubilden. Hier erweist er sich als Sammler und Verwerter von Ideen seiner Zeit. Er greift auf Bemühungen zurück, die an anderen Orten gedacht oder praktiziert werden. Bei seinen Kollektenreisen geht er allen neuen caritativen und sozialen Bestrebungen lebhaft und gründlich nach: Bei den Mennoniten in Holland und England lernt er das Amt der Diakonisse kennen. Von Friedrich Klönne[76] greift er den Gedanken auf, den Krankenpflegeberuf im Sinne des altkirchlichen Diakonissenamtes als eines Frauenamtes in der Kirche aufzuziehen.[77] Von den Barmherzigen Schwestern übernimmt er die Lebensform des Mutterhauses und mit ihr den Gestellungsvertrag und gibt den Pflegerinnen als Schwesternschaft eine gewisse genossenschaftliche Grundlage. Durch das Missionsseminar in Barmen erhält er Anregungen für die evangelische Grundlegung des Gemeinschaftslebens. Von den weltlichen Krankenwartschulen übernimmt er den Aufriß einer Unterrichtsanstalt und benutzt für den Aufbau einer Krankenpflegeschule alle neuesten ärztlichen Lehr- und Handbücher der Krankenwartung. Von den Frauenvereinen der Freiheitskriege kopiert er die vereinsmäßige Grundlage.[78]

---

73  Vgl. Gerhardt 1933: 70ff.

74  Vgl. Gerhardt 1933: 76.

75  Dieser Begriff bezeichnet das Bemühen um ein Leben am Beispiel Jesu und bezieht sich auf Markus 8, Vers 34: »Wer mir will nachfolgen, der verleugne sich selbst und nehme sein Kreuz auf sich und folge mir nach.«

76  Friedrich Klönne, 1794-1834, ist evangelischer Pfarrer in Bislich bei Wesel.

77  Fliedner beruft sich bei dem Amt der Diakonisse auf Röm. 16,1: »Die apostolische Kirche lehrt uns schon durch die Anstellung von Diakonissen wie z.B. einer Phöbe in Kenchrea ..., die als Gehilfinnen der Diakonen die Krankenpflege in den Gemeinden besorgten, daß diese eine große Sanftmut, Geduld und ausdauernde Liebe erfordernde Pflege am besten von Christinnen geschehe.« Vgl. Jahresbericht über die Diakonissenanstalt zu Kaiserswerth, 1836-1850, S. 1ff. Im § 3 der Hausordnung wird festgelegt, daß die Diakonissen ihr Amt wie Phöbe auszuführen haben. Nach Gerhardt ist Fliedner zum ersten Mal während seines Studiums auf Phöbe hingewiesen worden. Vgl. Gerhardt 1933: 37. Die Aufgabe Phöbes wird nicht von allen so gesehen. Jannasch (1958: 159ff.) stellt in Frage, ob bei ihr bereits an einen fest geordneten Dienst gedacht sei.

78  Vgl. Sticker 1960: 30ff.

Dabei ist es sein Verdienst, eine Grundlage für die Ausübung der Krankenpflege zu legen. Krankenpflege wird nicht als Berufstätigkeit verstanden sondern als Berufung. Er wählt dabei eine Form, die in der damaligen Zeit den Frauen eine Tätigkeit ermöglicht und sie in einen Stand versetzt, der dem der Bürgersfrauen vergleichbar ist. Rahmen ist dafür ein Mutterhaus, in dem die Schwester geistlich und fachlich ausgerüstet und psychisch wie ein Kind im Elternhaus unterstützt wird. Das hier implizierte Familienmodell ist ausschlaggebend für die Organisation der Institution und für die Rollen derjenigen, die zum Mutterhaus gehören. Fliedners Einstellung zu Frauen wirkt sich stark auf den Beruf der Krankenpflege aus. Deshalb wird im Folgenden seine Beziehung zu Frauen, zu seiner Frau Friederike und zu den Pflegerinnen, sowie deren Reaktionen auf seine Handlungsweisen dargestellt.

Der Brief, in dem Fliedner um seine zukünftige Frau Friederike wirbt, läßt erkennen, daß er ein Mann ist, der klare Vorstellungen von sich und seinem Tun hat und darüber, was er von seiner Frau erwartet. Diese Klarheit ist seine Stärke, und sie läßt seine Einstellung deutlich erkennen. Konflikten geht er nicht aus dem Weg, und er ist bereit, sich in Frage stellen zu lassen. Der Herr im Haus aber ist letztlich er! Das schreibt er deutlich in einem Brief an Friederike Münster. Er betont zwar, daß er es für christliche Pflicht hält, daß sie sich wechselseitig achten, aber in kritischen Fällen glaubt er:

»... daß der Wille des Mannes vorzugsweise gelten und die Frau nachgeben müsse, nach menschlichem und göttlichen Recht, wenn das Wort anders irgendeinen Sinn hat: daß die Weiber ihren Männern untertan sein sollen, und ich halte in solchen Fällen auf Ausübung der Rechte des Mannes, natürlich so lange nur, bis ich eines Besseren überzeugt werde. Würde nun die Frau hier ihren Willen behaupten wollen oder nur unwillig und unfreundlich, mit sichtbarem Widerwillen nachgeben, dann würde das freilich eine Verstimmung in die Harmonie des ehelichen Lebens bringen, die lange darin nachtönen und widrige Eindrücke in beider Herzen könnte haftenlassen; dadurch sie beide im Vorwärtsschreiten auf dem Weg des Herrn hindern und ihren Hausgenossen, wie der Gemeinde ein schädliches Exempel geben würde. Dagegen würde ein williges, freundliches Nachgeben der Gattin um des Herrn willen mich, wenn ich Unrecht hätte, am leichtesten zur Einsicht und Gestehen meines Unrechts bringen.«[79]

---

79  Brief von T. Fliedner an F. Münster vom 14.1.1828, zitiert in Sticker 1963: 15.

Friederike Münster erreicht dieser Brief zu einer Zeit, in der sie aufgrund von Schwierigkeiten mit ihrem Arbeitgeber aus ihrer Arbeitsstelle »herausgeworfen« wird und eine neue Tätigkeit sucht.[80]

Aufgewachsen ist sie in der münsterländischen Kleinstadt Braunfels als Tochter eines Lehrers. Sie ist eine selbständige Frau. Durch den frühen Tod ihrer Mutter steht sie bereits als Sechzehnjährige einem Haushalt vor, zu dem ihre sechs Geschwister, ihre alte Großmutter, zwei Mägde und zwei Knechte gehören. Zwei Jahre vor ihrer Heirat unternimmt sie einen für die damalige Zeit ungewöhnlichen Schritt. Sie verläßt ihr Elternhaus und arbeitet als Erzieherin in den Düsseldorfer Anstalten.

Eine organisierte Frauenbewegung gibt es zu dieser Zeit noch nicht, nur einzelne Frauen lehnen sich gegen ihre Rolle auf. Im Vergleich zu diesen wenigen ist Friederike Fliedner gemäßigt, im Vergleich zu den meisten ihrer Zeitgenossinnen ist sie progressiv, obwohl sie sich ihrem Mann unterordnet. Mit ihrer christlich-reformierten Einstellung hat sie als Frau in der damaligen Zeit kaum eine Chance, ihre Fähigkeiten besser einzusetzen als in dem Rahmen, den Fliedner ihr bietet. Sie scheint auch die Aufgabe einer Ehefrau, eine »wahre Gehilfin« zu sein, selbstverständlich zu akzeptieren. Bei der Annahme des Heiratsantrages verläßt sie sich darauf, daß Fliedner von Gott geführt ist und die Heirat als »Weg des Herrn anerkennt.«[81]

Stickers Lebensbild der Friederike Fliedner zeigt, wie sich diese Frau ihrem Mann zwar unterordnet, jedoch Möglichkeiten der Kritik und Auseinandersetzungen ergreift, wie sie einen innerlichen Kampf führt, der sie viel Kraft kostet, sie letztlich überfordert und zu ihrem frühen Tod führt.

Friederike Fliedner selbst und ihre Familie leiden unter der klaren Vormachtstellung des Hausherrn. Er verlangt von ihr, daß sie die Rolle seiner Gehilfin im Werk übernimmt. Sie wird Vorsteherin und vertritt ihren Mann, wenn er auf Dienstreisen ist. Ihren eigenständigen Bereich, die Erziehung ihrer Kinder und die Haushaltsführung, muß sie zunehmend in andere Hände geben. Sie, die diese Arbeit besser machen könnte als jede andere und die sich danach sehnt, mit ihren Kindern zusammenzusein, muß mehr, als ihr lieb ist, im Werk mitarbeiten, und das auch dann, wenn ihre eigentlichen Aufgaben die Anwesenheit ihrer Person erforderten.[82]

Friederike Fliedner belastet die Überforderung, die sich aus der Doppelrolle und ihrer Unterordnung ihrem Mann gegenüber ergibt. Jedoch ihr Glaube, der diese Unterordnung der Frau unter den Mann fordert, zwingt sie zum Gehorsam. Ihre inneren Kämpfe beschreibt sie in ihrem Tagebuch und in Briefen an

---

80  Vgl. Sticker, unveröffentlichtes Vortragsmanuskript vom 12.3.1985, S. 2
81  Vgl. Sticker 1963: 17.
82  Vgl. Sticker 1963: 276.

ihre Freundin Amalie Focke. Ein Beispiel, das Sticker anführt, zeigt, warum sie letztlich ihrem Mann nachgibt, auch wenn es ihr widerstrebt. Auf Fliedners Anordnung soll sie Gespräche mit den Pflegerinnen aufzeichnen:

>»Es war ein inneres Wehren in ihr, Gespräche, die auf gegenseitigem Vertrauen beruhten, gleichsam zu buchen. Aber was sollte sie tun? Gehorchen, auch wo es gegen ihre Einsicht ging? Es gab für sie nur einen Ratgeber, die Heilige Schrift. Sie schlug die Worte auf, die das Verhältnis von Mann und Frau ordnen, und schrieb sie sich auf ... Da fand sie, daß die Frau sich dem Mann unterzuordnen hat: Herr Jesus, das sei nach deinem Befehl meine Richtschnur; danach lasse mich leben, danach streben. So tat sie, was ihr befohlen war.«[83]

Fliedner sieht zwar die Überforderung seiner Frau und sucht mit ihr gemeinsam vergeblich nach anderen Möglichkeiten, aber letztlich verlangt er selbstverständlich ihren Einsatz. Im Herbst 1841, zu einer Zeit, als zwei ihrer Kinder schwer erkrankt sind, muß Friederike Fliedner eine Dienstreise durchführen. Bevor sie zurückkehrt, stirbt ein Kind, das zweite einige Tage später. Die Folgen einer Frühgeburt verkraftet sie nicht mehr. Sie stirbt mit 42 Jahren im April 1842.

Fliedner schreibt im Nachruf für seine Frau, daß sie überlegten, wie sie bei ihrer vielen Arbeit zu entlasten sei:

>»... aber wir blieben ratlos ... wer konnte in dem allen mir so kräftig beistehen, mich so liebend und einsichtsvoll stützen, und mich mit dem Gebet des Glaubens, worin sie besonders ein recht priesterliches Herz zeigte, so vor Verzagen bewahren, als gerade sie, die mir ohnehin schon als Gattin vom Herrn zur allernächsten Gehülfin gegeben war? Auch wußte sie wohl, daß das Erziehen unserer Kinder fürs Himmelreich nicht unsere Sache allein, sondern vor allem die des Herrn sei, daß dieser das Fehlende an fortwährender Aufsicht von unserer Seite durch seinen Geist ersetzen könne, und daß auf unsere Kinder das Anschauen unsrer Bemühungen, für Gottes Reich mit Selbstverleugnung zu wirken, nicht ohne heiligen Eindruck bleiben werden.«[84]

Die Beziehung zwischen Theodor und Friederike Fliedner bestimmt den Beginn der neuzeitlichen Krankenpflege. Die Unterordnung der Frau unter den Mann ist ein wesentliches Merkmal, das die Ausübung der Tätigkeit prägt. Nicht die fachliche Kompetenz ist entscheidend sondern die Vormachtstellung des Mannes und Theologen. Diese erste Prägung hat sich entscheidend auf das

---

83  Sticker 1963: 147.
84  Fliedner, Nachruf für seine Frau, in: Gerhardt 1933: 111f.

berufliche Selbstverständnis ausgewirkt. Krankenpflege ist in hohem Maße ein Zuarbeitungsberuf geworden. Ärzte und Theologen haben auch heute noch selbst da großen Einfluß, wo es ausschließlich um krankenpflegerische Entscheidungen geht.

Die Rolle der Friederike Fliedner ist in zweifacher Hinsicht typisch. Als Gattin und Pastorenfrau soll sie ihre Aufgaben erfüllen und ihrem Mann eine wahre Gehilfin sein. Das bedeutet, daß Friederike Fliedner in der Rolle als Ehefrau und somit als offiziell nicht Berufstätige, ihrem Mann in einem Umfang zuarbeiten muß, der ihr weniger Zeit für die Erziehung der Kinder läßt, als sie selbst möchte. Auch wenn sie nicht als berufstätig gilt, so entspricht ihr Arbeitsumfang im heutigen Sinne durchaus dem einer berufstätigen Frau. Der Erfolg ihrer Arbeit wird allerdings ihrem Mann zugeschrieben.[85]

Mit der Begründung auf Gottvertrauen hält Fliedner seine Frau bei der Kindererziehung für ersetzbar. Es wird nicht deutlich, warum er dieses Gottvertrauen nicht dafür aufbringt, daß sie im Werk entbehrlich sei. Der Verdacht liegt nahe, daß er seinem Aufgabenfeld größere Bedeutung beimißt als ihrem Wirken in der Familie und daß er seine Vormachtstellung dazu ausnutzt, von ihr mehr Hilfe zu verlangen, als sie geben kann.

Friederike Fliedner vernachlässigt die aus ihrer Sicht eigentliche Aufgabe, die Erziehung ihrer Kinder, zugunsten der Gehilfinnenrolle ihres Mannes. Hier zeigt sich die Haltung Fliedners der Arbeit seiner Frau gegenüber, die sich in der Krankenpflege später bei der Haltung von Ärzten den Aufgaben des Krankenpflegepersonals gegenüber wiederholt hat. Ärzte haben einen Teil ihrer – meist ungeliebten – Arbeiten an die Pflegenden abgegeben und somit wird die Pflege vernachlässigt.

## 1.3.2 Er muß wachsen, ich aber muß abnehmen[86]

### Die »Töchter« des Mutterhauses – ihre Rolle innerhalb der Familie und die Anforderungen, die an sie gestellt werden.

Beim Aufbau des Werkes greift Fliedner auf das patriarchalische Familiensystem des ganzen Hauses zurück.[87] Ihm kommt als Vorsteher, Ehemann und Vater die höchste Autorität im »Haushalt« zu. Am Amt der Friederike Fliedner

---

85  Vgl. Sticker 1963: 122f. Sticker sieht in Abweichung dazu die Diakonissenanstalt als bahnbrechende Institution für die Berufstätigkeit der Frau, und sie sieht Friederike Fliedner als ein frühes Beispiel für die berufstätige Frau und Mutter.

86  Dieser Wahlspruch Fliedners wurde später beim Neubau des Mutterhauses über die Eingangstür geschrieben und ist dort immer noch zu lesen.

87  Vgl. Prelinger 1985: 268ff.

werden die Merkmale der Frauenrolle in einem patriarchalischen Eheverhältnis sichtbar: Sie ist die Gehilfin ihres Mannes.

Den zur Mitarbeit bereiten Frauen wird die Rolle der Töchter zugewiesen, Söhne sind ausgeschlossen. Bei diesen Töchtern wird sehr viel Wert auf Kindlichkeit gelegt. Immer wieder ist die Rede von kindlichem Vertrauen und kindlicher Liebe. Es fragt sich, wieso erwachsene Frauen bereit sind, sich einem solchen Modell unterzuordnen. Dies ist nur verständlich vor dem Hintergrund der damaligen Zeit, in der eine Frauenbewegung gerade erst beginnt, ihre Ideen noch wenig bekannt sind und es außerhalb von Kloster und Familie für Frauen aus gehobenen Schichten kaum eine Betätigung gibt. Weiterhin ist es verständlich, wenn berücksichtigt wird, daß es eine Reihe von Frauen gibt, die in ihrer Entwicklung keine Selbständigkeit erreicht haben. Für sie bietet ein Mutterhaus die Möglichkeit, sich nicht aus der kindlichen Rolle lösen zu müssen. Der Eintritt ins Mutterhaus bedeutet ein volles Annehmen der Tochterrolle und wird von daher vorwiegend von Frauen mit geringem Selbstbewußtsein gewählt.

Bei der Übernahme auswärtiger Arbeiten bekommt die Schwester zwar mehr Freiheit und Verantwortung als in Kaiserswerth, aber ihre Beziehung und Abhängigkeit zum Mutterhaus ist geregelt:

»Die Vorsteherin und die Schwestern dieses Tochterhauses bleiben im Abhängigkeitsverhältnis zu der Direktion und der Vorsteherin der Mutteranstalt, so daß von denselben nicht bloß die Auswahl der hinzusendenden Schwestern, sondern auch die Umtauschung derselben mit andern aus dem Mutterhaus, die Veränderung der Vorsteherin und nach Beratung mit dieser die Anstellung zu den verschiedenen Ämtern im Tochterhaus und dergleichen abhängt.«[88]

Die Übernahme eines Arbeitsfeldes ist demnach nicht das Ergebnis einer Entscheidung der einzelnen Schwester, sondern es wird für sie entschieden.

Am Zulauf, den die Diakonissenanstalt hat, zeigt sich, daß die Vorstellungen Fliedners sich mit den Bedürfnissen von Frauen decken, deren Status unsicher geworden ist und denen es auch zum Teil um eine materielle Existenz geht.[89] Eine Liebestätigkeit auszuüben und darüber versorgt zu sein, bringt der Familie nicht den schlechten Ruf, ihre Töchter nicht ernähren zu können.[90] Für viele eintretende Diakonissen ist es auch eine Gelegenheit, aus dem Magdstand in den einer Bürgersfrau vergleichbaren Stand zu kommen.[91]

---

88  Fliedner 1837: § 61, S. 31.
89  Vgl. Prelinger, in: Joeres 1985: 270.
90  Vgl. Mohrmann 1978: 10.
91  Vgl. dazu Philippi, in: Krause/Müller 1981: 638: »Als Diakonisse erhielt die unverheiratete Frau nicht zuletzt die qualifizierte Ausbildung zu einem Beruf, in welchem sie – die Tracht mit der Haube deutet es an – der verheirateten Bürgersfrau sozial gleichgestellt war.«

Die Amerikanerin Catherine M. Prelinger hat untersucht, was Frauen bewegt, in das Kaiserswerther Mutterhaus einzutreten. Sie analysierte Briefe, die von späteren Diakonissen zur Bewerbung geschrieben worden sind. Religiöses Verständnis der Eintretenden ist es ihrer Meinung nach, in Christus wiedergeborene Sünderinnen zu sein. Ihnen ist die Religion Richtschnur ihres Lebens. Die Briefe zeigen, daß bei vielen implizit eine Auseinandersetzung mit Gefühlen der Enttäuschung und Wut über Eltern, Geschwister und Arbeitgeber geäußert wird. Kaiserswerth gibt diesen Frauen nicht nur die Gelegenheit, ihren Sinneswandel zu rechtfertigen und ihr Gefühl abzubüßen, sondern es vermittelt auch Lebensfreude, ein Zuhause und Familienersatz. Für sie hat das Familienmodell große Anziehung. Die Strenge der Ausbildung wird abgeschwächt durch den Geist der Schwesterlichkeit bzw. Töchterschaft. Auf die gefühlsmäßigen Bindungen wird viel Wert gelegt. Sie werden durch Besuche und Briefe der »Eltern« vertieft. Oft geht dem Eintritt ins Mutterhaus der Verlust des elterlichen Hofes und eine unzulängliche Erziehung und Bildung voraus. Alle kommen aus großen Familien, haben wenigstens ein Elternteil verloren, sind von Geschwistern erzogen worden oder haben selbst Geschwister erzogen. Einige ihrer Geschwister haben sich verheiraten können, sie selbst nicht. Den Grund dafür schieben sie ihrer sozialen Lage zu.[92]

Die Tatsache, daß vor allem Frauen mit geringem Selbstbewußtsein den Weg ins Mutterhaus wählen, hat Folgen für den Aufbau des Werkes. Für F. Fliedner erweist sich die Herkunft der Pflegerinnen als Problem. Sie bezeichnet den Umgang mit den Pflegerinnen als das »... schwerste Stück in der Anstalt. Denn es sind Menschen ohne Erfahrung des Lebens. Sie haben nur Vater und Mutter gesehen und sind in einem Dienst gewesen. Danach gestalten sich auch ihre jetzigen Lebensverhältnisse.«[93] Dazu kommt, daß viele entsprechend der damaligen Volksschulbildung nur geringe Kenntnisse im Lesen und Schreiben haben.

Die Herkunft aus dem Magdstand bringt noch weitere Schwierigkeiten für Friederike Fliedner mit sich:

> »Auch tut besonders der Paragraph der Hausordnung Schaden, wo den Mägden, den Diakonissen, die Vertraulichkeit mit Mägden, den Hausangestellten, untersagt ist. Wie sollte es mir doch zumute werden, wenn ich mich mit meinesgleichen nicht abgeben sollte? Entweder würde ich mich meines Standes schämen oder es heimlich mit meinem Stand halten ... Ich kann gegen die Hausordnung nichts haben, nur glaube ich es zu fühlen, daß sie in die Hände der Pflegerinnen nicht paßt.«[94]

---

92  Vgl. Prelinger, in: Joeres 1985: 271ff.
93  Brief F. Fliedner an T. Fliedner vom 15.6.1839, zitiert in Sticker 1963: 166.
94  Brief F. Fliedner an T. Fliedner vom 15.6.1839, zitiert in Sticker 1963: 166.

Friederike Fliedner vertritt die Meinung, daß denen, die aus dem Magdstand aufgestiegen sind, das Gleichstellen mit den Gebildeten nicht gut bekäme, daß sie dadurch am Fortschreiten ihrer Persönlichkeit gehindert würden.[95] Theodor Fliedner dagegen ist es wichtig, daß er die Diakonissen durch die Tracht äußerlich aus dem Magdstand hervorhebt. Neben der Achtung, die ihnen zusteht, sollen sie sich auch unterscheiden von den »ungelernten und ungebildeten Krankenwärterinnen mit ihrem oft schlechten Lebenswandel«.[96]

Als 1853 in Kaiserswerth auch eine Ausbildung zur Lehrerin ermöglicht wird, kommen auch Frauen aus anderen sozialen Schichten, um Diakonisse zu werden.[97]

Die familiäre Hierarchie in der Diakonissenanstalt entspricht einem Eltern-Kind-Verhältnis, bei dem das Kind noch nicht weiß, was für es gut ist. Der Vergleich von Diakonissen mit unmündigen Kindern stimmt allerdings dann nicht mehr, wenn man berücksichtigt, daß Kinder erwachsen und aus der Obhut der Familie heraus selbständig werden. Die »Töchter« Kaiserswerths bleiben in der unmündigen Rolle, auch wenn sie bei der Übernahme leitender Positionen außerhalb des Mutterhauses mehr Verantwortung bekommen. Ab 1842 wird durch die Gründung eines Waisenhauses auch für »Nachwuchs« innerhalb Kaiserswerths gesorgt.[98]

Von Theodor und Friederike Fliedner wird ein sehr hoher Anspruch an die Diakonissen gestellt. Was sie von sich erwarten, wird auch von den Pflegerinnen gefordert: Sie müssen sich selbst verleugnen. Dieses Ziel wird unter anderem dadurch angestrebt, daß die Schwestern wenig gelobt werden. Liest man die Auszüge aus dem Pflegerinnenbuch[98], so fällt auf, daß Lobenswertes über die einzelnen eine Ausnahme darstellt. Sollte so wenig Lobenswertes zu berichten sein? Im Gegensatz dazu stehen die Berichte aus den Gemeinden oder anderen Krankenhäusern, die voller Lob für die Kaiserswerther Schwestern sind. Fliedner schreibt von einer seiner Besuchsreisen nach Hause:

»... daß das ganze Pflegeamt mit den Pflegerinnen ausnehmend zufrieden war: Doch habe ich einzelnes bei den Schwestern rügen müssen.«[99]

Friederike Fliedner schreibt an Frau Focke:

---

95  Vgl. Sticker 1960: 172.
96  Sticker 1963: 168.
97  Vgl. Prelinger, in: Joeres 1985: 279f.
98  In das Pflegerinnenbuch schreibt Fliedner in den ersten Jahren über alle Mitarbeiterinnen. Er führt an, wann sie eingetreten und evtl. wieder ausgetreten oder ausgesandt sind und fügt Bemerkungen über sie an.
99  Brief von T. Fliedner an F. Fliedner vom 22.6.1840, zitiert in Sticker 1963: 225.

»... Die Kranke als auch das Fräulein waren so zufrieden, daß es mir für die Pflegerin fast bange wurde ...«[100]

Sie sieht eine »innere Gefahr« für die Schwestern, wenn sie im Vergleich zu den alten Krankenpflegerinnen zu sehr gelobt werden.[101] Dieser Einstellung ist zu entnehmen, daß Fliedner und seine Frau offensichtlich die Ansicht vertreten, daß Lob eher schade.

Das frühe Aussenden[102] birgt nach Meinung Friederike Fliedners Gefahren im Hinblick auf das persönliche Selbstverständnis der Schwestern:

»Denn sehe ich auf den Standpunkt, wie die meisten Pflegerinnen in Schwachheit, in Vermessenheit, im falschen Begriff vom Dienst des Herrn hierherkommen, da fühle ich die schwierige Aufgabe, wie ihnen das Aussenden beizubringen sei. Denn ihrer stolzen Kraft schmeichelt es. Sie werden dadurch zu fertigen, die Probe überstandenen Personen. Die Kleidung hob sie über ihren weltlichen Stand. Die Kleidung war von Anfang an berechnet zum Heruntersteigen der gebildeten Mägde des Herrn, nicht zum Hinaufsteigen, was ja unrecht ist.«[103]

In der Praxis des Alltags werden die Schwestern von den »Eltern« – eine Bezeichnung, die von Fliedners immer wieder gebraucht wird – zu dem gewünschten Verhalten ermahnt, wie aus einem Brief von Frau Fliedner an zwei auswärtige Schwestern hervorgeht:

»Frau Scharff ist mit euch sehr zufrieden, auch die Kranken. Sorgt darum, euch ihre Zufriedenheit ferner zu erwerben, nicht aus Menschengefälligkeit, sondern aus Liebe zum Herrn und zu ihr, die es so gut mit euch und der Sache meint. Fügt euch mit Willigkeit und Ergebung in das vorläufig nicht zu ändernde Schwere und Unangenehme und beweist der Frau Scharff und dem Pflegeamt durch eure Treue, Liebe, Weisheit und Selbstverleugnung, daß ihr es wert seid, daß manches geändert und anders eingerichtet werde in der Anstalt um euretwillen.«[104]

Die kindliche Rolle wird den Schwestern auch von ihren auswärtigen Vorgesetzten zugeteilt. So schreibt Frau Scharff an Frau Fliedner, daß ihr die »Mädchen« fortwährend viel Freude machen.[105]

---

100 Brief von F. Fliedner an A. Focke vom Februar 1839, zitiert in Sticker 1963: 185.

101 Vgl. Sticker 1963: 180.

102 Siehe dazu Abschnitt 1.3.4.

103 F. Fliedner, zitiert in Sticker 1963: 179.

104 Brief von F. Fliedner an Marie Schäfer und Helene Osthoff vom 3.12.1839, zitiert in Sticker 1963: 221.

105 Vgl. Sticker 1963: 222.

Wie eine Schwester zu sein hat, ist der Hausordnung zu entnehmen:

»§ 5 ... Jede Kandidatin, später: Probediakonisse, kann sich daher in allen ihren Angelegenheiten mit Offenheit um Rat und Hilfe an die Direktion, und zwar zunächst an ihren Bevollmächtigten, den Inspektor, wenden, der ein vertrauensvolles, kindliches Entgegenkommen von ihnen erwartet.

§ 6 Die Direktion erwartet von den Kandidatinnen, später: Probediakonissen, nicht weniger wie von den Diakonissen, daß sie zu jeder Zeit mit herzlicher Bereitwilligkeit den Anordnungen und Verfügungen Folge leisten, die dieselbe nach reiflicher Beratung sowohl für das Ganze als für jedes einzelne Glied der Anstalt zu seiner Ausbildung in dem Pflegeberuf und zur Ausübung desselben nötig erachtet, und namentlich dem Inspektor pünktlich und willig gehorchen. Sie haben nicht bloß in der Anstalt die verschiedenen Arbeiten und Arbeitsfächer, die ihnen aufgegeben werden, zu übernehmen, sondern auch sich in Notfällen zur auswärtigen Pflege senden zu lassen. Die Direktion vertraut, daß jede sich unter dem Beistand des Heiligen Geistes in allen Stücken durch Gehorsam, Geduld und Selbstverleugnung als eine treue Jüngerin Christi und liebende Pflegerin seiner leidenden Glieder zu beweisen suchen wird.«[106]

Eine Diakonisse darf kein Alltagsmensch sein. In dieser Auffassung sind sich Fliedner und seine Frau einig. Fliedner geht bei seiner Suche nach Diakonissen davon aus, Frauen zu finden, die »aus der Freude des Evangeliums, aus der Erwartung des kommenden Herrn leben«. Er meint Frauen zu finden, die »aus dem freien Willen, aus einem inneren Gesetz heraus, sich in die Ordnung des Ganzen fügen würden«. Jedoch die Erfahrungen des ersten Jahres lehren Fliedner, mit der Alltagswirklichkeit einfacher Menschen zu rechnen, die genaue Anweisungen, genaue Ordnungen brauchen, zumal er ihnen weder das Leitbild einer tüchtigen Krankenpflegerin noch einer evangelischen Diakonisse vor Augen führen kann.[107] Frau Fliedner hält es – anders als ihr Mann – für besser, das Diakonissenamt von dem der Krankenpflegerin zu trennen. Sticker fragt sich, wieviel der Diakonissensache und der Krankenpflege als eigenständigem weltlichen Beruf erspart geblieben wäre, wenn diese falsche Verklammerung nicht stattgefunden hätte:

»Jedenfalls ist der geschichtliche Weg der Frauendiakonie von Anfang an von der Not begleitet, daß immer wieder Frauen aufgenommen wurden, die tüchtige Krankenschwestern wurden, aber nicht die geistliche

106 Fliedner 1837: §§ 5f., S. 7.
107 Vgl. Sticker 1963: 162f.

Verantwortlichkeit besaßen, die das Diakonissenamt voraussetzt. Der weltlichen Krankenpflege dagegen wurden nicht nur diese tüchtigen und fähigen Kräfte entzogen, sondern überdies wurden die Frauen, die die Krankenpflege als weltlichen Beruf ausübten, mit dem Makel einer unfähigen Diakonisse oder einer minderwertigen Pflegerin behaftet.«[108]

Die Beziehung der Schwestern zu Männern wird häufig angesprochen. Grundlage ist für Fliedner die christliche Einstellung, bei der die Angst vor einem »unsittlichen Lebenswandel« eine große Rolle spielt. Das geht soweit, daß eine Bewerberin erst gar nicht zur Probe zugelassen wird, wenn sie von der »Natur etwas Weibliches oder Schwärmerisches« erhalten hat. Fliedner sieht die Gefahr, daß durch sie Männer »aufgereizt« werden könnten.[109] Dem liegt eine Auffassung Fliedners vom christlichen Lebenswandel zugrunde, zu der gehört:

»... den weltlichen Gesellschaften und sinnlichen Lustbarkeiten als Tanzen, Schauspiel usw. zu entsagen und die nach solcher äußerlichen Befriedigung sich in uns allen regenden sinnlichen Lüste und Begierden mehr und mehr zu überwinden, zu unterdrücken oder, wie die Schrift sagt, zu kreuzigen und zu töten«.[110]

Im Gegensatz zu den katholischen Orden wird keine lebenslange Bindung gefordert, sondern die Schwestern verpflichten sich für einen Zeitraum von fünf Jahren. Wieso sich das im Verlauf der Zeit zugunsten einer lebenslangen Bindung verändert hat, ist nicht deutlich erkennbar. Ein Ausscheiden ist offensichtlich schwierig. Die Pension, die nach dem Ausscheiden gezahlt wird, ist sehr niedrig. Da mit dem Eintritt ins Mutterhaus der private Umgang mit Männern verboten ist, fragt sich, wie eine Schwester prüfen sollte, ob sie wegen eines Mannes ihr Amt aufgeben will? Sie war also zu Heimlichkeiten gezwungen, die ihr, kamen sie heraus, übelgenommen wurden.[111]

Selbstverleugnung, Glaube an eine große Aufgabe, Kindlichkeit und gefühlsmäßige Bindungen an die Eltern und Schwestern sind Hilfen, den harten Alltag auszuhalten.[112] Frau Fliedner schreibt an Frau Focke, daß die Pflegerinnen von morgens fünf Uhr bis zum späten Abend auf den Füßen seien. Sie werden ermahnt, nicht zuviel Zeit für ihre eigenen Bedürfnisse zu verwenden:

---

108 Sticker 1963: 163.
109 Vgl. Sticker 1963: 164.
110 Brief von T. Fliedner an L. Münster vom 14.9.1832, zitiert in Sticker 1963: 51.
111 Vgl. Sticker 1963: 267f.
112 Vgl. Prelinger, in: Joeres 1985: 272.

»Denn sie müssen als Dienerinnen Jesu Christi alles versuchen, was zu dem Besten des Spitals und der Kranken nötig ist. Ruhen daher die Hände der Schwestern, so mögen ihre Augen suchen, wo etwas verbessert oder etwas verhindert möge werden; sie rufen dabei den Herrn an, daß er ihnen das Verständnis möge öffnen.«[113]

Es stellt sich die Frage, warum in die Kaiserswerther »Familie« nur »Töchter« aufgenommen werden, denn Fliedner vertritt nicht die gängige Auffassung seiner Zeitgenossen, daß Krankenpflege eine Frauentätigkeit sei. In Duisburg gründet er eine Schule für Krankenwärter.[114] Ein Grund für die Begrenzung auf Frauen in Kaiserswerth mag Fliedners Interesse sein, das alte Diakonissenamt wiederaufleben zu lassen. Ein weiterer Grund kann darin liegen, daß dadurch seine uneingeschränkte Position, die er in seinem Werbebrief an seine Frau vertritt, eher unangefochten bleibt. Aufgrund ihrer Erziehung würden sich »Söhne« vielleicht eher gegen die geforderte Kindlichkeit wehren.

Sich allein als Frau der Krankenpflege zu widmen, setzt ein sehr starkes Selbstbewußtsein voraus und gelingt nur mit viel Widerstandskraft – auch da, wo die Arbeit als christliche Liebestätigkeit durchgeführt wird. Ein Beispiel dafür ist das Erleben Amalie Sievekings, die 1832 einen »weiblichen Verein für Armen- und Krankenpflege« gründet. Sie versteht ihre Tätigkeit als Berufung und muß erleben, daß sie stark kritisiert wird – auch von Christen.[115]

Diesem Kampf können oder wollen sich viele nicht aussetzen, und so ist das Werk Fliedners für sie eine gute Möglichkeit, Krankenpflege im Schutze eines Mutterhauses, aber auch in der Abhängigkeit von ihm, durchzuführen.

Im Sinne der Wiederbelebung des alten Diakonissenamtes beginnt die neuzeitliche Krankenpflege nicht als bezahlte Berufstätigkeit, sondern als christliche Liebestätigkeit. Die Rahmenbedingungen, die dafür geschaffen werden, lassen ein Wirken selbständiger und selbstbewußter Frauen nicht zu. Die vorliegenden Ausführungen machen deutlich, daß die im Mutterhaussystem lebenden Frauen durch die bewußte Unterbindung von Lob und durch Hinweise auf ihre Schwächen kleingehalten werden. Unter diesen Umständen ist es nahezu unmöglich, daß sich ein krankenpflegerisches Selbstverständnis entwickeln kann. Unterordnung und Hilfstätigkeiten haben sich mit einer dienenden Haltung weitertradiert. Eine falsch verstandene christlich begründete Diensthaltung und eine Überbetonung der Zuwendung zum Nächsten sowie die Vernachlässigung der Bedürfnisse der eigenen Person gelten als vorbildliche Haltungen. »Liebe Dei-

---

113 Fliedner, Aufzeichnungen, zitiert in Sticker 1963: 164.

114 Allerdings ist er der Meinung, daß die Pflege »... von weiblichen Herzen und Händen am geschicktesten, am sorgsamsten und liebevollsten geübt ... wird.« Sticker 1960: 338.

115 Vgl. Sticker 1960: 176f.

nen Nächsten« wird zur Norm, der zweite Teil dieses Bibelwortes »wie Dich selbst« gerät in seiner Bedeutung in Vergessenheit.[116]

### 1.3.3 Die gottgewollte Ordnung[117]

**Kompetenzen in der Diakonissenanstalt**

Bei der Gründung der Diakonissenanstalt greift Fliedner nicht nur Anregungen seiner Zeit auf, sondern verhält sich auch entsprechend der Tradition seiner Zeit: Frauen beginnen mit der karitativen Arbeit und sind damit dem Mann verpflichtet.

**Vorsteher, Inspektor und Vorsteherin**

Für die verschiedenen Aufgabenbereiche und Kompetenzen des Vorstehers, des Inspektors, der Vorsteherin und der Pflegerinnen in der Diakonissenanstalt gibt es Beschreibungen: Fliedner ist derjenige, dem die letzte Entscheidung zusteht. Er vertritt auch die Diakonissenanstalt nach außen und führt die Verhandlungen mit den Behörden. Er ist für die Seelsorge der Schwestern zuständig und an deren Ausbildung beteiligt:

>»Die treibende Kraft in der Pflegerinnenanstalt war nach außen allein Fliedner. Er leitete die Konferenzen; er setzte die Ordnungen auf und machte sie kund; er hatte alle Fäden in seiner Hand; er bemerkte, er wies nach, er rügte ... Sie (F. Fliedner, *J.T.*) aber sollte die Ordnungen füllen. Und sie füllte sie mit Liebe«.[118]

Die Ämter des Vorstehers und des Inspektors sind nicht näher beschrieben. Zu Fliedners Lebenszeit werden sie beide von ihm selbst verkörpert, von daher erübrigt sich für ihn eine genaue Beschreibung. Er fühlt sich für alles zuständig,

---

116 Damit wird eine Persönlichkeit mit einem Helfersyndrom gefordert. Darunter versteht Schmidbauer (1977) eine Person, die durch Hilfestellungen anderen gegenüber die eigene Hilflosigkeit abwehrt. In helfenden Berufen finden sich seiner Meinung nach besonders viele Menschen mit einem solchen Persönlichkeitsmerkmal. Schmidbauer führt das darauf zurück, daß in diesen Berufen die Persönlichkeit das wichtigste Instrument sei, und ihre Grenzen somit die Grenzen ihres Handelns seien. Ein Weg zur positiven Veränderung ist die liebende Annahme seiner selbst und der Austausch mit anderen.

117 Fliedner (in Sticker 1960: 245) begründet seine Hierarchie als von Gott gewollt in der Hausordnung: »S. 1 § 1 Da Gott ein Gott der Ordnung ist, so hat er in seinem Wort geboten, alles ehrlich und ordentlich zugehen zu lassen. Jede Verbindung der Menschen zu einem gemeinsamen Zweck, die ihm wohlgefallen und seiner segnenden Gnade teilhaftig werden soll, muß daher Ordnung unter sich herrschen lassen. Jedes einzelne Glied des Ganzen muß demnach an seinem Ort und in seiner Stelle das sein und unweigerlich tun, was für den Zweck und das Bestehen des Ganzen für heilsam und nötig erachtet wird.«

118 Sticker 1963: 105.

muß über alles informiert werden und trifft die Entscheidungen. Das Doppelamt von Fliedner ist nach Meinung seiner Frau der Grund für viele Schwierigkeiten. Friederike Fliedner ist den Pflegerinnen direkt vorgesetzt, sie wiederum ist Fliedner als letztem Verantwortlichen verpflichtet.

So sehr Fliedner zwischen den einzelnen Ämtern unterscheidet und bemüht ist, Kompetenzen zu regeln, so sehr vermischt er verschiedene Aufgabenbereiche in seiner Person. Das ergibt sich aus seinem Ansatz, das Werk nach dem Familienmodell zu führen. Von daher kommt auch Friederike Fliedner selbst in den Bereichen, wo sie die Fachkompetenz hat, nicht die nötige Eigenständigkeit zu.

Das Amt der Vorsteherin ist sehr ausführlich auch in seiner Stellung zum Vorsteher, Inspektor, zur Schwesternschaft und zum Hauspersonal beschrieben. Zu ihren Aufgaben gehört, daß sie fehlende Hauswirtschaftssachen dem Vorstand meldet oder in seinem Auftrag kauft, Rechnungen an den Kassenführer einreicht und sich auszahlen läßt. Sie muß die Pflegerinnen beaufsichtigen und anleiten. Sie überwacht die Hausordnung und die Kleidung der Schwestern, pünktliches Essen und Schlafengehen. Sie hat auf Überforderung zu achten und muß sie, wenn sie eingetreten ist, dem Vorsteher melden. Mit dem Vorsteher gemeinsam stellt sie die Pflegerinnen an.[119]

In den Instruktionen für die Vorsteherin schreibt Fliedner:

»§ 12 Die Vorsteherin (Mutter), die der Direktion des Diakonissenvereins und zunächst dem Inspektor untergeordnet ist, hat der inneren Verwaltung der Diakonissenanstalt vorzustehen und über die Befolgung der Haus- und Tagesordnung und der übrigen Vorschriften der Direktion, des Arztes usw. zu wachen. Sie ist die nächste Vorgesetzte aller Diakonissen, hat daher die Probediakonissen während der Probe- und Unterrichtszeit zu ihren Verrichtungen anzuleiten, die anderen Diakonissen in ihrem Beruf zu beaufsichtigen und als mütterliche Freundin und Ratgeberin sie zu ermuntern, zu trösten, zu warnen. Überhaupt hat sie mit unparteilicher Liebe alle zu umfassen und dahin zu wirken, daß jedes Glied der Anstalt in Einigkeit und pünktlichem, willigem Gehorsam harmonisch zum Wohl des Ganzen wie seiner selbst wirke. Sie hat in allem Guten, auch in jeder Arbeit, wenn es nottut, den Diakonissen voranzugehen und über alle anderen Hausgenossen, als Mägde, Wärter usw., die Aufsicht zu führen.«[120]

Die Stellung der Vorsteherin zum Inspektor ist in der Hausordnung geregelt. So wie die Pflegerinnen selbst in den persönlichen Alltagsverrichtungen, die

119 Vgl. Sticker 1963: 137ff.
120 Fliedner 1837: § 12, S. 9.

normalerweise in die Privatsphäre eines erwachsenen Menschen gehören, von der Vorsteherin abhängig sind, so ist sie es in ihrem Amt vom Vorsteher und Inspektor. Sie ist ihm untergeordnet, hat ihm über ihr Amt Rechenschaft zu geben, so oft er es nötig findet und hat seinen Anordnungen willigen und pünktlichen Gehorsam zu leisten. Sie muß sich von ihm ermahnen und nötigenfalls auch warnen und zurechtweisen lassen. Zu ihren Aufgaben gehört es, dem Inspektor Vorschläge zu machen über die Aussendung von Pflegerinnen und ihm zu helfen, die Anmeldungen zur Aufnahme der Aspirantinnen zu prüfen. Sie muß ihm über den Haushalt der Anstalt, über die Diakonissen und den Stand der Krankenpflege berichten. Wenn ihre eigenen Aufgaben es zulassen, soll sie ihm bei der Korrespondenz und bei anderen Arbeiten helfen.[121]

Frau Fliedner ist nicht einverstanden mit dieser Dienstanweisung für ihr Amt und fügt ihnen Anmerkungen zu. Sie kann einige Punkte beeinflussen, nicht aber die ihr mißfallende grundsätzliche Struktur des Amtes, das sie ausfüllen muß. Sticker kommentiert:

»Nach dieser Dienstanweisung ist das Amt der Vorsteherin im Grund nur ein Mittleramt zwischen dem Vereinsvorstand, vertreten in der Person des Direktors, das ist Fliedner, und der Ausbildungsanstalt, vertreten in den Pflegerinnen. Da diese Anstalt ein Werkzeug des Vereins ist, der von ihr gelernte Pflegerinnen zur Weiterverwendung benötigt, erwartet der Vorstand, daß er ständig über alles auf dem laufenden gehalten wird. So hat Fliedner nach dem Vorbild der Staatsverfassungen ein System von Vorgesetzten und Untergebenen entworfen: Vorsteher – Vorsteherin – Aufseherin – Pflegerin, in dem der Gehorsam des Untergebenen die Hauptrolle spielt und nicht die eigene Verantwortlichkeit. Darin war letztlich Frau Fliedners Not begründet. Vor ihr stand als Urbild nicht die Staatsverfassung, sondern die aus evangelischem Geist lebende Gemeinde, wo einer den andern in Liebe und Fürbitte trägt. Nach Fliedners Anweisung aber mußte sie als Vorsteherin pflichtschuldigst nach oben weitergeben, was, von einer vita communis aus gesehen, innerhalb dieser selbst geordnet werden müßte. Der Anstalt, das ist der Schwesternschaft, gestand Fliedner kein Eigenleben zu. Den genossenschaftlichen Ansatz ... nahm er zurück.«[122]

Fliedner, der die Meinung vertritt, die Diakonissenanstalt habe als »Werk der göttlichen Vorsehung und als Pflegling christlicher Menschenliebe« die besondere Pflicht, ein Bild der Ordnung Gottes zu sein, verlangt die Einhaltung seiner in der Hausordnung festgelegten Gesetze:

---

121 Vgl. Sticker 1963: 346.
122 Sticker 1963: 144.

»Jede Diakonisse, die die Pflichten ihres Amts mit dem Wohlgefallen des Herrn zur Zufriedenheit der Direktion und zum Heil des leidenden Nächsten erfüllen will, muß daher, von der Liebe Christi regiert, sich selbst ein Gesetz sein und der Nachhilfe der äußeren Gesetze immer weniger bedürfen. Deshalb sind auch die meisten der hier unten folgenden Gesetze nicht für die Ordnungsliebenden gegeben, sondern gegen die etwa Unordentlichen, um sie zur Ordnung zu bringen; nicht für die eigene innere demütige Gesetzmäßigkeit, sondern gegen die selbstsüchtige Willkür und gegen den Mißbrauch des vollkommenen Gesetzes der Freiheit.«[123]

Trotz ihrer Ablehnung befolgt Friederike Fliedner die vorgegebene Ordnung und begründet ihren Gehorsam damit, daß noch niemand anderes da sei und daß sie die vom Herrn berufene Gehilfin ihres Mannes sei, die ihm in allen seinen Berufspflichten, wo er sie gebrauchen könne, in des Herrn Namen helfen dürfe und müsse.[124]

Die Vorsteherin ist den Diakonissen nächste Vorgesetzte und soll ihnen mit Mutterliebe und Mutterernst begegnen. Außerdem soll sie als mütterliche Freundin deren Vertrauen gewinnen. Dem christlichen Anliegen entsprechend soll sie dazu beitragen, daß die Diakonissen wachsen können in der Selbsterkenntnis, dem Glauben und in der Liebe. Sie ist nicht nur die Vorsteherin der Diakonissen, sondern ihr obliegt auch die Ausbildung zur Krankenpflegerin und die Aufsicht über die Krankenpflege, sowie die Aufsicht über das Dienstpersonal.[125]

Bei der Fülle der Aufgaben ist es undenkbar, daß sie von einer Person durchgeführt werden können. Fliedner hat von vornherein vorgesehen, daß die Vorsteherin Arbeitsbereiche an sogenannte Aufseherinnen delegieren kann.[126]

## Zusammenarbeit Pflegende und Arzt

Der Arzt kann die Pflegenden nicht ohne Einbeziehung der Vorsteherin für Aufgaben einsetzen. Vorgesetzter ist nicht er, sondern die Vorsteherin oder der Vorsteher. Anders ist das bei den ärztlichen Verordnungen. In der Hausordnung wurde festgelegt:

»§ 19 Die Diakonissen haben bei der leiblichen Krankenpflege in der Diakonissenanstalt die Vorschriften des Hausarztes in Bezug auf Verbinden, Pflegen, Diät des Kranken usw. pünktlich und ohne Widerrede

---

123 Fliedner 1837: § 1, S. 1.
124 Vgl. Sticker 1960: 144f.
125 Vgl. Sticker 1960: 340ff.
126 Vgl. Sticker 1963: 143ff.

zu befolgen, sich dieselben, wenn es nötig, in ihr Schreibtäfelchen zu notieren und ihm täglich über den Zustand der ihnen anvertrauten Kranken treu zu berichten.

§ 20 Sie dürfen keine ihnen bekannten oder empfohlenen Hausmittel bei den Kranken ohne Wissen und Erlaubnis des Arztes gebrauchen und dabei stets mit der Vorsicht, daß das Zutrauen der Kranken zu dem Arzt dadurch nicht leide, wie sie denn überhaupt dies Zutrauen bei den Kranken möglichst zu befördern suchen müssen.

§ 21 Sie haben sich gegen den Arzt stets eines ernsten und würdevollen Betragens zu befleißigen, mit ihm sich in der Regel nur über ihre Berufsgeschäfte zu unterhalten und nicht in unnütze und unschickliche Plaudereien einzulassen.

§ 22 Bei den Vorlesungen, die er ihnen hält, haben sie sich das Wichtigste schriftlich zu notieren, wenn auch erst nach dem Vortrag.«[127]

Von Beginn an gab es das Problem der Abgrenzung der pflegerischen und ärztlichen Tätigkeiten. Fliedner weist ausdrücklich darauf hin, daß Kenntnisse und Erfahrungen außerhalb der gewöhnlichen Tätigkeiten nur von der Schwester angewandt werden dürfen, wenn die betroffene Schwester fest davon überzeugt sein kann, daß sie dadurch nützen wird, und wenn augenblickliche Hilfe nötig ist, die nur sie geben kann.

### Zusammenarbeit Pflegende und Seelsorger

Fliedner trennt streng den Aufgabenbereich von Arzt und Seelsorger. Die Diakonissen als Krankenpflegerinnen verbinden diese Aufgabe und bringen durch ihr Tun die Einheit von Leib und Seele zum Ausdruck:

»§ 23 Sie haben, sobald der Kranke es wünscht, dafür zu sorgen, daß ein Seelsorger gerufen werde. Sie haben den evangelischen Kranken, wenn diese es wünschen und es paßlich ist, nach Anleitung ihres Seelsorgers aus der Heiligen Schrift und andern mit dieser übereinstimmenden Erbauungsschriften vorzulesen und mit ihnen zu beten, auch auf Verlangen des Seelsorgers ihm über den Seelenzustand des Kranken zu berichten.«[128]

Das Dilemma der Krankenpflege in einem solchen System ergibt sich aus dem oben Beschriebenen: ihr wird von Fliedner kein eigenständiger Bereich zugeordnet. Die Aufgabe der Pflegerinnen besteht im Zu- und Wegarbeiten ärztlicher und seelsorgerlicher Aufgaben. Die Mittlerfunktion der pflegerischen

---

127 Fliedner 1837: §§ 19-22, S. 11f.
128 Fliedner 1837: § 23, S. 12.

Leiterin, der Vorsteherin, spiegelt sich im Tätigkeitsbereich der Pflegerinnen wider. Sie sollen Leib und Seele, d.h. Aufgaben des Arztes und des Seelsorgers, verbinden.

Um in einem solchen System funktionieren zu können und den Ablauf nicht zu stören, ist ein bedingungsloser Gehorsam Voraussetzung, wie Fliedner ihn immer wieder fordert und christlich begründet. Nur immer für andere dasein: für die Kranken, für den Arzt, für den Seelsorger, geht auf Kosten der Selbständigkeit eines Menschen und macht verständlich, daß auch jemand wie die Vorsteherin da sein muß, der die persönlichen Belange wie Essen, Schlafengehen und Kleidung erwachsener Frauen überwacht.

### 1.3.4 »Auch in der Ferne bleiben sie mit dem Mutterhaus verbunden«

**Aussendung in andere Häuser**

Aufgrund seiner missionarischen Einstellung sieht Theodor Fliedner das Krankenhaus in Kaiserswerth nicht in erster Linie als Versorgungsstätte für die Kranken der Umgebung an, sondern es ist Ausbildungsort für Diakonissen, die gute Krankenpflege in Krankenhäusern oder Privathaushalten anderer Städte praktizieren sollen. Diese Idee Fliedners wird sehr schnell mit großem Erfolg realisiert. Bereits nach 50 Jahren, zwei Jahre nach seinem Tod, gehören zum Kaiserswerther Mutterhaus 715 Schwestern. Die Pflegediakonissen unter ihnen arbeiten in 126 Arbeitsfeldern, darunter sind 54 Krankenhäuser im In- und Ausland.[129]

Die meisten Schwestern werden »ausgesandt«. Fliedners Prinzip bei dieser Aussendungspraxis ist, immer mindestens zwei Schwestern in ein auswärtiges Arbeitsfeld zu schicken. Sie werden dafür von den »Eltern« ausgesucht. Es gibt kein Mitspracherecht oder die Berücksichtigung von Wünschen. Die Diakonissen sind somit bei der Wahl ihrer Tätigkeiten nie einer Entscheidungssituation ausgesetzt, sondern haben die Anordnung der »Eltern« als Gottes Wille zu akzeptieren. Zweifel an der Fähigkeit, eine zu schwer erscheinende Aufgabe zu übernehmen, hat es nicht zu geben. Fliedner vertritt die Auffassung, daß derjenige, der im Dienst des Herrn steht, auch die nötige Kraft dazu bekomme.[130] Es kommt vor, daß eine Schwester am Abend die Anweisung bekommt, ihren Koffer zu packen, um am nächsten Tag in einer anderen Stadt für unbestimmte Zeit

---

129 Vgl. Kruse 1987: 39.

130 Zwar räumt Fliedner ein, daß der Dienst schwer sei, welche Diakonisse aber konnte das zugeben, wenn sie dadurch als zu wenig gläubig angesehen wurde? Während ihrer Tätigkeit in unterschiedlichen Mutterhäusern von 1964-1984 hat die Verfasserin noch erlebt, daß Diakonissen zu der Übernahme ihnen zu schwer erscheinender Aufgaben mit Argumentationen dieser Art überredet wurden.

eine Arbeit anzutreten. Das Recht dazu ist in den Aufnahmebedingungen vertraglich festgelegt.[131]

Durch das Sendungsprinzip kommt dem Hausvorstand eine große Macht zu. Der Diakonieforscher Philippi ist zu dem Ergebnis gekommen, daß durch die Umstellung von einer ursprünglich vorgesehenen Gehaltsregelung auf ein »Taschengeld« das Gewicht, daß der Hausvorstand durch das Sendungsprinzip bereits hat, noch verstärkt wird.[132]

Das auswärtige Arbeitsverhältnis wird durch einen Gestellungsvertrag geregelt. Dabei bleibt das Mutterhaus als »mütterliche Erzieherin« und als Versorgungsmöglichkeit bei Krankheit und Alter bestehen:

Der Abstand von der »mütterlichen Erzieherin« ermöglicht den Schwestern mehr Selbständigkeit. Auf die innere Bindung zum Mutterhaus wird jedoch viel Wert gelegt:

»§ 12 Auch in der Ferne, liebe Schwester, bleiben Sie mit dem Mutterhaus und der Direktion desselben innigst verbunden. Gedenken Sie unser und der Schwestern daher in Ihrer Fürbitte und erfreuen Sie uns öfters durch Nachrichten von Ihnen. Der Vorsteherin schreiben Sie über Ihre Bedürfnisse, welche das Gehalt Ihnen monatlich oder vierteljährlich, wie Sie es wünschen, zusenden wird. Aber schreiben Sie ihr auch vertrauensvoll über ihre andern Verhältnisse, da sie so gern ferner Muttertreue an Ihnen üben möchte. Dem Inspektor senden Sie wenigstens alle Vierteljahr Bericht über Ihre ganze Stellung, Pflege und übrigen Verhältnisse. Wollen Sie ihm als ihrem alten Seelsorger auch ... über die Erfahrungen des innern Lebens bisweilen etwas mitteilen, so wird er dies als einen erfreulichen Beweis herzlichen Vertrauens zu ihm ansehen und gibt ihnen noch ausdrücklich die Versicherung, daß er von Ihrem Vertrauen keinen Mißbrauch machen wird.«[133]

Durch die Aussendung der Diakonissen ist eine Verbesserung der Krankenpflege beabsichtigt, die vertraglich festgelegt wird:

»Die von Fliedner aufgesetzten Verträge bedeuteten für den Vertragspartner, die entsprechende Krankenhausverwaltung, jedoch nicht nur die

131 Vgl. Sticker 1963: 361.

132 Vgl. Philippi, in: Müller/Krause 1981: 638. Nach Sticker kann bei Fliedner noch durchaus von einem Gehalt geredet werden. Sie vergleicht das Einkommen der Schwestern u.a. mit dem eines Lehrers, der vom gleichen Geld eine Familie ernähren muß. Trotzdem liegt der Vergleich zum Taschengeld nahe, denn die Schwestern bekommen vom Geld nur ca. ein Drittel zur freien Verfügung, den Rest verrechnet die Diakonissenanstalt für die Lebenshaltung. Außerdem bezieht sich der Begriff »Gehalt« auf eine Berufstätigkeit, von der hier noch nicht die Rede sein kann.

133 Fliedner, Handschriftliche Instruktionen für die geliebte Schwester Helene Osthoff..., 1839, zitiert in Sticker (1960: 287)

Übernahme ausgebildeter Kaiserswerther Pflegerinnen, sondern zugleich die Übernahme einer auf neuzeitlichen Grundsätzen aufgebauten Krankenpflege und damit die Umstellung des ganzen Krankenhauses ... Jede Diakonisse, die eine auswärtige Arbeit übernahm, sollte sich als Pionier der neuzeitlichen Krankenpflege und der Frauenberufsarbeit bewähren.«[134]

Über die Zusicherungen der auswärtigen Arbeitgeber, die Schwestern gut zu behandeln und die Krankenpflege zu verbessern, werden genaue Absprachen getroffen. Diese beziehen sich auf den Lebensraum der Diakonissen, ihren Gottesdienstbesuch, auf die Bezahlung, Umgang mit Geschenken, auf die Kleidung, das Rückrufrecht, die Stellenbeschreibung, Kündigungsregelung und das Verhältnis zu Kaiserswerth. Im Krankenhaus werden die Bedingungen geregelt bezüglich der Besuchszeit, die Seelsorge, Trennung von weiblichen und männlichen Kranken, Anstellung von Mägden und Wärtern.[135]

Fliedner schließt die Verträge, um »unersprießliche Reibungen« nicht entstehen zu lassen und die Verwalter nicht in Versuchung zu führen, die Schwestern wie Mägde zu behandeln.[136] Trotzdem kommt es vor, daß die ausgesandten Schwestern von den Krankenhausträgern auch die groben Hausarbeiten übertragen bekommen. Fliedner wehrt sich zwar dagegen, jedoch kann es Jahre dauern, bis er sich durchsetzt.[137]

Die Schwestern werden nicht nur auf die Inhalte dieser Verträge hingewiesen, sondern auch über deren Sinn und über ihre Rechte aufgeklärt. Als beste Instruktion empfiehlt Fliedner ihnen das Gebet:

»Die Instruktionen, die wir Ihnen geben, sind nur schwache Fingerzeige und Stützen für Ihre jetzige neue Berufstätigkeit, wenn nicht der Heilige Geist sie Ihnen lebendig macht und in Ihr Herz schreibt. Aber unter seinem Segen können Sie sie leiten und stärken auf dem guten Weg.«[138]

Die Verbesserung der Krankenpflege geht nicht ohne Kampf ab. Starrsinn, Eitelkeit, Gehässigkeit oder auch nur Unverständnis der Krankenhausvorstände verhindern einen geordneten Krankenhausbetrieb. Es gibt Situationen, wo Fliedner erst mit Vertragskündigung drohen muß, bevor seine Bedingungen ein-

---

134 Sticker 1960: 37.

135 Vgl. Sticker 1960: 282ff.

136 Vgl. Sticker 1960: 306.

137 Vgl. Sticker 1963: 186 und 306.

138 Fliedner 1839, zitiert bei Sticker 1960: 284.

gehalten werden und somit eine Verbesserung nach dem Kaiserswerther Beispiel möglich wird.[139]

Eine Instruktion bezieht sich auf den sittlichen Schutz, denn Fliedner sieht die Gefahr, daß die Schwestern den Kranken, Angehörigen und Ärzten schutzlos preisgegeben sind. Für den Fall, daß die Schwestern belästigt würden, gibt Fliedner ihnen folgende Anweisungen:

>»Wenn ein Familien- oder Hausgenosse oder eine andere mit der Familie in Verbindung stehende Person sich gegen Sie unanständige Freiheiten erlauben, Sie küssen wollte und dergleichen mehr oder Ihnen gar unsittliche Anträge machen ... so ist es heilige Pflicht für Sie ...«[140]

zu drohen, das Haus zu verlassen, der Vorsteherin und dem Inspektor Kenntnis zu geben, auch u.U. dem ortsansässigen Seelsorger. Notfalls soll die Drohung ausgeführt werden.

Wieweit das überfürsorglich ist, läßt sich nicht feststellen. Die Notwendigkeit, Schutz zu geben, wird 60 Jahre später von Zimmer, dem Begründer des evangelischen Diakonievereins, nicht gesehen:

>»Eine Frage, die uns öfters theoretisch gestellt worden ist, ist praktisch niemals an uns herangetreten, nämlich die Frage nach dem Schutz der Schwestern in Bezug auf etwaige Verletzungen ihres weiblichen Schamgefühls in der Pflegediakonie. Gebildete Frauen wissen am besten selbst, was sich schickt; dafür brauchen ihnen keine Verordnungen gegeben zu werden. Und ein Arzt, dem man die Leitung eines großen Krankenhauses anvertraut, wird ebenfalls wissen, was sich schickt. Im übrigen sind Liebesthätigkeit und Prüderie zwei Dinge, die sich ausschließen.«[141]

Zimmers Erfahrungen können mit der größeren Selbständigkeit und Bildung zusammenhängen, die Schwestern des Diakonievereins in der Regel haben. Eine andere Möglichkeit erscheint jedoch wahrscheinlicher: daß Fliedner in dieser Beziehung überängstlich ist, wie es bei vielen »Vätern« vorkommt.

Das Konzept Fliedners, die Diakonissen zur Verbreitung einer besseren Krankenpflege in Krankenhäusern fremder Städte und in die Hauskrankenpflege zu senden und dieses vertraglich abzusichern, hat zu der damaligen Zeit mit zu einer Verbesserung der Krankenpflege beigetragen. Der Abschluß von Gestellungsverträgen, der damals seine Berechtigung hatte, wird jedoch in Mutterhaussystemen auch heute noch praktiziert. So kann es vorkommen, daß bei

---

139 Vgl. Sticker 1960: 37. Wie die Krankenpflege in Kaiserswerth aussieht, ist im Abschnitt 2.3.5 beschrieben.

140 Fliedner 1839, zitiert bei Sticker 1960: 285.

141 Zimmer 1897: 78.

Unzufriedenheit über eine Schwester der Arbeitgeber sich über deren Kopf hinweg an das Mutterhaus wendet. Eine Praxis, die einer Entmündigung der Schwestern gleichkommt.[142]

### 1.3.5 »Eine Krankenpflegerin kann nicht zu viel lernen«

**Krankenpflegeausbildung**

Bevor Fliedner in seiner Diakonissenanstalt mit der Ausbildung von Pflegerinnen beginnt, gibt es bereits in Deutschland verschiedene Ansätze, Krankenpflege zu lehren. Initiatoren waren Ärzte, die die Bedeutung der Pflege erkannt haben. Dies wurde notwendig durch die Verlagerung der Pflege aus dem häuslichen Bereich in Krankenhäuser. Mit Krankenwartung allein konnte den Anforderungen der Medizin nicht entsprochen werden.

Aus Briefen, Aufzeichnungen und Instruktionen Fliedners oder seiner Frau ist erkennbar, was zu den Tätigkeiten der Pflegerinnen in den Anfängen der Krankenpflege gehört. Zu dem, was sie lernen müssen, gehört Schröpfen, Aderlassen, Blutegelsetzen, die Körperpflege, die die Kranken nicht mehr selbst verrichten können, wie Kämmen, Waschen, Nägelschneiden, Kleiderpflege, Bettenmachen. Außerdem müssen sie für die Beseitigung der Ungeziefer sorgen. Die Pflege der Umgebung gehört ebenso dazu wie Bettenreinigen und Reinigung des Geschirrs. Bei den Frauen führen die Pflegerinnen die Arbeit selbst aus, bei den Männern beaufsichtigen sie die Wärter. Nach Genehmigung durch die Pflegedienstleitung, der Vorsteherin, helfen sie dem Arzt beim Operieren oder bei der Leichenöffnung.[143]

Zur Gründungszeit der Diakonissenanstalt greift Fliedner auf Erfahrungen in der Ausbildung von Krankenschwestern in den katholischen Orden und in großen Krankenhäusern zurück. Lehrbücher zur Krankenpflege, die von Ärzten geschrieben wurden, benutzt Fliedner für den Unterricht.

Aus einem Heft mit handschriftlichen Aufzeichnungen aus dem Unterricht ist zu entnehmen, wie »Krankenpflege« definiert ist:

> »Krankenpflege, Krankenwartung ist Darreichung aller der Hilfen, Erleichterungen und Dienstleistungen, deren der erkrankte Leib des Menschen bedarf; Vollziehung und Bewachung aller der Vorschriften, die der Arzt für die Heilung verordnet und zweckmäßige Befriedigung aller

---

142 Während der Berufstätigkeit als Leiterin einer Schwesternschaft hat die Verfasserin wiederholt erlebt, daß sich Pfarrer und Presbyter von Gemeinden wegen Unstimmigkeiten mit ihrer Gemeindeschwester, die im Gestellungsvertrag arbeitete, an das Mutterhaus wandten, um über die Schwierigkeiten mit der betreffenden Schwester zu reden.

143 Vgl. Sticker 1960: 279f.

derjenigen Bedürfnisse, die zur Genesung des Leidenden beitragen können.«[144]

Ausgehend von dieser Definition soll der Unterricht auch theoretisch durchgeführt werden. Damit unterscheidet er sich von dem der Barmherzigen Schwestern, die keinen theoretischen Unterricht durchführen, und von dem der städtischen Krankenhäuser, in denen die praktische Anleitung auf der Station fehlt und kaum Unterricht erteilt wird.

Im theoretischen Unterricht in Kaiserswerth werden Regeln und Verfahrensweisen gelernt,»in der Krankenstube« werden diese unter Anleitung erfahrener Pflegerinnen eingeübt. Der theoretische Unterricht wird unterteilt in:
– Vorbereitende Kenntnisse, d.h. Definitionen von Namen und Begriffen; Grundlage der Anatomie;
– Gegenstände der Krankenpflege, dazu gehören: Eigenschaften einer guten Krankenpflegerin, die Krankenstube, das Krankenbett, Sorge für die Reinlichkeit des Kranken, Ruhe, Schlaf und Bewegung, natürliche Ausleerung des Kranken; Genesung, Pflege Sterbender und Sorge für die Leichen, Sorge für die eigene Gesundheit;
– aus der Arzneikunde geschöpfte Kenntnisse, dabei geht es um Verabreichung der Medikamente sowie Wissen über verschiedene Formen und das erforderliche Verhalten bei besonderen Wirkungen der Arzneien.[145]

Zu den Zielen des Unterrichts gehören, daß die Pflegerinnen chirurgische Fähigkeiten und Pflegekenntnisse erwerben und daß sie sich Kenntnisse in Handarbeiten, u.a. zur Beschäftigungstherapie für die Kranken, aneignen. Sie werden in elementaren Schulkenntnissen unterrichtet, und es wird Wert auf Betragen gelegt.[146] Diese theoretische Unterweisung ist für Frauen der damaligen Zeit sehr ungewöhnlich, denn nach Berichten der betroffenen Frauen der frühen Frauenbewegung hört die Mädchenerziehung in der Regel mit der Konfirmation auf.[147]
Der Seelenpflege des Kranken schenkt Fliedner besondere Aufmerksamkeit. Wie unter »Pflichten der Diakonissen« in der Hausordnung nachzulesen ist, muß die geistliche Pflege der leiblichen untergeordnet bleiben mit der Begründung,

»daß sie, wie ihr Amtsname sagt, (die Diakonissen, J.T.) nur Dienerinnen seien, nur Handreichung tun sollen, und haben sich mit aller Vor-

144 Unterrichtsaufzeichnungen, zitiert in Sticker 1960: 271.
145 Vgl. Sticker 1960: 271f.
146 Vgl. Sticker 1960: 279f.
147 Vgl. Otto-Peters, in: Mohrmann 1978: 48.

sicht zu hüten, weder in das Amt des Arztes noch des Seelsorgers über-
greifen«.[148]

Wie eine Krankenpflegerin sein soll, ist in der Hausordnung festgelegt:

»§ 20 ... Wo die Krankenpflege als ein Werk der Liebe für den Herrn
der Barmherzigkeit an den Brüdern getan ... wird, da bringt die Seele,
die sich diesen heiligen Beruf erwählt hat, schon die Grundeigenschaf-
ten ganz von selbst mit ... Aber außer diesen hieraus ganz natürlich ent-
springenden Eigenschaften ... gibt es noch andere, ... die zum Teil ebenfalls geistige, zum Teil auch äußerliche sind und wovon manche erst
durch Erfahrung erlangt oder durch Übung gestärkt oder vervollkommnet werden können. Diese an die Grunderfordernisse der Liebe, der Geduld, der Treue, des rechten Muts sich anreihenden sind nun insbesondere folgende: 1. Aufmerksamkeit sowohl auf die Erscheinungen der
Krankheit und auf das, was in den Kranken vorgeht und nützlich oder
schädlich sein kann, als auch auf die Vorschriften und Verordnungen
des Arztes; hierzu ist nötig Pflege und Übung des Gedächtnisses; 2. Gei-
stesgegenwart bei den verschiedenen, oft unerwarteten Ereignissen, die
vorkommen können; 3. Kaltblütigkeit ohne Härte oder Gleichgültigkeit;
4. Milde im Umgang mit den Kranken, aber ohne Empfindelei und
schädliches Nachgeben oder Fügen in ihre Launen; 5. Heiterkeit im
rechten Sinn und daher ohne Plaudertrieb und Vorlautsein, ohne Verges-
sen des bei dem Krankendienst so nötigen stillen Ernstes; 6. Verschwie-
genheit in Beziehung auf die vom Kranken erfahrenen inneren Zustände
und sonstige bekannt gewordenen Verhältnisse; 7. Wahrhaftigkeit besonders gegen den Arzt; 8. Pünktlichkeit auch in den kleinsten äußerlichen Dingen; 9. Verträglichkeit mit Umgebungen des Kranken oder
andren Krankenpflegerinnen.

Unter den äußerlichen Eigenschaften hat die Pflegerin die körperliche
Kraft überhaupt zu üben; ferner auch einige Sinnesorgane womöglich zu
schärfen; sich Reinlichkeit und Säuberlichkeit anzugewöhnen; endlich
sich auch im leichten Schlafen und Wachen in Übung zu erhalten.«[149]

Vom medizinischen Unterricht in der Krankenpflegeausbildung sind drei
Hefte mit handschriftlichen Angaben überliefert. Sie beginnen in der Einleitung
mit Geist und Zweck des Unterrichts.

»§ 1 Neben der inneren Berufung und Befähigung, die die echte Krankenpflegerin vor allem für ihr Amt mitbringen muß, hat dieselbe zu-

---

148 Fliedner 1837: § 18, S. 11.
149 Handschriftliche Aufzeichnungen aus dem Unterricht, § 20, zitiert in Sticker 1960: 272f.

gleich alles dasjenige zu lernen, was im ärztlichen Sinn für sie nötig ist und sie zu ihrem Wirken vorbereiten kann. Der nächste Zweck unseres Unterrichts ist daher: Mitteilung aller der Kenntnisse, Regeln und Erfahrungen, die die Krankenwartung voraussetzt. Dieser Unterricht soll jedoch sich nicht auf das Allernötigste nur beschränken; er wird sich auch auf einiges Ungewöhnliche erstrecken, das nur indirekt oder in Ausnahmefällen nützlich sein kann und gerade deshalb aber die Ausbildung der Diakonissen vervollkommt. Es muß hier von der Überzeugung ausgegangen werden, daß eine Krankenpflegerin, die ihren schönen Beruf von dem rechten Gesichtspunkt betrachtet, nicht zuviel lernen kann; und daß sie keinen Mißbrauch von dem ihr verliehenen Wissen machen wird, das nach gewöhnlichem Urteil für sie überflüssig sein könnte.«[150]

Es fällt auf, daß Fliedner Wert auf umfangreiches Wissen legt. Jedoch befürchtet er anscheinend, daß die medizinisch Ausgebildeten ihr Wissen als Kurpfuscherinnen ausüben könnten. Er warnt vor der Anwendung medizinischen Halbwissens. Von Anfang an werden die Lernenden an ihre dienende Rolle erinnert:

»§ 1 ... Sie, die stets zu dienen bereit ist, wird sich nie selbstgefällig erheben oder herrschen wollen; sie wird unter stillem bescheidenem Wohltun nur immer streben, sich zu verleugnen und zu überwinden.«[151]

Entsprechend der christlichen Grundlage des Werkes wird selbst in der Einführung zum medizinischen Unterricht auf den Geist hingewiesen:

»§ 2 Der Geist, der unsern Unterricht leiten soll, wird sein ein Geist der Einfalt und des Ernstes, der Liebe und Treue im Kleinen, oft scheinbar Unwichtigem, besonders aber des Glaubens an die Kraft dessen, der in den Schwachen mächtig ist und zu jedem Unternehmen Gedeihen und Segen geben will dem, der demutvoll Ihm ergeben ist.«[152]

Kruse, die die Geschichte der Krankenpflegeausbildung untersucht hat, schreibt:

»Aus den Instruktionen ist zu ersehen, daß auf das Können und die Neigungen der Anzuleitenden Rücksicht genommen werden sollte und daß die Anleitung sich nicht in mündlichen Hinweisen erschöpfen durfte; sie mußte handelnd am Ort des Geschehens geleistet werden. Lehrende und Lernende standen dabei gleichermaßen in der Ernstsituation einer beruflichen Tätigkeit, und nicht in der Spielsituation, wie sie ein Demonstra-

---

150 Handschriftliche Aufzeichnungen aus dem Unterricht, § 1, zitiert in Sticker 1960: 270f.
151 Handschriftliche Unterrichtsaufzeichnungen, § 1, zitiert bei Sticker 1960: 271.
152 Handschriftliche Unterrichtsaufzeichnungen, § 2, zitiert bei Sticker 1960: 271.

tionsraum bildet. Dadurch bleibt die Anleitung an den Bedürfnissen der Praxis orientiert; das gewünschte Sozialverhalten konnte im Vollzug des Handelns mit eingeübt werden.«[153]

Die didaktische Konzeption beruht auf dem Prinzip des Lernens vom Leichten zum Schweren unter Berücksichtigung der Gaben und Kräfte der Pflegerinnen. Im Gegensatz zu diesem Ansatz werden in manchen katholischen Pflegeorden die Novizinnen zur Probe zunächst mit dem Schwierigsten konfrontiert.

Die Verknüpfung von Theorie und Praxis ist sehr positiv zu sehen. Das ist neu an der von Fliedner konzipierten Krankenpflegeausbildung. Diese Verknüpfung und die durchdachte Anleitung vom Leichten zum Schweren ist für die Krankenpflege bis heute nicht selbstverständlich. Fliedners Einfluß geht weit über Kaiserswerth hinaus. Um eine gute Krankenpflege in Deutschland und im Ausland weiterzuverbreiten, werden nicht nur Diakonissen ausgesandt, sondern es kommen auch Frauen, die später an anderen Stellen, auch im Ausland, ein Arbeitsfeld aufbauen wollen.

### 1.3.6 Kritik an Fliedner[154]

Fliedner geht es bei seinem Werk darum, das Diakonissenamt neu zu beleben. Es wird ihm jedoch auch nachgesagt, er sei zum Wegbereiter der modernen Frauenbewegung geworden.[155] Mit der Einrichtung des Mutterhauses leistet er wohl kaum einen Beitrag zur Frauenemanzipation, da die ins Mutterhaus eintretenden Frauen von einer Abhängigkeit in die andere geraten. Zweifellos bietet er unverheirateten Frauen der unteren sozialen Schichten, die oftmals als Mägde gearbeitet haben, durch Bildung und Berufstätigkeit als Diakonisse einen Aufstieg und außerdem einen sozialen Status, der jenem einer verheirateten Frau des bürgerlichen Lebens entspricht.

Zugleich setzt er sich dafür ein, daß Frauen zum Lehrerinnenberuf zugelassen werden. Auch hier geht es ihm nicht um bessere Möglichkeiten für die Frau als Person. Seinen Einsatz begründet er damit, daß die »weibliche Bescheidenheit, Sittsamkeit und Zucht, Reinlichkeits-Liebe, Ordnungs-Sinn und feines Zartgefühl« durch Frauen besser vermittelt werden könne als durch Männer.[156]

Dabei wirbt er für sein Lehrerinnenseminar in Kaiserswerth mit Begriffen, die an die Sprache Froebels, den er bekämpft, angelehnt sind. Daß die zeitge-

---

153 Kruse 1987: 36.

154 Es besteht die Gefahr, historisches Geschehen mit den Maßstäben der heutigen Zeit zu interpretieren. Im Folgenden wird deshalb versucht, vorwiegend Kritiker aus der Zeit Fliedners oder unmittelbar danach zu Wort kommen zu lassen.

155 Frick, in: Galling 1958: 978f.

156 Vgl. Prelinger, in: Joeres 1985: 278.

nössische bürgerliche Frauenbewegung Fliedner gegenüber kritisch eingestellt ist, geht aus ihrer Frauenzeitschrift hervor. Luise Otto-Peters wirft ihm darin vor, er eigne sich das Vokabular der Frauenbewegung an, um diese zu schwächen.[157]

In seiner letzten Amtszeit gelingt es Fliedner, ein weibliches Berufsbild mit seiner ganz eigenen Begrifflichkeit in das bereits bestehende Erscheinungsbild der Ersatzfamilie zu integrieren. Prelinger kommt zu dem Ergebnis:

»Es ist wohl nicht zu übertrieben, im Falle der Institution von Kaiserswerth von einer 'Verbürgerlichung' zu sprechen, von der Usurpation und Neutralisierung vieler Zielsetzungen der revolutionären Frauenbewegung, indem man sich nicht auf die Frauen berief, die der Bewegung tatsächlich als Stütze dienten – viele von ihnen lebten ohnehin im Exil –, sondern auf solche Frauen, die sich in die gewünschte Richtung drängen ließen. Die Unterdrückung der Frauenbewegung ließ konservative Positionen vorerst unangefochten. Die von Kaiserswerth ausgehende Bewegung vermochte es, den Zusammenhang zwischen weiblicher Erfahrung und weiblichem Bewußtsein auf ihre Weise herzustellen. Die Ziele der Frauenbewegung bestanden fortan in einer so ganz gewiß unerwarteten und nicht beabsichtigten Weise.«[158]

Die Sichtweise dieser amerikanischen Frauenforscherin korrigiert in interessanter Weise das in Deutschland traditionell überlieferte Bild Fliedners. Es zeigt sich, daß er trotz seiner fortschrittlichen Erneuerung ein ausgesprochen konservativer Mann ist, dem es vermutlich gar nicht recht wäre, als progressiv gesehen zu werden. Daß er ein konservatives patriarchalisches Familienmodell zur Grundlage seines Werkes macht, ist nicht nur dadurch zu erklären, daß es zeitgemäß zu sein scheint.

Eine heftige Kritikerin dieser Organisationsform ist bereits seine erste Frau Friederike. Sie will nicht, daß er den ursprünglich vorgesehenen genossenschaftlichen Ansatz eines Bundes christlicher Frauen zurücknimmt zugunsten eines Ordnungsgefüges von Vorgesetzten und Untergebenen. Sie bemängelt, daß in diesem System der Gehorsam eine zu große Rolle spiele und nicht die Selbständigkeit mündiger Christen. Insgesamt profitiert das Werk von ihrer kritischen Haltung, von ihrem Einsatz und von ihrer Auseinandersetzung mit ihrem Mann zugunsten von Angelegenheiten, die ihrer Meinung nach von einer Frau besser beurteilt werden können. So stört es sie, daß ihr Mann darauf besteht, über Angelegenheiten informiert zu werden, die ihrer Meinung nach innerhalb der Frauengemeinschaft zu ordnen sind. Ebenso kritisiert sie, daß er die

---

157 Vgl. Prelinger, in: Joeres 1985: 278.
158 Prelinger, in: Joeres 1985: 281.

Pflegerinnen aus seiner männlichen Sicht beurteilt. Einen großen Nachteil sieht sie darin, Krankendienst und Diakonissenamt zu verbinden.[159] Hätte sie sich gegen seine Auffassung durchsetzen können, dann wäre es vermutlich in den nachfolgenden Jahrzehnten nicht zu der starken Abwertung der »weltlichen Schwestern« gekommen. Somit wäre vermutlich den Anfängen einer beruflichen Krankenpflege weit weniger Widerstand entgegengebracht worden.[160]

Einig ist sich das Ehepaar Fliedner darin, daß zu einer Diakonisse die Selbstverleugnung gehört. Friederike Fliedner hat das Streben nach Selbstverleugnung als Richtschnur für ihr Leben erkannt und hält sich daran. Ob es sinnvoll ist, ein aufgrund persönlicher Lebenserfahrung gefundenes Leitmotiv für andere Menschen verpflichtend zu machen, mag bezweifelt werden.

In dieser Haltung verbreitet Fliedner auch das Bild seiner Frau nach deren Tod. Fliedner läßt unter einer Zeichnung von ihr auf dem Totenbett einen ihrer letzten Sätze schreiben: »Selbstverleugnung ist das eine, was not tut«. Dazu schreibt Sticker:

> »Es ist eine unerhörte, unevangelische Aufforderung, das Bild der toten Frau mit eben diesem Zitat ... zu verbreiten und der Nachwelt als verpflichtendes Leitbild der Diakonisse zu überliefern.«[161]

Die Vorliebe Fliedners für eine Organisationsform, bei der es ein »oben« und »unten« gibt, ist auch in seiner politischen Haltung wiederzuerkennen. Er ist Monarchist und bekommt Privilegien durch seinen guten Kontakt zu Friedrich Wilhelm IV. Er wird schließlich Berater des Königs bei der Neugründung von Krankenpflegeschulen.[162] So meint Prelinger, daß Fliedners Erfolg sich auf das etablierte Bündnis von Thron und Altar stützt. Sie hat aus Werbungsbriefen für das Diakonissenamt herausgearbeitet, daß Fliedner an patriotische Gefühle, an berufliche wie gesellschaftliche Nützlichkeit sowie an Häuslichkeit und Familiensinn appelliert.[163]

Sticker vermutet neben dem frühen Tod Friederike Fliedners als weiteren Grund für die hemmende Wirkung des Werkes das Scheitern der Revolution von 1848.[164] Zweifelsohne würden sich freiheitlichere Ideen auch auf ein Werk wie Kaiserswerth auswirken, aber es bleibt festzuhalten, daß Fliedner ein entschiedener Gegner der Revolution ist. Sie ist für ihn ein Ausdruck für Unkulti-

159 Vgl. Sticker, unveröffentlichtes Vortragsmanuskript vom 12.3.85, S. 4
160 Vgl. Sticker 1963: 144 und 162f.
161 Sticker, unveröffentlichtes Vortragsmanuskript vom 12.3.85, S. 4
162 Vgl. Prelinger, in: Joeres 1985: 277.
163 Vgl. Prelinger, in: Joeres 1985: 276ff.
164 Sticker, Patientenorientierte Krankenpflege – eine Tradition?, in: Taubert 1985: 168f.

viertheit und für mangelnde Moral, »wilde Empörung gegen göttliche und menschliche Gesetze.«[165]

Die Forschungen Prelingers zeigen, daß es Fliedners Leitungsstil war zu herrschen. Sie sieht in Fliedners Erziehungskonzeption für Kinder ab zwei Jahren eine Reaktion gegen revolutionäre Strömungen. Bei einer solchen Einstellung ist es verständlich, daß es zu Diskrepanzen zwischen Fliedner und Froebel kommt, zumal Froebel neben seiner prorevolutionären Einstellung gegen Konfessionalismus in der Kindererziehung ist. Liest man Lebensberichte über Fliedner, so fehlt der Aspekt, auf den Prelinger hinweist: Er, als der von der Monarchie Privilegierte, kämpft mit »beißender Ironie« gegen Froebel, dessen Konzeption von eben dieser Regierung verboten wird. Bevor Froebel 1852 als gebrochener Mann stirbt, schreibt Fliedner mit Anspielung auf ihn in sein Liederbuch für Kinder:

>»... daß es, da so viele Kinder im Alter zwischen zwei und sieben Jahren
>stürben, besser sei, sie in dem Wissen um ihren Schöpfer und Erlöser
>auf die Ewigkeit vorzubereiten als mit Liedern von Klötzen, Kugeln und
>Würfeln auf den Lippen.«[166]

Sicher ist diese Abwertung kein Zeichen von Größe. Fliedner ist der Versuchung der Macht erlegen. Die älteren Berichterstattungen von seinem Leben lassen diese Gesichtspunkte aus. In den Instruktionen für die Vorsteherin entwirft Fliedner ein streng hierarchisches System. Nach Sticker spielt dabei der Gehorsam der Untergebenen die Hauptrolle und nicht die eigene Verantwortlichkeit. Friederike Fliedner bereitet es Not, daß ihr dadurch nicht der Platz eingeräumt wird, der aus dem »evangelischen Geist« lebt. Sie nimmt sich die Freiheit, die Arbeit ihres Mannes zwar zu kritisieren, sich gegen ihn durchzusetzen vermag sie jedoch nicht. Sie bekommt keine wesentliche Mitbestimmung an den Strukturen des Werkes zugunsten des vorher vorgesehenen genossenschaftlichen Ansatzes.

Eine zeitgenössische Kritikerin Fliedners ist Florence Nightingale, die Begründerin des neuzeitlichen englischen Krankenpflegewesens. Sie sieht zunächst in der Diakonissenanstalt Kaiserswerth die erste Möglichkeit praktischer Frauenbildung, den ersten Weg zu einem erfüllten Frauenleben außerhalb der Ehe in den verschiedenen Berufen. Sie ist beeindruckt von dem Geist in Kaiserswerth, die pflegerische Versorgung allerdings hält sie bei den Barmherzigen Schwestern für besser.[167] Vierzig Jahre später distanziert sie sich von dem Werk:

---

165 Vgl. Prelinger, in: Joeres 1985: 276ff.
166 Fliedner zit. in Prelinger, in: Joeres 1985: 279
167 Vgl. Sticker 1960: 44.

»Daß Kaiserswerth mich ausgebildet hätte, kommt gar nicht in Frage. Mit der Pflege dort war nichts los (nil), die Hygiene war entsetzlich (horrible); das Krankenhaus war bestimmt der übelste (woerst) Teil von Kaiserswerth.«[168]

Zunächst jedoch läßt sie sich von dem Werk inspirieren, um dann notwendige weiterführende Schritte einzuleiten:

»Den zweiten großen Schritt aber tat sie selbst, und hier scheiden sich Diakonissenkrankenpflege und das System der Nightingalepflegeschulen. Der besonders revolutionäre Zug in Florence Nightingales Ordnung der Ausbildung in der Krankenpflege ist die unbedingte Forderung, die gesamte Leitung der Schwesternschaft in Erziehung und Unterricht aus den Händen von Männern in die einer Frau zu legen, die selbst eine ausgebildete und erfahrene Krankenschwester sein mußte.«[169]

Dieser wichtige Schritt, die Leitung der Schwesternschaft in Erziehung und Unterricht aus den Händen von Theologen in die Hand einer Expertin für Krankenpflege zu legen, wird von Fliedner und seinen Nachfolgern nicht vollzogen. Bis heute noch liegt in Kaiserswerth und in anderen Mutterhäusern des Verbandes die letzte Entscheidung für Angelegenheiten der Krankenpflege und der Krankenpflegeausbildung in den Händen von Pfarrern.

Bewertet man das Wirken Fliedners im Rückblick, so läßt sich feststellen, daß er trotz vieler Kritikpunkte, die sich nachteilig auf die Entwicklung des Krankenpflegeberufs ausgewirkt haben, mit der Gründung des Werkes einen wesentlichen Beitrag zur Krankenpflege geleistet hat. Von Seidler wurde Fliedners Bedeutung folgendermaßen zusammengefaßt:

»Fliedners Bedeutung liegt nicht so sehr in der Originalität seiner Gedanken; vieles davon ist bei Vincens von Paul und in der Pflegestruktur der alten Pflegegemeinschaften vorgebildet. Mit einem lebendigen Sinn für das Notwendige und Realisierbare hat er jedoch mit sicherem Griff das Brauchbare übernommen und als geschickter und unermüdlicher Organisator die Diakonissenpflege auf eine feste Grundlage gestellt. Das 'Neue' an seinem Werk läßt sich in wenigen Worten zusammenfassen: er hat das Mutterhaus zu einer Lebensform auch für nicht ordensgemäß gebundene Frauen gestaltet, er hat im evangelischen Bereich

---

168 F. Nightingale, in: Sticker 1970: 11. Sticker (1970) versteht diese Äußerung, die im Widerspruch steht zu der früheren positiven Einstellung Kaiserswerth gegenüber als Enttäuschung über den Rückgang der Diakonissenkrankenpflege. Wahrscheinlicher als die Interpretation Stickers scheint zu sein, daß sie aufgrund ihrer Weiterentwicklung und ihrer Erfahrungen mit einer selbständigen Krankenpflege ihre Haltung gegenüber der Konzeption Fliedners geändert hat.

169 Seymer, zitiert in Sticker 1960: 44.

die erste organisierte und geschlossene Pflegegemeinschaft geschaffen, er hat durch die Form des Unterrichtes den Typ einer neuzeitlichen Schwesternschule vorbereitet, und er hat letztlich der Verbreitung einer christlichen Berufsethik neue Wege geebnet.«[170]

In bezug auf die Krankenpflege hat Fliedner Weichen gestellt, die diesen Beruf einseitig in eine abhängige Position bringen. Jedoch ist das, was er mit seinem Werk geschaffen hat, für die damalige Zeit von so großem Wert, daß auch eine kritische Sichtweise die innovativen Schritte zur Verbesserung der sozialen Situation für Kranke und deren pflegerische Versorgung nicht schmälern kann. Ihm jedoch Progressivität zuzuschreiben, ihn als Wegbereiter der modernen Frauenbewegung zu sehen oder ihm partnerschaftliche Zusammenarbeit mit seiner Frau zuzuerkennen, fälscht jedoch sein Bild. Mißt man ihn an den revolutionären Gedanken um 1848, so ist Fliedner ein konservativer Mann.

### 1.3.7 Weiterentwicklung des Werkes nach Fliedner

Unter Fliedners Nachfolgern breitet sich das Werk weiter aus. Die Ansätze Fliedners werden zunächst konserviert und nicht dem Fortschritt der Zeit angepaßt.[171]

Der Heidelberger Diakonieforscher Philippi vertritt die Auffassung, daß die schnelle Verbreitung des Mutterhaussystems bei den Trägern die Sicherheit aufkommen läßt, daß sie eine gottgewollte Form für die Frauendiakonie sei. Reformversuche sind kaum erfolgreich und mußten außerhalb des Kaiserswerther Verbandes durchgeführt werden.[172] Dafür sind beispielhaft die Bemühungen Friedrich Zimmers.

Für die christlichen Frauen, für die das Mutterhaus keine Möglichkeit ist, bietet der 1894 von dem Theologen Dr. Friedrich Zimmer und den Vertreterinnen des Allgemeinen Deutschen Frauenvereins gegründete Diakonieverein eine ihnen angemessenere Möglichkeit.[173] Kirchliche Diakonie, Frauentätigkeit und Krankenanstalten sind die Interessengruppen bei der Vereinsgründung. Vom Diakonieverein werden Frauen der mittleren und höheren Schichten angesprochen. Die Ausbildung ist nicht nur als Lebensberuf gedacht, sondern auch als Ehevorbereitung, besonders im Hinblick auf die ehrenamtliche Tätigkeit von Pfarrfrauen in der Gemeinde. Viele Frauen ziehen es vor, im Diakonieverein die Möglichkeit zu haben, sich selbst Arbeitsplätze zu suchen, selbst dem Dienstherrn verantwortlich zu sein, aber trotzdem den genossenschaftlichen Halt zu

---

170 Seidler 1972: 130.
171 Vgl. Sticker, in Taubert 1985: 169.
172 Vgl. Philippi, in: Krause/Müller 1981: 673.
173 Den folgenden Ausführungen liegen die Schriften von Zimmer (1897) zugrunde.

haben. Es entspricht selbständigen Frauen, ihre Selbständigkeit zu behalten und nicht als Tochter des Mutterhauses leben zu müssen. Es wird nicht wie in Mutterhäusern Gehorsam gefordert, sondern es sind Selbstentscheidung und Selbstverantwortung gefragt. Glaube wird nicht von vornherein gefordert, sondern gesucht und gefördert.

Zimmer, der sechs Jahre als zweiter Geistlicher am Diakonissenkrankenhaus Königsberg gearbeitet hat und zu dem Zeitpunkt der Gründung Direktor eines Predigerseminars ist, hat als »Insider« des Kaiserswerther Systems Kritik anzumelden. Er hat Reformvorschläge für das bestehende System entwickelt. Seine Absicht ist es jedoch zunächst nicht, eine neue Krankenpflegeorganisation zu gründen. Dazu kommt es erst, nachdem seine Vorschläge in den konservativen Kreisen des Kaiserswerther Verbandes keinen Anklang finden.

Zimmer ist zum einen durch die Ausbildung von Theologen mit der Frage nach Vorbereitung auf die Rolle der Pastorenfrauen beschäftigt, zum anderen durch seinen Kontakt zur bürgerlichen Frauenbewegung mit den geringen beruflichen Möglichkeiten für die bürgerliche Frau konfrontiert. Er wird bei der Gründung des Diakonieverbandes durch das Interesse geleitet, Bedürfnisse der Frauenbewegung mit den Bestrebungen der kirchlichen Diakonie zu vereinigen. Aufgaben für die weibliche Diakonie sieht er erstens in der »Diakonie durch die Frauenwelt« und zweitens in der »Diakonie an der Frauenwelt«, d.h. der Mitarbeit der Diakonie an der Lösung der bürgerlichen Frauenfrage.

Damit macht Zimmer bewußt einen emanzipatorischen Schritt bei der Behandlung der Frauenfrage und greift das Bedürfnis der gebildeten Frau auf, der das Familiensystem des Kaiserswerther Mutterhauses zu einengend ist. Er bemüht sich, trotz seiner Kritik nicht in Konfrontation mit den Mutterhäusern zu geraten, sondern die unterschiedlichen Positionen gleichberechtigt nebeneinander zu akzeptieren. Er wird jedoch immer wieder angegriffen, selbst der Name »Evangelischer Diakonieverein« wird ihm streitig gemacht. Er erwähnt in seinen Ausführungen nicht die Namen seiner Kritiker, es ist jedoch anzunehmen, daß sie aus dem Kreis der Mutterhausgeistlichen kommen, die ihre Vormachtstellung in den Schwesternschaften gefährdet sehen. Auch die enge Kooperation mit der bürgerlichen Frauenbewegung paßt nicht in die Konzeption der Mutterhäuser.

Seine Beschreibungen des Diakonievereins implizieren eine Kritik am System der Mutterhäuser:

> »Unser Verein will zwar seinen Schwestern die volle Selbständigkeit lassen; er erkennt auch unbedingt das Recht an, daß jeder Arbeiter seines Lohnes wert ist, und daß man verdienen müsse, um dienen zu können; er ist nach dem Vorbilde einer Berufsgenossenschaft, wie die Mutterhäuser nach dem Vorbilde einer Familie gebildet. Aber sowenig ein

Diakonissenhaus *bloß* eine Familie ist, so wenig ist der Ev. Diakonieverein *bloß* eine Berufsgenossenschaft, *bloß* eine Innung. Er ist eben ein
'*evangelischer Diakonieverein*'; Diakonie aber ist eine vom kirchlichen
Leben ausgehende, darum grundsätzlich nicht konfessionslose, humani-
täre Thätigkeit.«[174]

Durch dieses Zitat wird deutlich, daß er sich gegen abwertende Angriffe
verteidigen muß. Dem Folgenden ist zu entnehmen, daß zu seiner Zeit wohl bereits einiges Positive vom Wirken Fliedners verlorengegangen ist:

> »Und es scheint mir ferner sicher, daß es wesentlich die Organisation
> des Mutterhauses ist, in die so viele, sonst für dienende Liebesthätigkeit
> wohl geeignete und bereite Jungfrauen sich nicht finden können. Je grö-
> ßer die Mutterhäuser werden, je weniger sie also ihrem Vorbilde, der
> Familie gleichen, umso mehr wird diese Eigentümlichkeit von vielen als
> Mangel empfunden, über den man das großartige Verdienst dieser Häu-
> ser, die Krankenpflege zur Diakonie, zu wirklicher Liebesthätigkeit er-
> hoben zu haben, oft ganz vergißt. Das ist bedauerlich, aber es ist eine
> Tatsache, mit der man rechnen muß.«[175]

Jedoch wird das Werk in Kaiserswerth nicht nur von Außenstehenden kritisiert. Nach Sticker beginnt eine Rückwärtsentwicklung der Schwesternschaft
bereits mit Fliedners zweiter Frau Karoline. Kann sich Friederike Fliedner oft
nicht durchsetzen, so kritisiert sie dennoch das auf Gehorsam beruhende Werk
ihres Mannes. Karoline Fliedner hingegen findet:

> »... in den 64 Paragraphen der Dienstanweisung, die auswendig zu ler-
> nen waren, das geeignete Erziehungsinstrument. Die Schwestern wur-
> den in ein Ordnungs- und Gehorsamssystem eingeübt, das über sie in ih-
> rem ganzen Tagesablauf von der Frühe bis in den späten Abend verfügte
> und sie von der bösen Welt abschloß. Der Lernvorgang wurde nicht auf
> Einsicht, sondern auf Befehlen und Gehorchen aufgebaut. Zu denken
> hatte der Lernende nicht. Das galt damals allgemein, vor allem für Frau-
> en. Das Ergebnis war eine wachsende Schar williger, fleißiger, all-
> gemein fähiger, freundlicher Arbeiterinnen, gehalten wie die Töchter
> und Tanten in frommen christlichen Kreisen. Überschrift eines Rund-
> schreibens: Wie die Privatlektüre der Diakonissen zu kontrollieren sei!
> Erlaubt nur Erbauungsschriften. Das Lesen von Romanen, auch von
> christlichen Romanen, war verboten. Frauen brauchen ihren Verstand
> nicht zu bilden.«[176]

---

174 Zimmer 1897: 142.
175 Zimmer 1897: 36f.
176 Sticker, in: Taubert 1985: 169.

Die Rückwärtsentwicklung des Werkes zeigt sich symbolhaft im verklärt überlieferten Vorbild der Friederike Fliedner:

>>Diese Fälschung verdeckt das Bild der höchst aktiven Stifterin der Pflegerinnenanstalt in Kaiserswerth bis in unsere Tage. Von einer weitverbreiteten Zeichnung vom Totenbett unterstützt, wird dieser Frauentyp zum Vorbild der gefügsamen, im Dienst sich verzehrenden Diakonisse und damit auch zum Vorbild der Krankenpflegerinnen ganz im Sinn der Zeit. Die Männerwelt versucht, entgegen den Bestrebungen der wachsenden Frauenbewegung, die Bedürfnisse der nach persönlicher Entfaltung drängenden Frauen in die Bereiche zu leiten, in denen keine Konkurrenz zu befürchten ist. Darum gibt es auch keine Zulassung zum Medizinstudium in Deutschland. Die Krankenpflege wird zum idealtypischen Frauenberuf hochstilisiert (Hilde Steppe), in dem die Frau in ganz besonderer Weise durch ihre angeblichen spezifischen Eigenschaften am Platz ist. Selbstloses Dienen und die Aufopferung der eigenen Persönlichkeit, wie sie in den Orden gefordert wird, wird nun auch in der Diakonissenkrankenpflege zur eigentlichen Qualifikation und läßt fachliche Ausbildung mehr und mehr zurücktreten.<<[177]

Die Arbeitsleistung rückt in den Vordergrund, selbst Schrubben von Fußböden und Treppenhäusern gehört mit zum Aufgabenbereich, u.a. um vor Hochmut zu bewahren. Ausbildung und geistliche Ausrichtung werden vernachlässigt. Sticker fragt mit Recht, was die Theologen von den Fortschritten der Medizin und von der Praxis der Krankenpflege wissen und ob sie überhaupt das Interesse für eine so weltliche Angelegenheit haben, daß sie Zeit, Kraft und Intelligenz dafür einsetzen wollen. Es wird Kritik an der Ausbildung der Mutterhausschwestern geäußert, katholische und weltliche Pflegerinnen werden zum Teil bevorzugt:

>>Das rüttelt sie (die Theologen der Mutterhäuser, *J.T.*) aus ihrer Unbekümmertheit auf: Die verachteten römischen Schwestern und die noch mehr verachteten weltlichen Pflegerinnen, die 'wilden Schwestern' – wie sie sie in ihrer Arroganz bezeichneten – seien zum Teil gründlicher ausgebildet? Das kann nicht sein! Man startete eine moderne Fragebogenaktion an die 64 Diakonissenhäuser: Wie ist es mit der Ausbildung der Probeschwestern in der Krankenpflege bestellt? Das Ergebnis der Aktion war erschütternd. Die meist dürftige und vielfach nur kurze Unterrichtszeit schloß nur in vier Fällen mit einer Prüfung ab. Davon nur in einem Fall mit einem schriftlichen Examen. Keine einzige

---

177 Sticker 1987: 556f.

Diakonissenanstalt erteilte ein Zeugnis über eine in der Krankenpflege bestandene Prüfung.«[178]

Die Diskussion über die Ergebnisse des Fragebogens auf der Kaiserswerther Generalkonferenz 1898 ergab, daß »zuviel« Theorie nicht für nötig angesehen wurde und daß Technisches nicht gelehrt werden müsse. Die rechte christliche Einstellung hielt man für die wichtigste Grundlage:

»... technische Examen gibt es nicht in unserem Beruf, sondern die Bereitung eines Bodens, auf dem nichts mehr wachsen kann als der Dienst einer fröhlichen Magd ihres Heilandes.

Die beste Frucht auch alles praktischen Lernens sind ungeteilte Herzen, treu in der Lust an der Barmherzigkeit. Dann werden wir mit stillem Loben und Danken auf manch junge Schwester sehen dürfen und uns sagen 'Wie wenig haben wir an ihr getan, und wieviel hat Gott aus ihr gemacht!'«[179]

Nachdem die »weltlichen Krankenpflegerinnen« durch Ausbildung und Versicherungsmöglichkeiten in eine bessere Position gekommen sind, bemühen sich die Theologen der Mutterhäuser um eine stärkere Trennung zwischen den weltlichen und kirchlichen Schwestern. In einem Vortrag führte Sticker aus, welche Ansicht damals vertreten wird: Bezahlte Pflegetätigkeit sei mit barmherziger Liebe nicht vergleichbar. Diakonissen würden dem Kranken dienen, Berufspflegerinnen an ihm verdienen. Das Gehalt der Pfarrer für ihren Dienst am Menschen wurde als Honorar oder Ehrenlohn deklariert. Aber selbst das schicke sich nicht für eine Schwester, in die Hände einer sauberen Frau gehöre kein schmutziges Geld. Die Mutterhausschwestern säßen auf einem unangreifbaren Podest. Ihnen stehe der christliche Ehrentitel »Schwester« zu, Berufspflegerinnen solle er verweigert werden.[180] Sticker resümiert:

»Damit, daß die Direktoren der Mutterhäuser der Krankenpflege als weltlichem Beruf den Weg verbauten, schadeten sie der deutschen Krankenpflege nachwirkend bis heute. Wenn die Diakonie mit dem Gewicht ihrer Tradition und ihrer guten Verbindung zu Staat und Kirche die säkularisierte Krankenpflege bei dem Gesetzgeber vertreten hätte anstatt sie zu bekämpfen, hätten wir gewiß heute ein Krankenpflegesystem ähnlich wie die Schweiz und Großbritannien, zum Besten für das

---

178 Sticker, in: Taubert 1985: 170f.

179 »Der Armen- und Krankenfreund«, September bis Dezember – Heft 1898, S. 205, zitiert in Kruse 1987: 42.

180 Vgl. Sticker, in: Taubert 1985: 173.

Ganze und gleichzeitig selbst mehr Möglichkeiten in Kirche und Caritas.«[181]

Wie die Situation der »weltlichen« Krankenschwestern aussieht und wie gegen ihre Anerkennung vorgegangen wird, soll am Beispiel von Agnes Karll dargestellt werden.

## 1.4. Agnes Karll und die Berufsorganisation der Krankenpflegerinnen[182]

Bei der folgenden Darstellung des Wirkens Agnes Karlls geht es nicht um eine kritische Gesamtwürdigung. Es soll herausgestellt werden, wieviel Widerstand ihr – und vergleichbar auch anderen – entgegengebracht wird beim Einsatz für die Entwicklung zur Eigenständigkeit des Krankenpflegeberufs. Dazu gehören vor allem gewerkschaftliche Bemühungen und solche, die sich für eine Pflege durch Männer einsetzen. Auch diesen Ansätzen nachzugehen würde den Rahmen dieser Arbeit sprengen.

Agnes Karll hat ebenso wie Fliedner eine christliche Grundeinstellung. Trotzdem wird sie, ähnlich wie die Gewerkschaften, von der Mutterhausbewegung bekämpft.[183] Obwohl Agnes Karll Krankenpflege auf der Grundlage einer christlichen Ethik ausübt, werden ihr vor allem von den Mutterhäusern Schwierigkeiten gemacht und Widerstände entgegengebracht. Es scheint, als ob die Tatsache, daß aus »Töchtern« selbständige Frauen und mündige Christinnen werden können, von Vertretern der Mutterhäuser nicht gewollt ist. Agnes Karlls christliches Verständnis unterscheidet sich offensichtlich von der theologischen Einstellung in den Mutterhäusern. Sie ist beeindruckt von dem Schweizer Theologieprofessor L. Ragaz, einem Mitbegründer der religiös-sozialen Bewegung, und sie nutzt einen längeren Schweizaufenthalt, um seine Vorlesung »Christentum und soziale Frage« zu hören.

---

181 Sticker, in: Taubert 1985: 176.

182 Diesem Teil liegt fast ausschließlich das Buch von A. Sticker (1977) zugrunde. Die Autorin hat es vorwiegend aus Briefwechseln zusammengestellt, die sie unsortiert bei Verwandten Agnes Karlls in einem Koffer gefunden hat.

183 Bei dem Widerstand der Mutterhäuser gegenüber den Gewerkschaften spielen nicht nur fachliche Gründe eine Rolle. Die geringe gegenseitige Akzeptanz der Institutionen wirkt sich auch auf die inhaltliche Diskussion aus.

### 1.4.1 »Der Wunsch nach etwas besonderem«

**Kindheit und Jugend**

Agnes Karll ist am 25.3.1868 in Embsen in der Lüneburger Heide geboren. Ihr Vater ist Gutsbesitzer und wirtschaftlich in Schwierigkeiten, da er sich mehr für Wissenschaft als für Landwirtschaft interessiert.

Als Kind liest sie ungewöhnlich viel. Bücher bedeuten ihr zeitweise mehr als Menschen. Mißbilligend beobachten die Erwachsenen ihrer Umgebung, daß sie sogar die Zeitung liest. Sie eckt an, weil sie dickköpfig ist, und wird nicht ernstgenommen, weil sie unrealistischen Plänen nachhängt. Als Jugendliche wächst in ihr der Wunsch, etwas Besonderes zu werden. Es ist ihre Vorstellung, Medizin zu studieren, eine Idee, die zu realisieren für eine Frau in Deutschland damals noch nicht möglich ist. Wegen der wirtschaftlichen Schwierigkeiten in ihrer Familie kann das begabte Kind nicht genügend gefördert werden. Als sie vierzehn Jahre alt ist, trennen sich ihre Eltern aus wirtschaftlichen Gründen, und sie kommt zu ihrer Tante, die es ihr ermöglicht, eine Fortbildungsschule zu besuchen, um Lehrerin zu werden. Geleitet wird die Schule von Johanna Willborn, nach Sticker eine der Pionierinnen der Frauenbildungsbewegung. Durch sie wird Agnes Karll mit Gedanken vertraut gemacht, die grundlegend für ihren Kampf zur Verbesserung der Situation der Krankenpflegerinnen in Deutschland werden sollen. In dieser Schule wird ihr Wunsch, etwas Bedeutendes zu machen, ernstgenommen. In den zwei Jahren bekommt sie von Johanna Willborn Anregungen, die u.a. später zur Gründung der Berufsorganisation führen. Dazu gehört vor allem die Idee, die Selbsthilfe der Frauen durch Vereinsgründung zu fördern, und die Erkenntnis, daß nur Selbsttätigkeit zur Selbständigkeit führt.[184]

### 1.4.2 »Die Tretmühle des mühsamen täglichen Lebens«

**Ausbildungszeit und Arbeit im Mutterhaus**

Nach Beendigung der Schulzeit ist sie noch nicht alt genug, um das Examen abzulegen. Sie arbeitet zunächst als Privatlehrerin. Diese Tätigkeit füllt sie jedoch nicht aus, und in ihr wächst der Wunsch, Kranke zu pflegen. Sie entscheidet sich für das Clementinenstift in Hannover. Ausschlaggebend für die Wahl dieses Rotkreuzmutterhauses scheint der gute Ruf des neuerbauten Krankenhauses zu sein.

Agnes Karll bringt in ihre Krankenpflegeausbildung Erfahrungen aus einer anderen, progressiveren Ausbildung und Berufserfahrung mit. Damit unterscheidet sie sich von den meisten anderen jungen Mädchen, die direkt aus dem

---

184 Vgl. Sticker 1977: 24.

Elternhaus kommen oder aber in anderen Haushalten »im Dienst standen«. Sie bringt damit aber auch Konfliktmaterial mit, denn das, was sie bei Johanna Willborn gelernt hat, läßt sich nicht vereinbaren mit der Einstellung in einem Mutterhaussystem.

Obwohl Agnes Karll die Ausbildung ohne Illusionen aufnimmt, ist die Berufsrealität noch schwieriger und belastender, als sie sich diese vorgestellt hat. Die durch kein Gesetz geschützten Auszubildenden werden schonungslos bis zur Erschöpfung eingesetzt. Mehrfach denkt sie als Probeschwester daran, in ein anderes Haus zu wechseln, aber dann entschließt sie sich, die Probezeit von sechs Monaten durchzuhalten. Eine systematische Ausbildung, wie sie von Fliedner initiiert war, bekommt sie weder in der Praxis noch in der Theorie, sie lernt durch ihre Erfahrungen. Nach vier Wochen Mitarbeit in der Hauswirtschaft wird sie, nach dem Kaiserswerther Prinzip, einer erfahrenen Schwester zur Anleitung zugeteilt. Sehr bald muß sie selbständig arbeiten und Nachtdienste machen. Sie betrachtet es »als besonderes Glück«, daß ihr bereits nach ca. vier Wochen die Pflege Typhuskranker anvertraut wird. Nach sechs Monaten wird sie nach Göttingen versetzt, wo sie selbständig eine Station leitet. Dort bleibt sie vier Monate. Dadurch lernt sie bereits während ihrer »Ausbildung« zwei Krankenhäuser kennen.

Aus den Briefen an ihre Mutter wird deutlich, daß der Tag um 6.00 Uhr beginnt und nach einer Abendandacht um 22.00 Uhr endet. Keine Freistunde unterbricht die Arbeitszeit. Die Besorgung ihrer Kleidung und das Briefeschreiben muß sie in ruhigen Zeiten der Pflege erledigen. Aus Zeitmangel entschließt sie sich, kein Tagebuch mehr zu führen. Zu den Aufgaben einer Pflegerin gehören neben der Versorgung der Kranken auch die hauswirtschaftlichen Tätigkeiten im Krankenzimmer. Als besonderes Privileg sieht Agnes Karll, daß sie gemeinsam mit einer anderen Schwester die Kapelle reinigen »darf«. Mit Ausnahme des mittäglichen Spaziergangs zweimal ums Haus ist sie in den ersten Wochen überhaupt nicht draußen. Nach der Außenwelt hat sie kein Verlangen und sie liest auch keine politischen Informationen mehr:

> »Politik ist Männersache. Wie die christliche Gesellschaft die Frauen von ihr fernhielt, so noch intensiver ihr Prototyp, die Mutterhäuser.«[185]

Zu Anfang ihrer Ausbildung ist Agnes Karll so erfüllt von ihrem Beruf, daß sie die Bedingungen hinnimmt. Sie lebt sich anscheinend schnell in das Clementinenhaus und seine Erziehung ein und wird offensichtlich auch geschätzt. Das zeigt sich u.a. daran, daß ihr, als jüngster Probeschwester, die Pflege der gemütskranken Oberin »anvertraut« wird. Diese Aufgabe muß für eine junge

---

185 Sticker 1977: 43.

und unerfahrene Schwester eine immense Überforderung sein – wie so viele andere Arbeiten auch:

»Wie in Hannover sah es allgemein in vielen Krankenhäusern aus: Keine Trennung der Fälle wegen der Kleinheit der Stationen, keine Fürsorge für ausreichenden Schlaf der Schwestern und für Bewegung in frischer Luft; keinen persönlichen Kontakt mit der Familie vor Ablauf des ersten Jahres. Die ... Rotkreuzschwesternschaften hatten sich im Stil den Diakonissenmutterhäusern angepaßt. In ihnen war die Pflicht der Gesunderhaltung, wie sie die älteste Kaiserswerther Hausordnung von den katholischen Barmherzigen Schwestern übernommen hatte, weithin einer Askese gewichen, die wenig Rücksicht nahm.«[186]

Agnes Karll akzeptiert nach anfänglichem Aufbegehren den Lehrsatz aus dem Schwesternunterricht von der totalen Indienstnahme durch die Arbeit und die Gemeinschaft.

Die Schülerinnen werden als Auszubildende ausgenutzt:

»Die Ausbildung der Schülerinnen erforderte von Seiten der Krankenhausleitung kein großes Engagement. Ein Lehrplan, der systematisch eine theoretische und praktische Ausbildung festlegte, war nicht vorhanden. Für die Krankenhausleitung war eine ausreichende Ausbildung gewährleistet, wenn die Schülerin einer selbständig arbeitenden Krankenpflegerin an die Seite gestellt wurde und an deren Vorbild lernte. Während der materielle und personelle Aufwand für die Krankenhausleitung zur Ausbildung der Schülerin äußerst bescheiden war, es mußte nur für die Ernährung und ein zusätzliches Bett im Hause gesorgt werden, erzielte sie doch einen recht hohen Gewinn in der billigen Arbeitskraft. Diese Arbeitskraft wurde ausgiebigst genutzt. Von der Aufgabe des Ur-Mutterhauses, für seine 'Töchter' auch im Hinblick auf ihre Gesunderhaltung zu sorgen, hatte sich das Clementinenstift befreit.«[187]

Agnes Karll hofft zunächst, ihrem Beruf geistig und körperlich gewachsen zu sein. Allerdings leidet sie darunter, so wenig Zeit zu haben und somit selbst ihrer Mutter, mit der sie sich sehr verbunden fühlt, kaum schreiben zu können. Nach einigen Monaten der ständigen Überforderung, die neben der schweren Arbeit außerdem noch durch unmäßiges Verhalten ihrer gemütskranken – vermutlich ebenfalls überforderten – Oberin verstärkt wird, sieht Agnes Karll die berufliche Situation bereits anders:

---

186 Sticker 1977: 31.
187 Hummel 1986: 47.

»Sie lehnte es ab, so völlig von der Arbeit in Anspruch genommen zu sein und litt unter dem Klinikgroßbetrieb (in Göttingen, *J.T.*). Ausschlag aber gab (für den Wunsch zu wechseln, *J.T.*), daß sie sich nicht auf die Dauer mit einem Taschengeld begnügen, sondern Geld verdienen wollte, um ihren Vater unterstützen zu können. Sie fing an darüber nachzudenken, ob sich nicht auch die Krankenpflege wie ein anderer Beruf gestalten ließe, etwa wie der Lehrerinnenberuf, der bei allem Einsatz auch Zeit für die Familie gab und die Möglichkeit, zu ihrer finanziellen Unterhaltung beizusteuern.«[188]

Nach elf Monaten Probezeit beim Clementinenstift verläßt sie als ausgebildete Krankenpflegerin das Rote Kreuz und wechselt in eine Lübecker Privatklinik. Zunächst fühlt sie sich in dem Familienunternehmen wohl. Hier bekommt sie zum ersten Mal die Möglichkeit, Geld zu verdienen. Zu Anfang ihrer Tätigkeit schreibt sie ihrer Mutter:

»Daß ich hierher gegangen bin, bedaure ich keinen Augenblick, mein Mutterchen. Ich habe hier gerade die Verhältnisse kennengelernt, die ich für unsere Zukunft brauche, und habe mehr und mehr die Überzeugung gewonnen, daß wir imstande sein werden, uns unser Leben selbst zu gestalten. Das feste Ziel gibt mir Mut für die Strapazen, mit denen ich täglich kämpfe, die ich aber dank meines zähen Körpers von Jahr zu Jahr besser zu ertragen hoffe. Ich sehe der Zukunft ruhiger entgegen.«[189]

Jedoch scheint sie ihre körperlichen Fähigkeiten überschätzt zu haben. Die Stelle erweist sich als nicht geeignet. U.a. empfindet sie ihre Ausbildung als nicht genügend, um den geforderten Ansprüchen gewachsen zu sein. Sie entschließt sich, wieder ins Clementinenhaus zurückzukehren und beginnt zum zweitenmal in Göttingen. Mit Übernahme der Brosche verpflichtet sie sich, für drei Jahre dort zu bleiben. Sie wird auf der Chirurgie eingesetzt, und es beginnen für sie die zwei schwersten Lehrjahre. Zwischenzeitlich hat sie die Hoffnung, nach Amerika entsandt zu werden, jedoch widersetzt sich ihre Mutter diesem Plan. Aus ihrem Antwortbrief wird ihre freudlose Situation als Krankenpflegerin deutlich:

»Gewiß ehre ich Deine Gründe, wie sollte einem Mutterherzen wohl nicht schwer werden, ein Kind Gefahren auszusetzen. Aber, Mutterchen, daß Du gar so schwarz sähest, hätte ich nicht gedacht. Sehr leicht wird mir wohl, wenn die Tretmühle des täglichen Lebens mich hier bis zur Verzweiflung ermüdet hat, der bittere Gedanke kommen: 'Warum ließt

188 Sticker (1977: 46)
189 Brief von A. Karll an ihre Mutter vom 11.9.1888, zitiert in Sticker 1977: 47.

Ihr mich nicht ziehen?' Glaubst Du denn, es sei leicht, auf einen Hoffnungsstrahl der Freiheit zu verzichten? Was sollte mein Leben noch bieten als mühsame Arbeit in engem Kreis und vielleicht als höchstes Glück einmal ein Ausruhen in noch engeren Verhältnissen? Und das soll ein ganzes Menschenleben ausfüllen!«[190]

In der nächsten Zeit ist in ihren Briefen vorwiegend von Überforderungen die Rede. Sie freut sich auf ihren Urlaub und muß erleben, wie er wieder und wieder verschoben wird. Sie macht ihrem Ärger in einem Brief an ihre Mutter Luft:

»Man kommt ja aus der galligen Stimmung gar nicht mehr heraus, wenigstens innerlich. Äußerlich hält die gewohnte Selbstbeherrschung schon noch vor. Erst diese endlose Zerrerei mit dem Urlaub. Dazu die Abteilung in einem schauerlichen Zustand. Schwester Anna fort. Jetzt die angenehme Aussicht, in den nächsten vier Wochen das Hospital zur gründlichen Reinigung ziemlich auf dem Kopf stehen zu sehen. Der Doktor in miserabeler Stimmung, weil er wegen unausgesetzt sich erneuernder Arbeitslast nicht Urlaub bekommt.«[191]

Aus weiteren Briefen ist die Situation der Pflegenden, die im »Schutze des Mutterhauses« arbeiten, zu erkennen: Sie schreibt von der völligen Erschöpfung[192], die dadurch aufkommt, daß die Schwestern neben dem anstrengenden Dienst auch nachts nur zwei bis drei Stunden zur Ruhe kommen, weil sie bei den Kindern schlafen müssen, und sie schreibt von der zusätzlichen psychischen Belastung durch die Pflege Sterbender. Es ist offensichtlich lebensnotwendig für sie, nach einem Ausweg zu suchen, und sie kommt zu dem Entschluß, bereits ein Jahr vor ihrer Verpflichtung dem Roten Kreuz gegenüber Göttingen zu verlassen, um nach Berlin in die Privatpflege zu gehen. Für die Familie ist die Vorstellung, daß sie den »Schutz« eines Mutterhauses verlassen will, ein erschreckender Gedanke. Auf diesem Hintergrund schreibt sie ihrer Schwester:

»Glaubst Du denn, ich hätte mir Deinen philosophischen Rat, das Leben leicht zu nehmen, nicht schon tausendmal selbst gegeben? Ich befolge ihn sogar, indem ich morgen in das Rubinsteinische Konzert gehe und das 'Verlorene Paradies' höre. Aber nimm mal das Leben leicht, umgeben von Not und Elend, wenn dann noch jeder Brief eine Hiobspost bringt. Dazu gehört mehr Seelenruhe und weniger Nervosität, als ich sie besitze. So wie ich jetzt lebe, brauche ich nur noch ein Jahr weiterzuar-

---

190 Brief von A. Karll an ihre Mutter vom 16.4.1890, zitiert in Sticker 1977: 52.
191 Brief von A. Karll an ihre Mutter vom 28.8.1890, zitiert in Sticker 1977: 53.
192 Heute würde man das, was sie beschreibt, als burn-out-Syndrom bezeichnen.

beiten, um körperlich und geistig zugrunde zu gehen. Ich bin gefangen, lebe im Käfig, an jedem freien Willen gehindert. Nein, ich muß frei sein, um denen, die ich lieb habe, helfen zu können. Warum Du es für besser hältst, daß ich in einem Mutterhaus bleibe, ist mir nicht klar. Denkst Du denn immer noch, weil ich die Jüngste bin, ich müsse in irgendeinem mutterähnlichen Schutz bleiben? Alle die verschiedenen Schutzvorrichtungen haben mich wenig genug geschützt. Mir ist kein Blick in die Abgründe und Grausamkeiten des Lebens erspart geblieben. Daher fürchte ich mich vor der Selbständigkeit und dem Alleinsein nicht ... Deine Idee mit dem vierteljährlichen Urlaub ist köstlich, den gibt es auch gleich, wenn man ihn sich wünscht! Und wovon sollte ich während der Zeit die tausenderlei kleinen Ausgaben bestreiten? Es gibt kein Taschengeld während außergewöhnlichen Urlaubs. Es hat mir Kämpfe genug gekostet, ehe ich zu dem Entschluß kam.«[193]

Weil sie nicht in Unfrieden von Göttingen weggehen will, bleibt sie noch etwas länger als geplant, verläßt das Haus jedoch vor Beendigung ihrer Verpflichtung und geht Anfang 1891 nach Berlin.

Die Erfahrungen, die Agnes Karll macht, sind typisch für die Ausbildung in einem Mutterhaus zu der damaligen Zeit. Sie gehört jedoch nicht zu denjenigen, die sich als Töchter in das Mutterhaus einfügen, sondern sie steht sehr bald der Organisation kritisch gegenüber. Ihre Vorbildung und vor allem die Tatsache, daß sie in ihrer Ausbildung zur Lehrerin mit Frauenfragen konfrontiert worden ist, sind sicher mitentscheidend für ihre kritische Einstellung und werden ihr die Überzeugung gegeben haben, sich, auch gegen den Willen ihrer Familie, aus diesem System zu lösen.

In ihren Berichten ist die Überforderung der Krankenpflegerin im Mutterhaus der damaligen Zeit deutlich beschrieben. Sie steht im Widerspruch zu dem Ruf der Mutterhäuser, Schutz zu gewähren. Den christlichen Anspruch, der von den »Töchtern« gefordert wird, erfüllen die »Eltern«, die Mutterhausleitung, nicht mehr. Hier zeigt sich bereits die bestehende Diskrepanz zwischen der Alltagsrealität in den Mutterhäusern und dem Ansehen, das sie als kirchliche Organisation oder Organisation des Roten Kreuzes genießen.

---

193 Brief von A. Karll an ihre Schwester vom 25.6.1891, zitiert in Sticker 1977: 56.

### 1.4.3 »Ausbruch aus dem Schutz des Mutterhauses«

**Privatpflege in Berlin**

In den nächsten zehn Jahren arbeitet Agnes Karll in Berlin als Privatpflegerin. Ihr Ziel, selbständig zu sein und Geld für den Unterhalt ihrer Familie zu verdienen, hat sie erreicht. Aber auch in diesem Bereich der Krankenpflege erlebt sie unerträgliche Mißstände, denen sie und ihre Kolleginnen ausgesetzt sind. Neben ihrer schweren Arbeit versucht sie, ihre Idee zu verwirklichen, über die Gründung eines Krankenpflegeverbandes zur Verbesserung der Situation beizutragen. Gleich nach den ersten Monaten ihrer neuen Tätigkeit bemüht sie sich um die Vereinsgründung.

Zu der Zeit ist es üblich, daß bessergestellte Kranke zu Hause behandelt und gepflegt werden. Die Hausärzte und eventuell benötigte Spezialisten kommen zur Behandlung ins Haus und wenden sich wegen der Pflege an ihnen bekannte Pflegerinnen oder an die Schwesternheime. Agnes Karll wohnt zunächst in einem jener Schwesternheime, wie sie als Wohnstätten für sogenannte »wilde Schwestern« üblich sind. Die Verwalter bieten außer der Wohn-, oder besser gesagt, Unterbringungsmöglichkeit auch Arbeitsvermittlung für die Schwestern. In der Organisationsform unterscheiden sich die Heime. Es gibt solche, die von geschäftstüchtigen Leiterinnen geführt werden, die nicht selbst aus dem Beruf kommen und deren einziges Interesse der Profit ist. Sie nehmen den Lohn der Schwestern ein, zahlen ihnen ein geringes monatliches Geld und gewähren ihnen Wohnen und Essen, auch für vorübergehende Zeiten der Arbeitslosigkeit. Daneben gibt es Heime, die in Selbstverwaltung von den beteiligten Schwestern geführt werden. Die Bewohnerinnen verwalten ihr Geld selbst und zahlen für gemeinsame Unkosten wie Miete und Nebenkosten. Sie müssen für Zeiten der Arbeitslosigkeit, Krankheit und für ihre Altersversorgung selbst sorgen. Manche der Schwesternheime in Selbstverwaltung bringen das Geld für eine Leiterin auf, die die organisatorischen Aufgaben übernimmt. In einem solchen Heim wohnt Agnes Karll zunächst, gründet dann aber bald mit Schwestern, die sie für fähig hält, ein eigenes Schwesternheim.

Den Vorteil ihrer Arbeit als Privatpflegerin sieht Agnes Karll in der Selbständigkeit und in der Verdienstmöglichkeit. Daneben stehen jedoch Mißstände, die zum Verschleiß und zur Arbeitsunfähigkeit vieler Kolleginnen führen:

– Die Arbeit findet bei geringer Bezahlung in Familien oder Privatkliniken oft Tag und Nacht statt, und die Pflegerinnen sind durch die gesundheitsschädigenden Anforderungen völlig überfordert.

– Die Arbeit muß im Alleingang ausgeführt werden, es fehlt der Austausch mit Kolleginnen. Das ist besonders belastend, wenn Schwerkranke zu pflegen sind oder wenn der Kontakt zum Patienten oder seiner Familie nicht gut ist. Oft leiden die Betroffenen unter Einsamkeitsgefühlen.

- Es fehlt jegliche Sicherheit bei der Arbeit, und von daher sorgen sich die Betroffenen um ihre Versorgung bei Krankheit und Arbeitslosigkeit sowie um ihre Altersversorgung.
- In Heimen, in denen die Pflegerinnen für ein geringes monatliches Geld arbeiten, gewährt man ihnen oftmals keinen Ruhetag.
- Die freien Krankenpflegerinnen werden häufig diskriminiert. Ein Grund dafür mag sein, daß es eine Reihe von unausgebildeten Frauen gibt, die sich für die Pflege anbieten und durch ihre Unkenntnis und oftmals auch durch ihren Lebenswandel dem Ansehen des Berufs schaden. Vor allem wird ihnen ein unsittlicher Lebenswandel nachgesagt, den sie auf Kosten der ihnen anvertrauten Kranken führen würden.[194] Es gibt außerdem Stimmen, die alle Schwestern, die nicht zu einem Mutterhaus gehören, ablehnen und abwehren.

Nach zweijähriger Tätigkeit in der Privatpflege ist Agnes Karll physisch und psychisch erschöpft. Sie übernimmt die Pflege einer nervenkranken Amerikanerin und begleitet sie nach Amerika. Diese weniger anstrengende Arbeit bietet ihr Gelegenheit, Einblick in amerikanische Krankenpflegeverhältnisse zu nehmen: Hier wird auf die Gesundheit der Pflegenden geachtet und sie verdienen doppelt so viel wie in Deutschland. Diese Erfahrung ist eine Bestätigung für Agnes Karll, Verbesserungen für die deutsche Krankenpflege anzustreben.

### 1.4.4 »Selbsttätigkeit führt zur Selbständigkeit«

**Berufspolitische Arbeit**

Wieder aus Amerika zurückgekehrt, verfolgt sie weiter das Ziel, »einer guten Krankenpflege den Weg zu bereiten.«[195] Zwar geht es ihr gesundheitlich besser, aber zu körperlichen Anstrengungen ist sie nicht fähig. Sie nutzt freundschaftliche Beziehungen, um durch Ruhe und Kuren wieder zu Kräften zu kommen. Sie abonniert *Die Frau*, eine von Helene Lange und Gertrud Bäumer herausgegebene Monatszeitschrift, und sie nimmt zunehmend Kontakt zu Frauen auf, die um Selbsttätigkeit bemüht sind.

---

194 Vgl. Hummel 1986: 63. Sie zitiert aus Stangenberg, »Unter dem Deckmantel der Barmherzigkeit«, Stellen, die auf dem Boden doppelter Moral in infamer Weise und mit Unterstellungen freie Schwestern diffamieren. Er spricht im Zusammenhang mit ihnen von »gefährdeter Sittlichkeit«, »unsittlichen Anwandlungen« und »verderblichen Einflüssen«. Er behauptet, daß der Körper der Kranken den freien Schwestern schrankenlos freigegeben sei und sie von dieser Lizenz ausgiebigst Gebrauch machten. Hummel stellt die Frage, ob den Autor seine eigene sexuelle Phantasie überrolle und er diese bei den Lesern kräftig zum Blühen bringen wolle.

195 Sticker 1977: 89.

Agnes Karll hat zunächst in ihrer Familie und nun auch im Beruf die Not einer unsicheren finanziellen Existenz kennengelernt. Von daher ist es gut verständlich, daß sie beginnt, sich für Versicherungsfragen zu interessieren. So strebt sie weiter danach, ihr Ziel zu erreichen, die Gründung eines »Allgemeinen Deutschen Krankenpflegerinnenverband« mit Krankenkasse und Unterstützungs- und Altersfürsorge irgendwelcher Art, und vor allem mit einer Zentrale für Pflegerinnen in Berlin.

Da sie erkennt, daß die Vereinsgründung nur schrittweise vorangehen kann, bemüht sie sich zunächst über Minna Cauer[196] um eine Krankenversicherung. Der Plan ist nicht zu realisieren, weil der Kreis der Pflegerinnen noch zu klein ist. Die Bekanntschaft von Adele Schreiber hilft ihr jedoch weiter. Schreiber ist beim Deutschen Adler, einer neugegründeten Versicherung, tätig, bei der die Zimmer für die Schwestern des Diakonievereins eine Pensionsversicherung abgeschlossen hat. Mit Hilfe Agnes Karlls wird ein Vertrag für Schwestern von Privatvereinen ausgearbeitet. Außerdem erhält sie die Gelegenheit, neben der Pflege bei der Versicherung zu arbeiten. Dabei erwirbt sie Kenntnisse über weitere Möglichkeiten und kann den Versicherungsgedanken weiter verbreiten. Mit Erstaunen muß sie sehen, wie wenig ausgeprägt der Geschäftssinn der deutschen Frauen ist. Unter diesem Eindruck erkennt sie das Positive ihrer traurigen, harten Jugend: sie ist früh zur Selbsttätigkeit gezwungen worden und hat einen Blick für die Schwierigkeiten des Lebens bekommen und ist in der Lage, positive Aspekte aufzugreifen.

1901 beendet Agnes Karll 33jährig die seit zehn Jahren ausgeübte Tätigkeit als Privatpflegerin. Anlaß ist ein erneuter gesundheitlicher Zusammenbruch. Ihr ergeht es wie anderen Privatpflegerinnen auch: bald sind ihre physischen und psychischen Kräfte erschöpft. Ihr starker Wille, Veränderungen herbeiführen zu wollen, und ihre durch Johanna Willborn erworbene Erkenntnis, daß Selbsthilfe der Frau durch Vereinsgründung zu erreichen sei, läßt sie nicht resignieren, sondern nach neuen Wegen suchen. Hierbei kommt ihr ihre Vorbildung und ihre Selbständigkeit zugute. Sie entschließt sich, vorübergehend ganz bei der Versicherung zu arbeiten, um mehr Zeit für die Berufspolitik zu finden und Verbesserungen für die Situation der Krankenpflegerinnen zu erreichen:

- Sie nimmt Auslandskontakte auf, um u.a. Statuten von Vereinen anderer Länder kennenzulernen.
- Sie untersucht die nationale und internationale Presse nach Mitteilungen über den Beruf.

---

196 Minna Cauer gehörte zur radikal-bürgerlichen Frauenbewegung und hat 1888 den Verein »Frauenwohl« gegründet. 1895 gab sie die Zeitschrift *Die Frauenbewegung* heraus und errichtete für die Mitglieder eines von ihr mitbegründeten Vereins für weibliche Handels- und Büroangestellte eine Krankenkasse.

– Sie nimmt Kontakte zu Pflegerinnen auf, die sich ebenfalls um Verbesserungen der Krankenpflege bemühen. Die Idee der Vereinsgründung wird auch von anderen vertreten. Ein erster Schwesternverband entsteht in Hamburg, die Schwestern sind allerdings nicht selbständig.

– Sie arbeitet mit Vereinen der Frauenbewegung zusammen. 1901 ist die Krankenpflege Thema auf der Generalversammlung des Allgemeinen Deutschen Frauenvereins. Dort wird beschlossen, das Thema gut vorbereitet auf der Generalversammlung des Bundes Deutscher Frauenvereine vorzutragen.

Im Deutschen Reichstag wird im Februar 1902 über Krankenpflege verhandelt. Die Sozialdemokraten weisen auf ungeordnete Verhältnisse in Krankenhäusern hin, die Konservativen sprechen von Unglücksfällen. Die Abgeordneten müssen sich mit dem Ruf der sogenannten »wilden Schwestern« befassen, denn es sind zwei Druckschriften erschienen:

> »Agnes Karll nannte sie Schandbroschüren: Joh. Stangenberger, Unter dem Deckmantel der Barmherzigkeit und H.J. Brandes, Mädchenopfer. Diese Machwerke über angebliche Vorkommnisse in den Hamburger Staatskrankenanstalten kompromittierten Oberinnen freier Schwesternverbände als teuflische Weiber; Frauenpflege bei männlichen Kranken brandmarkten sie als grausame Mädchenschändung, die auf das Schuldkonto der modernen Frauenemanzipation zu setzen sei; sie warnten Eltern und Vormünder, ihre Töchter als berufliche Krankenpflegerinnen arbeiten zu lassen ... Die Krankenpflege geriet in das Räderwerk von Presse und Politik.«[197]

Aber die Krankenpflege hat auch Fürsprecher. Auf einer Versammlung maßgeblicher Krankenhausdirektoren sind bereits im Vorjahr diese Schmähungen zurückgewiesen worden. Der Direktor der Universitätsfrauenklinik in Bonn macht in einem Artikel in der Zeitschrift *Die Krankenpflege* 143 Vorschläge, die sich mit den Plänen Agnes Karlls decken. Er plädiert für eine staatliche Aufsicht und Fürsorge für Krankenschwestern und hält es für unerläßlich, eine Berufsgenossenschaft für alle zu gründen. Er sieht den Vorteil darin, daß es dann den einzelnen Vereinen möglich wäre, die Lasten für den Krankheits- und Invalidenfall zu übernehmen.

Um eine Vereinsgründung voranzutreiben und intensivere Öffentlichkeitsarbeit durchführen zu können, veranstaltet Agnes Karll im Sommer 1902 ein Treffen mit weiteren engagierten Krankenschwestern:

> »Elisabeth Storp, 39 Jahre, aus Dresden, die durch ihre Broschüre und Artikel in Krankenpflegezeitschriften bereits mehrmals an die Öffent-

---

197 Sticker 1977: 113f.

lichkeit getreten war; Marie Cauer,[198] 41 Jahre ..., Oberin des Kaiser-Friedrich-Krankenhauses in San Remo, die ebenfalls für die Fachpresse schon manches Treffende über Krankenpflegeverhältnisse geschrieben hatte; Helene Meyer, 36 Jahre, vom Eppendorfer Krankenhaus in Hamburg ..., sie selbst, Agnes Karll, ist 34 Jahre alt – das waren die vier, die die Initiative ergriffen, intelligente Frauen voll brennenden Interesses für die Sache. Für August/September bereiteten sie einen Propagandafeldzug in der Presse vor.«[199]

Sie wenden sich u.a. an die 74. Versammlung Deutscher Naturforscher und Ärzte in Berlin und bemühen sich, die Kämpferinnen der allgemeinen Frauenbewegung für die Reform zu gewinnen. Die vier Frauen bereiten einen Antragsentwurf an die Bundesstaaten vor, trotzdem will Agnes Karll zunächst an der Generalversammlung des Bundes Deutscher Frauenvereine in Wiesbaden vom 4.-7.10.1902 nicht teilnehmen. Umgestimmt wird sie von Elisabeth Krukenberg, die dort die Krankenpflege vertritt, mit dem Argument, daß die einzige praktische Abhilfe für alle Mißstände Selbstorganisation sei. Zwei Anträge zur Reform der Krankenpflege werden von Vertreterinnen der Frauenvereine vorgelegt. Sie werden verabredungsgemäß zurückgezogen zugunsten des von den vier Krankenschwestern vorbereiteten Antrags. Sie haben sich außerdem noch mit Friedrich Zimmer vom Diakonieverein zusammengetan. Die Annahme des Antrags wird gefährdet durch die Rede einer Rotkreuzoberin, der C. von Wallmenich. Sie vertritt die Meinung, daß Krankenpflege ohne Mutterhaus unmöglich sei. Doch Zimmer und Marie Cauer unterstützen den Antrag, und die Vertreterinnen von 151 Frauenvereinen aus allen Gegenden Deutschlands treten einstimmig für die vorgelegte Petition ein:

»An die ... Regierung erlaubt sich der 170 Einzelvereine der verschiedensten Bestrebungen umfassende Bund deutscher Frauenvereine folgende Bitte zu richten: Die ... Regierung möge einen Gesetzentwurf vorbereiten, dahin zielend, daß

1. allen Krankenpflegerinnen die Möglichkeit gegeben werde, nach einer staatlich vorzuschreibenden dreijährigen Ausbildung eine Prüfung abzulegen, nach deren Bestehen ein Zeugnis und die Berechtigung, ein staatlich geschütztes Abzeichen zu tragen, erteilt wird, das die Aufsichtsbehörde gegebenenfalls wieder entziehen kann;

2. nur solche Krankenhäuser konzessioniert werden, die die Gewähr ausreichender Fürsorge für ihr Pflegepersonal durch Einschränkung der

---

198 Marie Cauer ist die Stieftochter der Minna Cauer; siehe Fußnote 196.
199 Sticker 1977: 116.

Arbeitszeit auf nicht mehr als elf Stunden und durch genügende Sicherstellung für das Alter und den Fall der Invalidität bieten;

3. in den staatlichen Krankenanstalten eine mustergültige Krankenpflegeorganisation geschaffen werde, die ein zweckmäßiges Ineinandergreifen sowohl von Verwaltung, ärztlichem und Pflegedienst wie von männlichem und weiblichem Pflegepersonal gewährleistet und dem Pflegepersonal eine ideelle und materielle Sicherstellung verbürgt.«[200]

Kämen diese Forderungen durch, entsprächen die Ausbildungsrichtlinien der Mutterhäuser nicht den Bedingungen.

Für Agnes Karll beginnt eine Zeit mit viel Arbeit für die Sache und mit der Suche nach weiterer Unterstützung. Sie will einflußreiche Männer für den Vorsitz und als Schatzmeister[201] ihres Vereins gewinnen, bekommt vom Geheimrat Aschenborn jedoch den Rat, »den Vorstand nur aus Krankenpflegerinnen zu bilden, da Fachverhältnisse nur von Fachpersonen richtig beurteilt werden können«[202]. Die Auffassung dieses Mannes steht im Gegensatz zu der Meinung der Mutterhaustheologen, die für sich in Anspruch nehmen, Fachverhältnisse der Krankenpflege beurteilen zu können.

Am 11.1.1903 wird die Berufsorganisation der Krankenpflegerinnen Deutschlands gegründet. 37 Schwestern kommen zusammen, dreißig von ihnen nehmen die Satzungen an, wählen das Vorbereitungskomitee zum Vorstand und Agnes Karll zur Vorsitzenden. Die erste große Versammlung des Vereins findet in Düsseldorf statt, ca. 200 Schwestern sind anwesend. Unter anderem wird, ausgelöst durch einen Arzt, der Name »Schwester« in Frage gestellt. An der inhaltlichen Füllung des emotional belasteten Begriffs unterscheiden sich Marie Cauer und Agnes Karll. Agnes Karll sieht in der Schwesternschaft einen Fachverband und doch Schwesternschaft im christlichen Sinn, Marie Cauer strebt das volle Beamtentum wie bei Lehrerinnen an. Ihrer Meinung nach sei es dann im Interesse der Verwaltung, die Lebenskräfte zu schonen. Sticker meint, daß M. Cauer die fortschrittlichere Position bezieht, sie fragt sich jedoch, ob Agnes Karll nicht gestoppt worden wäre, wenn sie den Standpunkt der Ärzte durchgezogen hätte. An diesem Tag beendet Agnes Karll ihren Vortrag mit dem Aufruf:

»Wir wollen durch unsere Organisation beweisen, daß, bei dem heutigen wachsenden Selbständigkeitsbedürfnis der deutschen Frau, auch außerhalb der bisherigen Verbände sich ein tüchtiger, selbstloser und hin-

---

200 M. Cauer, A. Karll, E. Krukenberg, H. Meyer, E. Storp, Petition an die Regierung der deutschen Staaten, 1904, zitiert in Sticker 1977:118f.

201 Vgl. Sticker 1977: 121.

202 Vgl. Sticker 1977: 121.

gebender Pflegerinnenstand entwickeln kann, der mit höchster Auffassung der ernsten Berufspflichten, für die nur gerade die Besten gut genug sind, auch die Pflicht gegen die eigene Familie und die eigene Person vereinen kann. Dazu aber muß jede einzelne mit ernstem Wollen helfen. Hier wie im ganzen Deutschen Reich und über seine Grenzen hinaus, regt's sich dazu, so daß wir das Recht haben, auch auf dem neu gewählten Weg in unserm herrlichen Beruf auf eine gute Zukunft zu hoffen.«[203]

Mit Hilfe der Frauenvereine und durch Öffentlichkeitsarbeit wächst der Verband, und am 1.4.1903 wird ein Büro eingerichtet. Agnes Karll bekommt Bestätigung für ihre Tätigkeit aus dem Ausland, und es beginnt ihre Arbeit im ICN, dem International Council of Nurses, deren Präsidentin sie später wird. Ihre Mitarbeit wird angefragt von Lavina L. Dock, der Sekretärin des Verbandes. Sie soll an den organisatorischen Vorbereitungen des Berliner Internationalen Frauenkongresses teilnehmen, an dem der ICN beteiligt ist, und sie soll dort eine Rede über ihre Meinung zur Schwesternausbildung halten. In einem Brief an ihre Mutter schreibt sie:

»Sie fordert mich respektive uns zur Teilnahme an den Beratungen des nächsten Sommers in Berlin auf. Das ist eine große Anerkennung für unsre junge Sache und in so herzlicher, liebenswürdiger Form gehalten, daß ich einen ganz kleinen Schwips davon bekam. Das Glied eines großen Ganzen zu sein, scheint mir ein stolzes Ziel. Ich weiß, daß wir uns nicht nur auf uns allein stützen dürfen. Daher der stille zähe Kampf ums Rote Kreuz, den viele gar nicht begreifen; daher die Freude an dem Entgegenkommen des ICN. Da einige unserer Schwestern in Amerika sind oder hingehen, hat es obendrein gleich praktischen Wert.«[204]

In amerikanischen und in englischen Fachzeitschriften wird über Agnes Karlls Arbeit berichtet. Die nationalen Verbände von Amerika, England und Deutschland bewirken die endgültige Konstituierung des ICN auf dem Berliner Kongreß. Sie setzen sich als Aufgabe, das in einigen Ländern Erreichte auch als Programm für andere Länder aufzustellen. Gefordert wird, daß die Arbeit der Krankenpflege über die Pflege des Einzelnen hinaus zur Erhaltung der Volksgesundheit dienen solle und daß die in der Krankenpflege Tätigen durch einen Kurs in Anatomie, Psychologie, Hygiene, Arzneimittellehre, Krankenküche und eine dreijährige praktische Ausbildung in einem Krankenhaus geschult werden. Interessant ist, daß die ausländischen Gäste die »modernen Krankenpflegerinnen« in Deutschland loben, die unter Leitung von prächtigen (splendid) Frauen

---

203 Sticker 1977: 134.
204 Brief von A. Karll an ihre Mutter vom 8.11.1903, zitiert in Sticker 1977: 141.

wie Schwester Agnes Karll und Elisabeth Krukenberg eine neue Krankenpflege mit besserer Ausbildung, Recht auf Selbständigkeit, der Möglichkeit freiwilliger Organisation und unter dem Schutz des Staats erstreben. Kaiserswerth spielt für die damalige Gegenwart keine Rolle mehr, bereits zu Beginn des 20. Jahrhunderts liegt seine Bedeutung in der Vergangenheit als die Institution, in der Florence Nightingale und Elisabeth Fry studiert haben und von wo aus die Ideen nach England und von dort weiter nach Amerika gelangten. Die ausländischen Gäste sind der Meinung, daß der Name Friederike Fliedner überall dort in Ehren gehalten werden müsse, wo Krankenpflege als ein gelernter Frauenberuf gilt. Agnes Karll vermißt in Deutschland das Vorbild einer Florence Nightingale. Mit ihr teilt sie die Auffassung, daß die Angelegenheiten des Berufs von Berufsangehörigen selbst bestimmt werden sollen.

Nach dem Kongreß geht die Öffentlichkeitsarbeit weiter. Versammlungen werden abgehalten, an denen auch immer wieder Abgeordnete teilnehmen. Inhaltlich geht es vorwiegend um die dreijährige staatlich anerkannte Ausbildung, deren Notwendigkeit überzeugend dargestellt wird. Zur Durchsetzung ihrer Interessen nimmt Agnes Karll Kontakt zum Kultusministerium auf. Aber auch Aufgaben anderer Art hat der Verband zu bewältigen: Sprachkurse werden angeboten, die Stellenvermittlung wird ausgebaut, die Zukunftsversorgung der Schwestern muß weiterbetrieben werden. Agnes Karll sieht es als notwendig an, die Situation der Pflegenden darzustellen. Dazu verpflichtet sie die Schwestern, ihr statistisches Material zu liefern. Ca. 50 Fragen betreffen das Arbeitsleben, die Gesundheit der Schwestern, ihren Verdienst und ihre Versicherungen. Die Statistik dient ihr als Unterlage beim Kampf mit den Behörden. Ihr Interesse, die Mitglieder des Verbandes zu informieren, ist groß. 1905 beginnt sie mit der Herausgabe einer verbandseigenen Zeitung. Für all diese Arbeiten benötigt sie im Büro Mitarbeiterinnen.

»Agnes Karll verstand es, fähige Schwestern zu engagieren, die als Glieder des Vorstands selbständig und in Verantwortung an dem Aufbau und der Förderung der Berufsorganisation arbeiteten. Der Geschäftsgang des Büros wurde jedoch dadurch erschwert, daß die wenigsten Mitglieder eine Erziehung genossen hatten, die auf Selbständigkeit ausging. Ein Fünftel der Schwestern hatten in Diakonissenanstalten, fast ein weiteres Fünftel in Rotkreuzkrankenhäusern ihre Ausbildung erhalten und waren bereits meist jahrelang gewohnt, daß die Mutterhausleitung ihnen vieles abnahm, das Versetzungsrecht handhabe und die Versorgungsangelegenheiten regelte.«[205]

---

205 Sticker 1977: 152f.

Am 22.3.1906 schafft der Bundesrat notwendige gesetzgeberische Voraussetzungen für die Einführung eines Befähigungsausweises für Krankenschwestern. Preußen beginnt 1907 mit der Umsetzung der Verordnung und regelt eine einjährige Krankenpflegeausbildung, andere Länder folgen. Zu der von Preußen eingerichteten Sachverständigenkommission gehört Agnes Karll neben den Vertretern – meist Männern – der Orden, Diakonissenhäuser, des Diakonievereins, des Roten Kreuzes und der Städt. Verbände. Eine einjährige Ausbildung ist zwar ein wichtiger Schritt, aber noch nicht das, was Agnes Karll und andere kompetente Krankenpflegepersonen als ausreichend ansehen. In der ersten verbandseigenen Schule, die 1906 in Dortmund gegründet wird, bekommen die Schülerinnen eine Ausbildung von zwei Jahren.

1907 ist für Agnes Karll ein Jahr der Dienstreisen und Auslandskontakte, vor allem im Zusammenhang mit dem ICN. Agnes Karll wird für das Amt der Präsidentin dieses wichtigen Verbandes vorgeschlagen. Bei der Generalversammlung der Berufsorganisation stellt sich heraus, daß Agnes Karlls Bemühungen, ihre Mitarbeiterinnen zur Selbständigkeit anzuregen, erfolgreich gewesen sind. Sie kann aus Krankheitsgründen an der Versammlung und den Vorbereitungen dazu nicht teilnehmen, doch ihre Mitarbeiterinnen erledigen diese Arbeit gut. Auf dieser Versammlung wird beschlossen, zu Agnes Karlls Entlastung zwei Vorsitzvertreterinnen zu benennen. Das läßt ihr mehr Zeit, ein inzwischen von Nutting und Dock in amerikanischer Sprache geschriebenes Buch zur Geschichte der Krankenpflege ins Deutsche zu übersetzen.

Nach langen Verhandlungen und Rückschlägen bekommt der Verband 1907 die Korporationsrechte, d.h., er ist auch in der Lage, Erbschaften und Spenden anzunehmen.

1909 wird Agnes Karll zur Präsidentin des ICN gewählt. Weitere Länder schließen sich dem Weltbund an, und es wird beschlossen, 1912 in Köln zu tagen. Vorher, 1911, gibt es eine internationale Hygieneausstellung in Dresden. Zu Agnes Karlls Freude gelingt es ihr, sämtliche Krankenpflegeorganisationen Großberlins zur Zusammenarbeit zu gewinnen. Sie selbst bewertet das hoch:

> »Unsere Ausstellungskommission ist ein geschichtliches Ereignis. Alles Nebeneinander, was es in unserem Beruf gibt, – nur das Rote Kreuz resp. die Vaterländischen Frauenvereine für sich allein. Wie das typisch ist. Ich fürchte keiner außer mir wird diese Dinge in voller Bedeutung schätzen ...«[206]

Sie scheint die Bedeutung zu überschätzen, die Zusammenarbeit unter den Verbänden setzt sich auf dem ICN-Kongreß nicht fort, die Mutterhäuser neh-

---

206 Brief von A. Karll an ihre Mutter vom 2.4.1911, zitiert in Sticker 1977: 196.

men nicht teil. Einzelne Rotkreuzoberinnen kommen, anderen ist die Teilnahme untersagt.

Immer wieder fordert Agnes Karll in Vorträgen die dreijährige Ausbildung für die Krankenpflege. Eine Mitstreiterin findet sie in Charlotte Reichel, die sich als Studierende einer Handelshochschule mit der gesetzlichen Lage der Krankenpflegerinnen beschäftigt hat. Vermutlich ist sie die Autorin der anonym erschienenen Broschüre »Stiefkinder der Sozialpolitik«. Darin wird dargestellt, daß Krankenschwestern außer im Strafgesetzbuch von den Gesetzgebern nicht erwähnt werden, und so fehlt z.b. auch eine Regelung der Arbeitszeit.

Die Mißstände des Berufs werden auch von Georg Streiter[207] beschrieben. Er hat eine Schrift über die wirtschaftliche und soziale Lage des Krankenpflegepersonals veröffentlicht. Die Unterlagen von Reichel, Streiter und Karll sind Grundlage für die Sitzung am 20.3.1912 im Deutschen Reichstag:

»Petitionen mit begründeten Daten lagen den Reichstagsdebatten zugrunde, nicht mehr elende Machwerke obskurer Literaten wie 1902 bei den ersten Verhandlungen des Themas Krankenpflege vor dem Hohen Haus. Der Bevollmächtigte zum Bundesrat konnte mitteilen, daß eine umfassende Erhebung der Krankenpflegeverhältnisse über das ganze Reichsgebiet stattgefunden habe und dem Preußischen Statistischen Landesamt wie dem Kaiserlichen Gesundheitsamt zur Bearbeitung vorliege.«[208]

Neben dem Reichstagskongreß findet 1912 noch ein zweites wichtiges Ereignis statt: der Dritte Kongreß des ICN in Köln. Hilfestellung bei der Vorbereitung desselben bekommt Agnes Karll von den Vorsitzenden der Kölner Frauenvereine. Die Situation der Krankenpflege wird in einem Referat von Medizinalrat Dr. Hecker[209] dargestellt. Statistisches Material liegt seinem Referat: »Die Überarbeitung der Krankenpflegerin« zugrunde. Hecker weist darauf hin, daß in manchen Ländern des Auslands im Vergleich zur deutschen Krankenpflege nahezu ideale Verhältnisse herrschten. Daß sich die deutsche Krankenpflege verbessert habe, rechnet er Agnes Karll an:

»Er verglich ihre Initiative für eine geschulte Krankenpflege in Deutschland mit dem Wirken der Florence Nightingale ... Er bezeichnete Agnes Karlls Erkenntnis, die Mißstände in dem Krankenpflegeberuf öffentlich darzustellen und alle Verbände zu gemeinsamen Änderungsvorschlägen

---

207 Georg Streiter ist der Gründer der christlichen Krankenpflegegewerkschaft.
208 Sticker 1977: 209.
209 Dr. H. Hecker ist Regierungs- und Geheimer Medizinalrat in Straßburg.

aufzurufen, als den einzig gangbaren Weg zur Abhilfe. Er rühmte ihren totalen Einsatz.«[210]

Agnes Karll beginnt mit einem weiteren, bedeutenden Schritt: Sie erreicht, daß an der neugegründeten Hochschule für Frauen in Leipzig ein dreijähriger Studiengang zur Weiterbildung von Krankenpflegerinnen eingerichtet wird. Vorbild ist ihr die universitäre Ausbildung für Krankenhausoberinnen und Lehrkräfte an Krankenpflegeschulen, die es seit 1907 in den USA gibt. Zehn Schwestern beginnen in Leipzig ein Studium, dessen Schwerpunkte die Erweiterung des naturwissenschaftlichen Wissens, Grundlagen der Volkswirtschaft und Sozialpolitik sind. Ebenso sind Psychologie und Pädagogik im Lehrplan enthalten. Agnes Karll unterrichtet Geschichte der Krankenpflege. Das vorgesehene staatliche Examen kann nicht abgenommen werden, da der erste Weltkrieg ausbricht. Durch ihn wird nicht nur ein Strich unter die Frauenhochschule gesetzt, es ist auch das Ende von Agnes Karlls Arbeit, denn nach dem Krieg ist sie eine schwerkranke Frau.

### 1.4.5 »Die Saat wird doch einmal aufgehen«

**Berufspolitische Arbeit gegen viele Widerstände**

Sticker schließt ihr Buch über das Wirken Agnes Karlls mit einem Auszug aus einem Brief an Oberin Karin Neumann-Rahn in Helsinki:

> »Wir alle müssen jetzt weit zurückbleiben hinter dem, was wir einst gehofft, und dankbar sein für das, was wir schaffen durften. Ich glaube nicht, daß Arbeit, die in dem Sinn geleistet wird, wie wir es tun, im Sand verrinnen kann, wenn es im Augenblick auch so scheinen mag. Die Saat wird doch einmal aufgehen, vielleicht lange hinter uns. Wir konnten nichts weiter tun als den Samen auszustreuen, den Gott in unsere Hände gelegt hat ...«[211]

Agnes Karll hat sich immer wieder mit Überzeugung für die Selbständigkeit der Krankenpflegerinnen eingesetzt:

> »Nur das Zusammenwirken aller Glieder kann den Fachverband instandsetzen, seine volle Wirksamkeit zum Heil aller zu entfalten. Unsere Krankenhäuser werden in späterer Zeit sein, was wir Schwestern heute aus ihnen machen. Jede von uns muß sich ihrer Pflichten bewußt werden und sie erfüllen. Will die Frau, die Schwester nicht wie bisher Amboß sein, muß sie eiligst anfangen, Hammer zu werden und nicht

---

210 Sticker 1977: 213.
211 Brief von A. Karll an K. Neumann-Rahn vom 27.9.1926, zitiert in Sticker 1977: 223.

mehr ihr Geschick willenlos aus den Händen anderer zu nehmen, sondern es selbst zu gestalten.«[212]

Sicherlich ist das Krankenpflegepersonal nicht allein verantwortlich für die Entwicklungen der beruflichen Möglichkeiten in der Pflege, aber es ist wichtig, die eigene Verantwortung zu übernehmen, damit es nicht andere tun. Klar sieht Agnes Karll auch die möglichen Gefahren einer zunehmenden Technik voraus:

»Vor allem müssen wir dahin streben, daß uns nicht das bei der besseren technischen Ausbildung für die Zukunft vorenthalten wird, was wir am nötigsten für unsern Beruf brauchen und was sich durch Gesetzesformeln schlecht festlegen läßt: die ethische Vertiefung. Die brauchen wir überall, aber ganz besonders für unser Schlachtfeld: die soziale Not unserer Zeit.«[213]

Eine ganz wesentliche Voraussetzung für Veränderungen sieht Agnes Karll in der Eigenständigkeit der Krankenpflegerinnen, die sie dazu aufruft, die Verantwortung für ihre Belange selbst zu übernehmen:

»In der sozialen Arbeit, die jetzt in ihrer vollen Bedeutung erkannt wird, ist unsere Zukunft! Vorbereitet hat man uns bis jetzt nicht für dieselbe, aber haben wir je eine solche Vorbereitung gewünscht und erstrebt, haben wir uns je *zielbewußt* ein Bild unseres Lebensganges gemacht, haben wir über den Tag hinausgedacht, wie unsere Kraft am besten *dauernd* der Menschheit dienen könne? Die Schwestern in den Mutterhäusern haben vielleicht das Recht, andere für sich denken zu lassen. Wir, die als *selbständige, selbstverantwortliche* Menschen dem Leben gegenüberstehen, sind selbst schuldig, wenn wir nicht die rechten Wege suchen und bahnen helfen, um fähig für unsere Lebensaufgabe zu werden. Man hat uns wenig Möglichkeiten hierfür gegeben, das ist keine Frage. Aber wer soll uns denn unseren Beruf aufbauen, wenn wir es nicht selbst tun! Wir haben gar kein Recht zu verlangen, daß andere das tun. Wenn wir bei unseren englischen und amerikanischen Schwestern bessere, zum Teil sehr befriedigende Verhältnisse sehen, wer hat sie geschaffen? Sie selbst! Wer hat es erreicht, daß sie eine dreijährige Allgemeinausbildung haben, vorzügliche Möglichkeiten zu Fortbildung und Spezialausbildung? Sie selbst! Wer hat in den amerikanischen Staaten den gesetzlichen Schutz des Berufs erkämpft, wer die Hochschule für Oberinnen in langen Jahren mit eigenen Mitteln ausgebaut? Immer wieder und wieder die Pflegerinnen selbst!«[214]

212 A. Karll 1908, zitiert in Sticker 1977: 177.
213 A. Karll 1908, zitiert in Sticker 1977: 177.
214 A. Karll 1908, zitiert in Sticker 1977: 177.

Agnes Karll hat sicherlich viel Enttäuschung durch das Desinteresse von Kolleginnen erfahren, sie hat jedoch auch in Zusammenarbeit mit anderen, die Veränderungen der Krankenpflege für unbedingt notwendig hielten, im Kontakt zur bürgerlichen Frauenbewegung und unter Einbeziehung ihrer persönlichen Kontakte die Berufsorganisation der Krankenpflegerinnen Deutschlands gegründet und im ICN verantwortlich mitgearbeitet. Was sie erreicht hat, müssen sie und ihre Mitstreiterinnen schwer erkämpfen gegen eine Vielzahl von Widerständen.

Bei ihrer Haltung, unbedingt die Vertreter der Mutterhäuser zur Kooperation zu gewinnen, verschweigt sie in ihren Schriften den Widerstand, der ihr von ihnen entgegengebracht wird und der der Weiterentwicklung des Berufs schadet. In anderen Ländern, die ihr für die Krankenpflege Vorbild sind, gibt es keine Mutterhäuser, die aufgrund der Machtposition von Kirche oder Rotem Kreuz die aufkeimenden Bemühungen eines Berufsstandes zu blockieren vermögen.

Unter den Schwierigkeiten, die Agnes Karll zu überwinden hat, sind vor allem solche, die durch die Ablehnung der Mutterhäuser gegenüber den »wilden Schwestern« entstehen. Das Mühen um Kooperation mit den Mutterhäusern wird von vielen nicht verstanden. Agnes Karll sieht jedoch trotz der arroganten Haltung der Vertreter der Mutterhäuser den »wilden Schwestern« gegenüber die Zusammenarbeit als notwendige Voraussetzungen für Reformen in der Krankenpflege an.

Von den Diakonissenverbänden und dem Roten Kreuz wird die Mutterhausform für die Ausübung der Krankenpflege als unabdingbar gesehen, und sie setzen sich auch in der Öffentlichkeit dafür ein. Es wird die Meinung vertreten, daß für eine gute Krankenpflege, die Liebestätigkeit ist, kein Verdienst ausgezahlt werden dürfe. Die öffentliche Diskriminierung der freien Krankenpflege wird offensichtlich von den Vertretern der Schwesternverbände geteilt. Die Einstellung, eine Ketzerin zu sein, die Agnes Karll üblicherweise entgegengebracht wird, beschreibt sie indirekt in einem Brief von 1911, als sie erstmals von ihren Kolleginnen der Schwesternverbände anders behandelt wird als üblich:

> »Ich will sehen, die Krankenpflege Deutschlands in gewissem Sinn zu einen; aus dem Chaos, das sie noch bildet, ein paar Mißklänge zu beseitigen, daß es eine Harmonie gibt, wenn die verschiedenartigen Kreise sich berühren. Ein Stück Geschichte war's, als mich die zierliche alte Ordensfrau begrüßte und mir willig in meinen Plänen zu folgen suchte, mir zustimmte, daß wir ja doch alle nur ein Ziel haben.
>
> Die innerliche Schlichtheit dieser Leute ist so wohltuend. Ich denke, so gut die drei, die ich sprach, mir freundliches Verständnis entgegenbrachten, so gut wird es auch der weitere Kreis lernen, daß wir auch ih-

nen dienen mit unserm Kampf um unsere Rechte. Weder die alte Or-
densfrau hat mich merken lassen, daß ich doch wohl in ihren Augen
eine Ketzerin bin, noch hat die gemütliche Diakonissenoberin mir die
geringste Spur des üblichen Herabsehens auf uns 'Freie' gezeigt.«[215]

Agnes Karll freut sich über die Aussagen der Mutterhausschwestern, die sie
wissen lassen, daß sie ihnen Anregungen bringt, und ihr sagen, daß sie zurück-
geblieben seien und zu wenig Kontakt mit der Öffentlichkeit gepflegt haben.
Solche Sätze mögen mit zu dem Optimismus Agnes Karlls beigetragen haben,
daß es zu einem gemeinsamen Handeln kommen wird, auch wenn der Berufsverband nicht die Dachorganisation aller Verbände geworden ist. Vielleicht
hätte sie mit den Frauen gemeinsam handeln können, doch nicht sie bestimmen
die Verbandspolitik, sondern Pfarrer, denen die Selbständigkeit der Frau kein
Anliegen ist, die statt dessen lieber »Töchter« um sich versammeln. Auf diesem
Hintergrund ist auch die ein Jahr später erfolgte Absage Georg Fliedners, eines
Sohnes der Friederike Fliedner, auf die Einladung Agnes Karlls in das benach-
barte Köln zu sehen:

»Bei der Verschiedenheit der beiderseitigen Organisationen sei von einer gemeinsamen Beratung keinerlei Nutzen zu erwarten, um so weniger, da sie im wesentlichen darauf gerichtet sein müßten, günstige Bedingungen für die äußere Lebensgestaltung zu erlangen.«[216]

Sticker kommentiert, daß hier das Anliegen des Weltkongresses mißverstan-
den wird. Jedoch ist wahrscheinlicher, daß Georg Fliedner die Ziele der Krankenpflege, in denen sich auf dem Kongreß Hunderte von Frauen aus allen Kon-
tinenten der Welt bei allen Unterschieden einig wissen, sehr wohl verstanden
hat, aber nicht teilen kann. »Seine« Schwestern brauchen keine Versicherungen,
keine gründliche Ausbildung, keine Erziehung zur Selbständigkeit, sie haben ja
»Eltern«, die ihnen diese Last des Lebensalltags abnehmen. Und eine geregelte
Arbeitszeit brauchen sie auch nicht, denn sie lernen, daß, wenn Gott ihnen eine
Last auflegt, er ihnen auch hilft, sie zu tragen. Es kann nicht sein Interesse sein,
daß die Schwestern des Mutterhauses sich ernsthaft mit den Anliegen des ICN
auseinandersetzen. Da ist die Rolle Kaiserswerths als Gastgeber eher zu vereinbaren mit der überlegenen Haltung gegenüber den »freien Schwestern«.

Einen schweren Kampf kämpft Agnes Karll auch mit dem Roten Kreuz. Die
Schwestern der Berufsorganisation tragen zunächst das Rote Kreuz als Zeichen
auf ihrer Brosche, müssen sie jedoch ablegen, als dieses Zeichen wegen des
häufigen Mißbrauchs gesetzlich geschützt wird. Agnes Karll wählt für ihren
Verband eine rautenförmige Brosche mit dem Lazaruskreuz und der Inschrift

215 Sticker 1977: 195.
216 Sticker 1977: 217.

»Berufsorganisation d. Krankenpfl. Deutschlands«. Weil diese Brosche angeblich mit der des Roten Kreuzes verwechselt werden könne, wird in Berlin und in Frankfurt gegen die Berufsorganisation geklagt. Zwar gewinnt die Berufsorganisation die Prozesse, aber sie sind zeit- und kraftaufwendig. Agnes Karlls Interesse an einem Examen für Krankenschwestern wird längst nicht von allen geteilt. Die Theologen der Kaiserswerther Generalkonferenz von 1898 sprechen sich noch dagegen aus.

Die negative Einstellung, die Agnes Karll und der Berufsorganisation von seiten der mutterhausgebundenen Schwesternschaften und deren Vorsteher entgegengebracht wird, erwidert sie nicht, sondern bemüht sich um eine Einigung aller Verbände – vergeblich! Bei der Übernahme der Dortmunder Krankenanstalten durch die Berufsorganisation ermuntert sie 1906 die Schwestern, die dort anfangen wollen:

> »Denn wenn wir uns ein Vorbild für unser Schaffen suchen wollen, können wir Deutsche immer nur in jene Zeit zurückgreifen, da Pastor Fliedner mit seinen beiden Frauen der ganzen Welt Vorbilder schuf für ihre heutige soziale Arbeit.«[217]

Ihr beständiges Interesse an einer Einigung aller Verbände drückt Agnes Karll auch darin aus, daß sie die Übersetzung der Geschichte der Krankenpflege allen deutschen Schwestern widmete:

> »... mögen sie im Kloster, im Diakonissenhaus, im Roten Kreuz, Diakonieverein oder städtischen Verbänden oder für sich allein leben. Möge sie als Lehrbuch der Schwestern an der ethischen Vertiefung des Pflegeberufs mithelfen, uns alle echten Schwesterngeist lehren und in weitesten Kreisen der Krankenpflege Verständnis und Interesse gewinnen. Doch soll das Buch auch zu einem neuen Band zwischen Berufsorganisationen und ihren Schwestern werden. Möge es für jede von ihnen 'unser Buch' werden!«[218]

Aus den USA kommt 1909 ein Auftrag, Puppen anzufertigen, die die Trachten aller deutschen Schwesternverbände tragen. Agnes Karll nimmt diese Puppen zunächst mit auf die Krankenpflegeausstellung nach London. Sie sind für sie Ausdruck einer symbolischen Vereinigung: »Rotes Kreuz, Diakonieschwestern und die religiösen Schwestern friedlich mit den unseren vereint, ohne gar zu sehr auf die einstmals 'Wilden' herabzusehen.«[219]

---

217 Brief von A. Karll an ihre Mutter, ohne Datum, zitiert in Sticker 1977: 170.
218 A. Karll, Vorwort zur Übersetzung von Nutting und Dock, Geschichte der Krankenpflege, Band I, Berlin 1910, zitiert in Sticker 1977: 192.
219 Sticker 1977: 182f.

Widerstände erfährt Agnes Karll auch von seiten derjenigen Ärzte, die eine selbständige Schwesternschaft nicht akzeptieren können. Ein Beispiel soll das verdeutlichen: In Düsseldorf soll unter Prof. Witzel eine Medizinische Akademie eingerichtet werden, in die auch eine Krankenpflegeschule eingebaut werden soll. 1905 beginnen Verhandlungen mit Agnes Karll. Zu Beginn sollen fünfzig Schwestern der Berufsorganisation in den Krankenanstalten angestellt werden, die vorher in Bonn ein Praktikum absolviert haben. Eine fähige Oberin, Helene Meyer aus Eppendorf, soll die Schwesternschaft leiten. Der Plan der selbstverantwortlichen Schwesternschaft scheitert an einem Personalwechsel. Nicht Witzel wird Direktor, sondern Schloßmann. Er lehnt eine einheitlich geführte Schwesternschaft ab, hält eine Oberin sogar für schädlich und erkennt nur eine geschäftsführende Oberschwester an. Das bedeutet, daß jede der sechs Kliniken einen eigenen Chefarzt hat und eine zuständige Oberschwester. Einheitlicher Leiter der Klinik ist der Klinikdirektor. Er hat das Recht, zu entscheiden, zu mahnen, zu strafen und kann die Privatzimmer der Schwestern inspizieren.

Schloßmann schreckt nicht davor zurück, Helene Meyer, deren Fähigkeiten ihn gestört haben mögen, zu diskriminieren. Nach knapp drei Wochen ihrer Mitarbeit enthebt er sie vorläufig ihres Dienstes. Zwar stellen sich die Vorwürfe nach einer Untersuchung als lächerlich heraus, und Helene Meyer bekommt vom Oberbürgermeister die Aufhebung der Verfügung mitgeteilt, aber sie bittet darum, ihr Amt niederlegen zu dürfen. Zu Agnes Karlls Kummer spaltet sich eine kleine Gruppe von Schwestern von der Berufsorganisation ab und schließt sich den Ärzten an. Die von Agnes Karll angestrebte Kooperation zerbricht, und das Rote Kreuz übernimmt nach einigen Jahren die Klinik. Noch in ihrer letzten Lebenszeit trauert Agnes Karll um die verlorengegangene Chance in Düsseldorf. Daß der Plan gescheitert ist, begründet sie mit den Intrigen der Ärzte und der Charakterlosigkeit einiger Schwestern.

Auch die Verwaltung kostet Agnes Karll viele Kämpfe. Zwar erreicht sie letztlich gemeinsam mit anderen zumindest eine staatliche Anerkennung der Krankenpflegeausbildung, aber die langsame Arbeit verzögert ihre Pläne. Die Tatsache, daß sie vier Jahre, bis 1907, auf die Kooperationsrechte warten muß, bringt den Verband um eine Erbschaft von 60 000 Mark, die Agnes Karll als Hilfestellung für ältere, gebrechliche und kranke Schwestern vorgesehen hatte. Noch 1906 wird der Antrag mit der fadenscheinigen Begründung abgewiesen, daß die Bestandsfähigkeit der Vereinigung nicht als gewährleistet angesehen werden kann.

Das Interesse, die Diakonisse als »Helferin der Diakonie« Krankenpflege ausüben zu lassen, Selbstverleugnung und Aufopferungsbereitschaft zu fordern und die Hierarchie entsprechend eines Obrigkeitsstaates zu manifestieren, ist für die Theologen der Mutterhäuser so wichtig, daß sie Frauen wie Agnes Karll Widerstand entgegenbringen und somit den Berufsstand an einer selbständigen Weiterentwicklung hindern. Diesen Frauen ist allein ohne etablierte Organisation die traditionelle Institution Kirche zu mächtig, um ihre Interessen durchsetzen zu können.

Agnes Karll sieht nicht die Notwendigkeit, zumindest mit den Gewerkschaften zusammenzuarbeiten. Sie teilt nicht immer deren Bemühungen, die berufliche Situation angemessen zu verändern. Bei einer Kooperation wäre eine gemeinsame Interessenvertretung für die Verbesserung der Krankenpflege vielleicht eher erfolgreich gewesen. Ihr Interesse, die verschiedenen Verbände zu vereinen, hörte leider bei der Gewerkschaft auf. Vielleicht spielten politische Gründe eine Rolle, oder sie wollte die Mutterhäuser nicht noch stärker gegen sich aufbringen.

Daß sie mit ihrer gemäßigten Organisation auf so großen Widerstand der Mutterhäuser stieß, zeigt, daß es weniger um eine inhaltliche Differenz zu Fragen der Krankenpflege als um die Professionalisierung des Berufs ging.

## 1.5 Rückblick auf die Geschichte der Krankenpflege

Theodor Fliedners Interesse ist es, christliche Liebestätigkeit durch Diakonissen ausführen zu lassen, die ihm unterstehen, wie vorher in den Urgemeinden den Diakonen. Es steht außer Frage, daß Fliedner den Pflegerinnen und der Pflegedienstleitung vorgesetzt ist. Lerninhalte und Tätigkeitsfelder der Pflegerinnen werden durch ihn festgelegt. Bei der Berufsausübung und im Privatleben wurde von den Pflegerinnen unbedingter Gehorsam gegenüber den »Eltern« verlangt. Das sind die ersten Kennzeichen des neuentstehenden Berufs.

Daß Krankenpflege als organisierte Tätigkeit mit einer Ausbildung auf diese Weise von Fliedner in größerem Maße initiiert werden kann und gesellschaftlich akzeptiert wird, ist nur zu verstehen im Zusammenhang mit seiner Rolle als Pfarrer vor dem Hintergrund seiner Zeit. Bestimmte Frauenberufe werden auch für bürgerliche Frauen akzeptiert, und es gibt noch keinen geachteten Stand der Krankenpflege. Der Beruf des Pfarrers ist geschätzt. So wie die Frau dem Mann untertan sein soll, so werden karitative Tätigkeiten in der Gemeinde bis heute noch unter der Leitung der jeweiligen Pfarrer durchgeführt.

Die Kirche hat Macht im gesellschaftlichen Leben, und Fliedner und seine Nachfolger können bei Verhandlungen mit Behörden auf das Ansehen ihres Berufsstandes zurückgreifen, sie werden bei Veränderungsplänen in der Krankenpflege aufgrund dieses beruflichen Ansehens gehört, nicht wegen einer krankenpflegerischen Kompetenz.

Agnes Karll, eine durch ihre Erziehung, Ausbildung zur Lehrerin und durch Kontakte zur bürgerlichen Frauenbewegung selbständige Frau, hält wie viele ihrer Mitschwestern die Bevormundung und die schlechten Ausbildungs- und Arbeitsbedingungen der Krankenpflegerinnen im Mutterhaussystem nicht aus. Sie ist daran interessiert, eine Berufstätigkeit auszuüben, die ihr den Erwerb ihres Lebensunterhaltes und Sicherheiten für Krankheit und Alter ermöglicht. Für sie gibt es keine einsichtigen Gründe, warum Krankenpflege nicht ein Beruf sein könnte, bei dem, wie z.B. bei den Lehrerinnen auch, es den Ausübenden möglich ist, unabhängig und selbständig zu sein.

Theodor Fliedner und seine Nachfolger haben, um ihre Ziele durchzusetzen, ihre Amtsautorität als Pfarrer, ihre Vormachtstellung als Mann und das etablierte Bündnis von Kirche und Staat hinter sich. Agnes Karll, wie auch andere Frauen und Männer, die für Eigenständigkeit in der Krankenpflege einstehen, fehlen nicht nur diese Mittel, sie werden auch noch gegen sie eingesetzt. Um ihre Ziele durchzusetzen, braucht Agnes Karll einen starken Willen und Durchhaltevermögen, das Bewußtsein, daß die Selbsthilfe der Frauen durch Vereinsgründung zu fördern sei, und die Verbindung mit der Frauenbewegung und mit kooperativen Männern ihrer Zeit.

Die krankenpflegerische Tätigkeit ist in ihrer Entstehung als christliche Liebestätigkeit gedacht und von daher bestimmt. Eigenständigkeit, berufliches Selbstbewußtsein und berufliche Tätigkeiten entsprechend der fachlichen Kompetenz sind nicht gefragt. Geschichtlich her gesehen fehlt das Vorbild der selbstbewußten, engagierten Krankenschwester. Das Beispiel Agnes Karlls wirkt eher abschreckend, denn dadurch wird klar, daß für eine eigenständige Berufsausübung fast übermenschliche Qualitäten gefordert sind. Heute wird zwar eine qualifiziertere Ausbildung ermöglicht, aber die Diskrepanz zwischen ihr und dem selbständigen Arbeitsbereich im Stationsalltag ist überdeutlich. Es sind nicht mehr nur die Pfarrer, die über die Krankenpflege bestimmen, es sind im Stationsalltag die Ärzte, die die Macht ausüben, und es sind in der Ausbildung und in der Fortbildung die Sozialwissenschaftler und Theologen, denen zunehmend mehr Einfluß auf den Beruf übertragen wird. Das verhängnisvoll theologisch begründete Verhältnis der Unterordnung der Frau unter ihren Mann, das die Ehe Fliedners und die von ihm erarbeitete Hausordnung und Instruktionen kennzeichnet, hat sich – auch außerhalb der kirchlichen Krankenpflege – fortgesetzt. Die Klarheit und Offenheit, mit der Fliedner seine Einstellung vertrat, ist dabei jedoch verlorengegangen. In den meisten Diakonissenhäusern wird eine »Scheinpartnerschaft« praktiziert. Nach wie vor liegt die Macht in den Händen der Pfarrer, die das Amt des Vorstehers ausüben.

Wie Partnerschaft von einem Nachfolger Fliedners definiert wird, ist im Vorwort des Lebensbildes der Friederike Fliedner nachzulesen. Dort schreibt R. Frick, Vorsteher von Kaiserswerth von 1949 bis 1969:

»Da steht am Anfang der Geschichte des Mutterhauses eine Frau, ein Kind ihrer Zeit und zugleich doch ihrer Zeit überlegen – eine Frau, die in erstaunlicher Weise das lebt und darstellt, was wir heute mit dem Wort 'Partnerschaft' zu beschwören suchen – die ebenbürtige Gefährtin ihres Mannes, die seine männliche Autorität und Führung ganz selbstverständlich anerkennt und zugleich doch in großer Freiheit und Selbständigkeit ihre frauliche Art und ihren Beitrag zu dem gemeinsamen Werk hinzubringt – ganz Hausfrau und Mutter und ebenso ganz Vorsteherin, Oberin – ganz demütig in ihrem Mutter- und Magdtum und von einer edlen Würde in der Klarheit des Urteils, der Festigkeit des Wollens und der Sicherheit der Entscheidungen.«[220]

Frick ist ein für seine Zeit fortschrittlicher Vorsteher, der sich u.a. darum bemüht, die Erkenntnisse der »modernen Theologie« den Diakonissen nahezubringen. Seine Interpretation von Partnerschaft führt jedoch zur Verschleierung der Hierarchie, die praktiziert wurde und wird. Eine weitere von Fliedner begründete Anforderung an die Frau in der Diakonie wird von Frick in dem Vorwort aufgegriffen:

»Daß sie (F. Fliedner, *J.T.*) über der Fülle der Last und Verantwortung sich schnell verzehrte und früh zerbrach, ist nicht zu verwundern – verwunderlich vielmehr, daß niemand, auch ihr Mann nicht, das sah und dem rechtzeitig wehrte.[221] Aber vielleicht mußte es so sein und gehört auch diese selbstvergessene Hingabe an das Werk, die keine Rücksicht und Schonung der eigenen Kraft, kein Sich-Sparen kennt, zu dem Bild der Frau, in der Diakonie Gestalt gewonnen hat in einer Weise, die maßgebend bleibt auch für die Zukunft.«[222]

Die Aufopferung der Frau in der Diakonie ist demnach der Maßstab auch noch in den 60er Jahren und wird nach Meinung Fricks, eines Mannes, dem jahrelang Diakonissen unterstellt sind, maßgebend für die Zukunft sein. Wie sehr sich seine Meinung bewahrheitet hat und immer noch Wirklichkeit ist, zeigt ein Ausschnitt aus der Eröffnungsrede eines Bischofs von 1984 zur Eröffnung des Weiterbildungsstudienganges »Gesundheitspflege« an der katholischen Fachhochschule Norddeutschland in Osnabrück:

---

220 Frick 1963.
221 Frick irrt sich in der Meinung, daß Fliedner die Überforderung seiner Frau nicht sieht. Siehe Abschnitt 1.3.1.
222 Frick 1963.

»Unsere Ordensschwestern waren mit ihrer großen Aufopferungsbereitschaft und ihrem Bemühen um die individuelle Behandlung jedes einzelnen Patienten wegweisend für eine menschengerechte Betreuung der Kranken.«[223]

Die Haltung der Theologen, die sich für Fragen der Krankenpflege kompetent hielten und die aufgrund der Verbindung von Kirche und Staat auch großen Einfluß auf die Entwicklung dieses Berufes ausübten, haben der beruflichen Weiterentwicklung geschadet. Es fragt sich, inwieweit die in der christlichen Krankenpflege begründeten Ideale auch noch heute indirekt das Krankenpflegepersonal überfordern.

## 1.6 Auswirkungen der beruflichen Entwicklung auf die Identität des Krankenpflegerberufs

Sieht man die Anfänge der neuzeitlichen Krankenpflege in Deutschland parallel zur Entwicklung des Selbst[224], so ist das schlechte berufliche Selbstbewußtsein und Selbstwertgefühl erklärbar.

Es läßt sich an der Geschichte der Krankenpflege feststellen, daß sich kein »Urvertrauen in die Welt«[225] und die eigenen Tätigkeiten entwickeln konnte, sondern daß sich bis heute die Idealisierung anderer und das Mißtrauen in die eigenen Fähigkeiten als berufliche Merkmale gehalten haben.

Das Phänomen, daß Krankenpflege einerseits andere Berufsgruppen idealisiert und ihre Leistungen überbewertet, andrerseits sich für alles zuständig fühlt und Aufgaben übernimmt, ist nach der Tiefenpsychologie eine Folge des idealisierten Selbst-Objekts. Um zu einer normalen Einschätzung von sich selbst zu kommen, ist zunächst unbedingte »Anerkennung« des »Vollkommensein-Gefühls« Voraussetzung. Die immer wieder zugewiesene untergeordnete Stellung der Diakonissen in der Hierarchie und die ständigen Ermahnungen trugen nicht dazu bei, daß sich die Pflegenden in ihrer Tätigkeit völlig anerkannt fühlen und aus diesem Gefühl heraus die Weiterentwicklung der krankenpflegerischen Tätigkeiten vorantreiben konnten.

Die Diakonissen wurden im Kaiserswerther Mutterhaus zwar versorgt, bekamen aber wenig positive Bestätigung von den »Eltern«, die ja eher die Meinung vertraten, daß Lob schädlich für die Persönlichkeit sei. Sie wurden mit Unter- und Überforderung gleichermaßen konfrontiert.

Die Ausbildung krankenpflegerischer Tätigkeiten war umfassend, es wurden Fähigkeiten und Fertigkeiten und ein pflegerisches Wissen vermittelt. Die Pfle-

---

223 Wittler 1984: 8.
224 Vgl. dazu den Exkurs »Theorien zur Identität« unter Punkt 1.2
225 Dieser Begriff stammt von Erikson, s.o.

gerinnen lernten viel, durften ihr Wissen und Können jedoch nie selbständig anwenden. Nicht ihre eigene Einschätzung war entscheidend für ihr Tun, sondern die ärztliche Anordnung bzw. die Anordnung der Pflegedienstleitung. Zunehmend wurden sie mit Aufgaben betraut, die keiner besonderen Qualifikation bedurften und die sonst von Mägden ausgeführt wurden. Dies war nicht in Fliedners Sinn, aber auch er konnte es nicht immer verhindern. Von seinen Nachfolgern wurden z.b. Putzarbeiten mit der Absicht eingesetzt, Demut zu fördern.

Bei der religiösen Einstellung der damaligen Zeit spielte die Selbstverleugnung eine große Rolle. Diese Forderung stand im Gegensatz zu dem in der frühen Entwicklung vorübergehenden narzißtischen Bedürfnis, sich gut und großartig zu fühlen. Als Identifikationsfigur war zunächst Friederike Fliedner da. An ihr hatten die Pflegerinnen eine »Mutter«, die sich sehr für ihre Belange einsetzte. Sie mußten jedoch immer wieder erleben, daß sie sich mit ihren sachlichen Argumenten zurücknehmen mußte. In der Identifikation mit ihr identifizierten sie sich mit der Unterordnung der Frau unter den Mann. Noch stärker ausgeprägt war dies bei den Nachfolgerinnen Friederike Fliedners.

Für die Arbeit und das gemeinsame Leben galt als oberstes Gebot der Gehorsam, der auch noch als gottgewollt begründet wurde. Er zählte mehr als die sachliche Argumentation. So erlebten die Pflegerinnen immer wieder, daß ihre Fachkompetenz weniger wert war als die Meinung der Vorsteher. Es gab auch keine Möglichkeit, sich dagegen zu wehren, denn als Frau hatte man sich schon aus theologischen Gründen dem Mann unterzuordnen. Es war unmöglich, den eigenen Willen zu erproben, da unbedingter Gehorsam gefordert wurde. Letztendlich blieb für Zweifelnde nur das Weggehen in die ebenfalls frustrierende Realität der bekämpften freien Schwestern, und das trauten sich nur wenige zu. Ihre Fähigkeiten ausprobieren, ihr Wissen und Können selbständig einsetzen und stolz darauf sein dürfen, blieb den Pflegerinnen von Anfang an versagt. Bis heute noch ist ein Grundgefühl bei vielen Pflegenden vorhanden, »nur« Krankenschwester oder Krankenpfleger zu sein und die eigene fachliche Qualität nicht genügend wertzuschätzen. Das wird sehr unterstützt durch die Diskrepanz zwischen der qualifizierten Ausbildung und den wenigen Entscheidungskompetenzen und der niedrigen Stellung in der Krankenhaushierarchie.

Es fehlte ein Vorbild, eine Frau, die in ihrer Haltung die neuentstehende Krankenpflege mit Stolz und Sicherheit vorlebte. Eigeninitiative war nicht erwünscht, eine Einordnung in die bestehende Ordnung war ein wesentliches Kriterium. Mit der geforderten Unterordnung entfiel auch die Möglichkeit, sich weiterzuentwickeln und im Alltag initiativ zu sein. Ein gewisser Handlungsspielraum entstand bei der Übernahme einer leitenden Position, aber dieser Freiraum zur Initiative war auch sehr begrenzt und wurde nur wenigen gewährt.

Es kam nicht zu dem Einsatz des eigenen Könnens, und so blieb eine realistische Einschätzung eigener Fähigkeiten aus. Die Folge war ein »Sich-Klein-machen« oder die Vorstellung, alles zu können.

Zur Identitätsentwicklung gehört weiterhin, sich Anerkennung über die eigene Leistung zu verschaffen. Dies war zu Beginn der Krankenpflege gar nicht möglich, da immer wieder auf die dienende Funktion hingewiesen wurde und die Arbeit als Verbindung zwischen ärztlichen und seelsorgerlichen Tätigkeiten verstanden wurde. Diese hatten ihren eigenen Wert. Wurde die Krankenpflege anerkannt, dann wurde sie gepriesen als zum Lobe Gottes, und die Anerkennung kam ihm, nicht den ausübenden Personen, zu. Eine persönliche Bestätigung wäre jedoch im Hinblick auf ein gutes berufliches Selbstwertgefühl wichtig gewesen.

Der Versuch von Pflegenden, die Krankenpflege zu einer anerkannten und qualifizierten Ausbildung zu machen, stieß, wie die Ausführungen am Beispiel Agnes Karlls zeigen, auf starken Widerstand der »Machthaber«, die vor allem aus dem kirchlichen Bereich kamen. So blieb den Berufsangehörigen nur, sich anzupasssen oder sich von dem Mutterhaussystem abzuspalten und den Beruf unter erschwerten Bedingungen und schlechtem gesellschaftlichen Ansehen durchzuführen. Es gelang nicht, die unterschiedlichen Grundeinstellungen miteinander zu vereinbaren und einen gemeinsamen Weg einzuschlagen. Die Krankenpflege zersplitterte sich zunehmend und verlor dadurch die Möglichkeit, mehr an Identität zu gewinnen und damit die ambivalenten Einstellungen unterschiedlicher Gruppierungen vereinigen zu können. Die Folge ist, daß die politische Durchsetzungskraft des Berufs eingeschränkt blieb.

Die Ideale und Normen, die größtenteils zur Zeit ihrer Entstehung durch eine konservative theologische und politische Richtung geprägt wurden, sind über die kirchlichen Verbände weitertradiert, und zu allgemeinen Berufsnormen geworden.

## 1.7 Krankenpflege als kirchliche Aufgabe

Betrachtet man die Diakonie in ihrer Entwicklung, so ist festzustellen, daß ihre großen Anstalten gewachsen, »... sie aber ihren Arbeitsfeldern, ihren Grundsätzen und Zielen in erstaunlichem Maße treu geblieben sind.«[226] Im Zusammenhang mit den Gegebenheiten des Sozialstaates hat sich der Rahmen evangelischer Krankenhäuser verändert. Es geht bei der Krankenpflege nicht mehr um Versorgung Armer, sie wird von allen in Anspruch genommen. Ein großer Teil der Krankenhäuser steht unter freier oder konfessioneller Trägerschaft und

---

226 Vgl. die Ausführungen zur Diakonie in Galling 1958: 621ff.

unterscheidet sich in den Arbeitsbedingungen nicht von Krankenhäusern der öffentlichen Hand, obwohl dies rechtlich möglich wäre:

»Durch einen Grundsatzbeschluß des Bundesverfassungsgerichts vom 4.6.85 ist bestätigt worden, daß die Kirchen im Rahmen des verfassungsrechtlich garantierten Selbstbestimmungsrechts besondere Maßstäbe für die Gestaltung der Arbeitsverhältnisse anlegen dürfen.«[227]

Krankenpflege wird nach wie vor innerhalb der Kirche unumstritten als Auftrag der Diakonie angesehen, unklar ist, was diese Krankenpflege auszeichnet. Es gibt keine christliche Krankenpflege.[228] Es gibt Christen, die Krankenschwestern oder Krankenpfleger sind. Weiterhin gibt es Krankenpflege, die in kirchlicher Trägerschaft oder der Trägerschaft kirchlicher Organisationen durchgeführt wird. Diese beiden Aspekte sind nicht identisch. Die Vertreter der kirchlichen Organisationen oder der Kirche haben zwar den Wunsch, daß ihre Mitarbeiter Christen sind, das ist aber durch die geforderte Zugehörigkeit zu einer Kirche nicht nachweisbar.

Das kirchliche Mitarbeitervertretungsgesetz verwehrt MitarbeiterInnen Formen der Durchsetzung ihrer Interessen, wie z.B. Tarifverhandlungen und Streik. Hintergrund dafür ist, daß MitarbeiterInnen der Kirche von vornherein das Recht zugestanden werden soll, als Gleichberechtigte an einer gemeinsamen Aufgabe beteiligt zu werden. Dieses Gesetz setzt voraus, daß es am Arbeitsplatz 'Gemeinde' – und damit auch in kirchlichen Krankenhäusern – anders zugehen kann. Die Verheißung der Gleichberechtigung wird nicht als Ziel, sondern als Grundlage der Zusammenarbeit verstanden.[229] Das Dilemma ist, daß dies nicht der Praxis entspricht und MitarbeiterInnen verwehrt wird, gleichberechtigt zu handeln. Eine hierarchische und auf kirchlicher Autorität beruhende Krankenhausstruktur kann nicht den herrschaftsfreien Raum darstellen, der optimal wäre für Patientenorientierte Krankenpflege.[230]

Wie in der Gemeinde wird auch im Krankenhaus die Hierarchie unter Christen in Frage gestellt: Trotz Unterschieden in der Hierarchie streben Arbeitnehmer und Arbeitgeber danach, an verschiedenen Plätzen Zusammenarbeit von gleichwertigen Partnern zu praktizieren mit dem Hintergrund des Jesus-

---

227 Foitzik 1989: 25.

228 Vgl. Otto 1975: 208: »Es gibt keine christliche Erziehung, es gibt nur Christen, die erziehen, wie es Christen gibt, die schreiben, mauern, ackern oder unterrichten. Das Christsein in actu in seiner vollen Relevanz, d. h. bis hinein in die ontischen Modifikationen, durch alle noetischen Prozesse hindurch ist entscheidend.«

229 Vgl. Foitzik 1989: 145f.

230 Vgl. Lott (1984: 144), der sich auf die Kritik der Sozialwissenschaften an den Kirchen bezieht.

wortes an seine Jünger: »Bei euch soll es anders sein. Ihr sollt nicht übereinander herrschen, sondern einander dienen.«[231]

Für die Fortbildung ihrer Mitarbeiter greift die Kirche auf religionspädagogische Konzepte der Erwachsenenbildung zurück. Dabei geht es – anders als in der Praxis – nicht mehr um die

> »... Übereinstimmung mit der Gesellschaft, wie sie ist, um die Anpassung an die Umwelt, die sich Menschen schaffen, sondern um die Herstellung einer offenen Kommunikation, um mit Anforderungen und Chancen so umzugehen, daß sie nicht zum eigenen Nutzen und zu Lasten anderer, sondern möglichst zugunsten aller wahrgenommen werden können. Es geht insgesamt um eine elementare Transformation der überkommenen Wertvorstellungen und bestehenden Lebensformen der spätchristlich kapitalistischen Gesellschaft.«[232]

Eine offene und herrschaftsfreie Kommunikation im Krankenhaus zum Nutzen aller durchzuführen, erforderte die Veränderung der bestehenden Strukturen. Damit käme das Krankenhaus dem reformatorischen Ansatz näher, eine 'Institution der Freiheit' zu sein. Kirche ist nicht auf bestimmte Ordnungen oder Strukturen festgelegt und kennt keine Hierarchien.[233]

Betrachtet man die Situation in einem Krankenhaus als MitarbeiterIn kritisch, so läßt sich feststellen, daß sowohl die Kranken als auch das Personal von der Kirche alleingelassen sind. Der Einsatz von Seelsorgern kann eine mangelnde körperliche Versorgung Kranker oder eine Überforderung des Personals durch schlechte Arbeitsbedingungen nicht ersetzen. Was Foitzik (1989) für die Gemeinde beschrieben haben, gilt genauso für Mitarbeiter kirchlicher Krankenhäuser:

> »Aber dann bekommen sie das nicht zusammen: das Evangelium, das sie in ihrer Bibel lesen, die Predigt, die sie am Sonntag hören, und die Andacht zum Sitzungsbeginn, und gleichzeitig die Erfahrungen von hierarchischen Strukturen, von Kompetenzbewußtsein und Machtausübung, von Selbstdarstellung und Eifersüchteleien und von gesetzlicher Paragraphengläubigkeit.«[234]

Für die Pflegenden verschlechterte sich die Situation eher, wenn sie aus christlicher Nächstenliebe heraus zu Leistungen gefordert werden, die wegen der schlechten Arbeitsbedingungen unmöglich sind, und es kann Kranken kein

---

231 Vgl. Hanselmann 1984: 105f.

232 Lott 1984: 162.

233 Vgl. Loewenich o.J.: 5. Zitiert ohne Jahresangabe bei Foitzik 1989.

234 Roeckle, in: Foitzik 1989: 113.

liebender Gott vermittelt werden, wenn seine »StellvertreterInnen«[235] ihnen keine liebevolle Versorgung zukommen lassen können. Um ihrem Auftrag gerecht zu werden, Leidenden und Hilflosen beizustehen, kann es nicht mehr um »Symptomheilung« gehen, es ist eine grundlegende Reflexion erforderlich, die das Verhalten der Kirche gegenüber dem sich neu entwickelnden Selbstverständnis der Krankenpflege hinterfragt und Pflegende bei der Bemühung um Patientenorientierung nicht hindert. Dabei könnten ihr Aspekte der Religionspädagogik Hilfestellung geben sowie Erfahrungen aus den Klinischen Seelsorgekursen, die als Weiterbildung für Pfarrer angeboten werden.

---

235 Ein Begriff von Sölle.

# 2. Krankenpflege auf dem Weg zu einem neuen beruflichen Selbstverständnis

Seit Mitte der siebziger Jahre wird innerhalb der Berufsgruppe der Krankenpflege die Notwendigkeit einer stärkeren Patientenorientierung der Pflege und
die dafür notwendige berufliche Eigenständigkeit mit einem angemessenen
Handlungsfreiraum diskutiert.

## 2.1 Patientenorientierte Krankenpflege als Ausdruck einer neuen beruflichen Identität

Im Chinesischen soll das Wort Krise aus den Schriftzeichen für »Gefahr« und
»Chance« zusammengesetzt sein. Die Krise, in der sich die Krankenpflege seit
den siebziger Jahren befindet, könnte sich zu einer Chance entwickeln, wenn es
für die Krankenpflege möglich wird, nicht nur mehr Personal zu gewinnen und
damit dem Pflegenotstand zu begegnen, sondern zusätzlich der Berufsausübung
wieder einen Sinn zu geben. Das Bedürfnis nach Sinngebung drückt sich aus in
den Forderungen nach einer Patientenorientierten Krankenpflege. Diese Forderung impliziert bei vielen, die sie äußern, den Wunsch nach mehr »Ganzheit«.[1]
Dahinter steht die Erfahrung, daß in der beruflichen Praxis nicht von einem
Menschenbild ausgegangen wird, das eine Leib-Geist-Seele-Einheit impliziert.
Die Folge ist, daß bei der Krankenversorgung »Zerstückelung« erlebt wird. Die
Forderungen nach einer ganzheitlichen Konzeption signalisieren das Bedürfnis,
Teile, Trennungen und Abspaltungen in einen Sinnzusammenhang zu stellen
und damit Isolierungen zu überwinden. Ganzheitliche Krankenpflege ist kein zu
erreichender Zustand, denn Krankenpflege ist ein Prozeß, in dem zwar ganz-
heitliche Momente erlebbar sind, sie werden jedoch immer wieder von neuen
Defiziterfahrungen abgelöst. Ganzheitliche Krankenpflege ist ein Ideal, das
dazu verhilft, die gängige Praxis kritisch zu reflektieren und dazu beiträgt, die
Erfahrung der Zerstückelung zu thematisieren und Lösungen zur Überwindung
unsinniger Praktiken anzubieten. Die Theorie der ganzheitlichen Krankenpflege
setzt ein berufliches Selbstverständnis voraus, bei dem die Beziehung zwischen
Kranken und Pflegenden und die pflegerischen Tätigkeiten nicht voneinander

---

1 Das zeigt sich auch darin, daß die Begriffe oftmals synonym gebraucht werden.

zu trennen sind. Beziehung und pflegerische Tätigkeiten sind wechselseitig voneinander abhängig und wirken sich gemeinsam auf die Pflege aus. Die Folge ist ein Pflegeprozeß, bei dem in Kooperation zwischen Pflegenden und Kranken eine individuelle Pflege geplant, durchgeführt und reflektiert wird. Voraussetzungen zu einer ganzheitlich ausgerichteten Pflege sind:

1. Das Wissen um ein Menschenbild, das davon ausgeht, das der Mensch eine Körper-Seele-Geist-Sozialeinheit ist.
2. Organisatorische Bedingungen, die eine Anwendung ganzheitlicher Gesichtspunkte in der Pflege ermöglichen.
3. Pflegerisches Wissen und Können, das sowohl pflegerische als auch sozialwissenschaftliche und naturwissenschaftliche theoretische Grundlagen enthält, die gezielte Anwendung pflegerischer Fertigkeiten ermöglicht und Fähigkeiten der Interaktion, Kommunikation und Kooperation beinhaltet.
4. Eine berufliche Identität, die die Patientenorientierte Pflege als einen wesentlichen Heilfaktor gleichberechtigt neben anderen, z.B. der Medizin, versteht und wichtig nimmt. Die Entwicklung der beruflichen Identität setzt den Einsatz ganzheitlicher Methoden in der Aus- und Fortbildung voraus und die kritische Reflexion der beruflichen Geschichte, verschiedener Pflegemodelle und ihrer Theorien.
5. Ein Verständnis von Krankenpflege als anderen gleichberechtigte Tätigkeit bei der Versorgung des Kranken. Dazu ist die Kooperation mit anderen Berufsgruppen im Krankenhaus notwendig.

Patientenorientierte Pflege ist also eine unabdingbare Folge einer ganzheitlicheren Sichtweise in der Krankenbetreuung. Sie ist, was Krankenpflege an sich selbstverständlich sein sollte. Was sie beinhaltet, wird mit Hilfe folgender Thesen beschrieben[2]:

THESE 1    PATIENTENTORIENTIERTE PFLEGE ERFORDERT EIN VERSTÄNDNIS, BEI DEM DER MENSCH IM MITTELPUNKT STEHT, NICHT SEINE KRANKHEIT.

THESE 2    PATIENTIENORIENTIERTE PFLEGE ERFORDERT EIN BERUFSVERSTÄNDNIS, BEI DEM DIE PFLEGE DES KRANKEN IM MITTELPUNKT STEHT, NICHT DIE ÄRZTLICHE ASSISTENZ UND NICHT DIE SCHREIBTISCHARBEIT.

THESE 3    PATIENTENORIENTIERTE PFLEGE ERFORDERT EINE NEUORIENTIERUNG. HERKÖMMLICHE KRANKENPFLEGEIDEALE WERDEN HINTERFRAGT UND EVENTUELL ABGEBAUT.

---

2    Die Verfasserin hat sie 1983 in einem Vortrag vorgestellt und hier nur geringfügig verändert.

THESE 4   DIE FUNKTIONSPFLEGE WIDERSPRICHT DER PATIENTIENTENORIEN-
TIERTEN PFLEGE. VORAUSSETZUNG FÜR DIE DURCHFÜHRUNG DER
PATIENTENORIENTIERTEN PFLEGE IST, DASS PFLEGENDE FÜR DIE GE-
SAMTE PFLEGE WENIGER PATIENTEN VERANTWORTLICH SIND.

THESE 5   DIE PLANUNG DER PFLEGE DES EINZELNEN IST EIN WESENTLICHER
BESTANDTEIL DER PATIENTENORIENTIERTEN PFLEGE. JEDOCH:
OHNE DIE EINSTELLUNG, DASS DIE PFLEGE EIN WICHTIGER FAAKTOR
IM PROZESS DER GESUNDSUNDUNG DES KRANKEN ODER IN DER BE-
GLEITUNG SEINES STERBENS IST, KANN PFLEGEPLANUNG DAZU FÜH-
REN, DASS SIE NICHT MEHR IST ALS EIN WEITERES TECHNISCHES MIT-
TEL UND NUR EIN ZUWACHS VON SCHREIBARBEIT.

THESE 6   PATIENTENORIENTIERTE PFLEGE FORDERT DIE PERSÖNLICHKEIT UND
KREATIVITÄT DES PFLEGEPERSONALS UND SCHAFFT EINE GRÖSSERE
BERUFSZUFRIEDENHEIT.

Patientenorientierte Pflege zu verwirklichen bedeutet, daß Krankenpflege nicht
länger eine Aneinanderreihung von Tätigkeiten ist, sondern daß sie, basierend
auf Erfahrung und Forschung, gezielt angewandt wird. Auf einem solchen
Hintergrund ist das Interesse an der Diskussion um eine Professionalisierung
der Krankenpflege zu verstehen[3] und die Bestrebungen, Krankenpflege auch in
deutschen Universitäten zu institutionalisieren.[4]

Im Zusammenhang damit, daß sich die Krankenpflege in einer Krise befindet
und Pflegende nicht wissen, in welcher Rolle sie sind[5], könnten die Überlegungen Eriksons von Bedeutung sein, daß Sinngebungen helfen, die Rollendiffu-
sion zu überwinden.[6] Von daher ist zu folgern, daß über soziale Systeme, die
Sinn[7] anbieten, Krisen aufgefangen und in gesellschaftsadäquate Bahnen ge-

---

3   Zu dem Thema gibt es eine Reihe von interessanten Abhandlungen, auf die hier nicht näher eingegangen werden kann. Es sei z.b. verwiesen auf Literatur von Ostner u.a., Hampel und Spron-
del.

4   Mitte der siebziger Jahre begannen die Modellversuche »Weiterbildendes Studium für Berufe
im Gesundheitswesen« an der Universität Osnabrück und das Modell »Diplomstudiengang
Lehramt für Krankenpflege« an der Freien Universität Berlin.

5   Es stellt sich die Frage, ob sich Pflegende in der Rolle der Krankenschwester oder des -pflegers
verstehen oder eher in der der Arztassistenz. Vgl. zu dem Thema auch den Beitrag von Corwin
(in: Heckmann 1972), in dem er drei Konzeptionen von Pflegerollen hervorhebt: die bürokrati-
sche, die professionelle und die caritative.

6   Er bezieht sich auf Jugendliche in der Pubertät, diese Einschätzung ist jedoch durchaus auf den
Entwicklungsstand der Krankenpflege in den siebziger Jahren anzuwenden. Die Berufsangehörigen bemühen sich, sich aus ihrer fremdbestimmten Abhängigkeit zu lösen und streben Autonomie an.

7   Erikson spricht in dem Zusammenhang von Ideologie. Nipkow (1975b: 111) definiert dessen
Ideologiebegriff wie folgt: »Ideologie meint – mehr im Sinne der popularisierten Bedeutung –

lenkt werden können. Patientenorientierte Pflege könnte helfen, verschiedene Aspekte zu bewältigen, die die Identitätsschwierigkeiten Pflegender ausmachen:

1. Die Patientenorientierte Krankenpflege kann die Frage der Pflegenden beantworten, was Engagement und Bindung lohnt. Gefahr bei einem starken Engagement ist, daß das Ich der Person ohne Hilfestellung total absorbiert werden kann und es zu dem beschriebenen »burn-out-Syndrom« kommt. Patientenorientiert zu pflegen bedeutet nicht einen Rückschritt in die »dienende Liebestätigkeit«, sondern es ist ein Engagement innerhalb eines Rahmens gefordert, der zeitgemäß arbeitsrechtliche und tarifrechtliche Bedingungen berücksichtigt. Wenn Pflegende nicht ständig überarbeitet sind, sondern Zeit und Kraft haben, sich mit einer guten Pflege für Kranke zu engagieren, wird Krankenpflege zu einer als sinnvoll empfundenen Tätigkeit.

2. Patientenorientierte Krankenpflege kann das Bedürfnis der Pflegenden nach Solidarität mit anderen in der Gruppe erfüllen. Eine Gefahr dabei kann sein, daß die Kooperation mit anderen Berufsgruppen zu wenig wichtig genommen wird. Zum Beispiel werden nicht immer Angehörige anderer Berufsgruppen ausreichend in die Bemühungen um Patientenorientierung einbezogen.

3. Patientenorientierte Krankenpflege kann dazu führen, daß das mangelnde Vertrauen in die eigene Leistungsfähigkeit überwunden wird. Durch die Erforderung fachlichen Wissens und professionellen Anforderungen, die Gestaltung, kreativen Einsatz der Möglichkeiten und Planung der Pflege bedürfen, ist sie eine qualitativ anspruchsvolle Tätigkeit. Ihre fachgerechte Anwendung mit Überprüfung ihrer Ergebnisse führt zu dem nötigen Vertrauen in die eigenen Fähigkeiten, etwas Wichtiges für die Genesung und Begleitung Kranker tun zu können.

4. Patientenorientierte Krankenpflege ermöglicht ein Sein und Handeln im Sinne von mehr Ganzheit. Sich nicht mehr »zerstückeln« zu müssen, sondern sich häufig als ganze Person in die Arbeit eingeben zu können, ohne ständig Gefühle abspalten zu müssen, fördert Lebendigkeit. Das ist eine Voraussetzung dafür, den Kranken ebenfalls in der Gesamtheit seiner Person wahrnehmen zu können.

Aufgrund der Tatsache, daß die Kirche Krankenpflege als ihren Auftrag versteht und als Träger von Krankenhäusern direkt mit diesem Beruf zu tun hat, ist es erforderlich, daß sie auf dem Hintergrund religionspädagogischer Überlegungen nach Möglichkeiten für die Verwirklichung der Patientenorientierten Pflege sucht. In den nächsten Abschnitten wird das Interesse der Religionspädagogik an Erziehung zur Befreiung und Gesellschaftskritik, an Identitätshilfe

---

ein weltanschauliches Gebilde, das durch einen gewissen geschlossenen ideellen Zusammenhang charakterisiert ist.«

sowie an Infragestellung der hierarchischen Strukturen kirchlicher Institutionen ausführlicher dargestellt. Dabei soll erkennbar werden, daß dieser religionspädagogisch reflektierte Ansatz durchaus allgemeinpädagogisch anwendbar ist.

## 2.2 Interesse der Religionspädagogik an Erziehung zur Befreiung und Gesellschaftskritik sowie an Identitätshilfe

### 2.2.1 Interesse an Erziehung zu Befreiung

Aufgabe der Religionspädagogik ist es nicht vorrangig, in Religion einzuführen, sondern TeilnehmerInnen

»... für Erfahrungen zu sensibilisieren, die die Sinnfrage provozieren. Erwachsenenbildung soll zum Hinterfragen eingespielter – individueller wie sozialer – Lebensmuster befähigen und für die Frage nach dem 'Warum und Wozu?' aufschließen. Nicht ein festes Identitätsideal hat religiöse Bildung zum Ziel, sondern die Befähigung zur Transzendierung vorgegebener Lebensmuster.«[8]

Eine Erziehung zur Befreiung und Mündigkeit wird als ein Weg dazu gesehen. Damit wird ein Ansatz gegeben, der auch hilfreich ist für die Schulung Angehöriger eines Berufes, der in seinem Umfeld Krankenhaus »befreit« werden muß und bei dessen Weiterbildung es wichtig ist, die eigenen Ansätze der Betroffenen zu stützen. Identitätshilfe ist ein wichtiger Bestandteil der Erziehung zur Befreiung und Mündigkeit. Das beinhaltet den Verzicht auf eine Pädagogik, in der Menschen über Menschen verfügen. Es betrifft Christen und Nichtchristen gemeinsam. Letztendlich geht es um Unterdrückung oder um die Eröffnung freier und sozial gerechter, sinnerfüllter Lebensformen. Es geht in Verschränkung damit um soziale Gerechtigkeit und den Sinn menschlichen Lebens als eines gemeinsamen Lebens.[9] Die Mitverantwortung der Kirche an gesellschaftspolitischen Aufgaben, die sich aus dem Planungsverlust und dem Sinnverlust unserer Zeit ergeben, ist notwendig, wenn sich die Kirche nicht der »Komplizenschaft des Schweigens«[10] schuldig machen will.

Bezieht man diese Einstellung auf die inhumane Situation in Krankenhäusern, die in der Regel eine menschengerechte Pflege nicht mehr ermöglichen, so stellt sich für die Kirchen die Aufgabe, sich einzusetzen für die Handlungsfreiheit des Krankenpflegepersonals. Dazu gehört, Pflegende in ihren Bemühungen

---

8  Lott 1984: 155f.
9  Vgl. Nipkow 1975a: 94ff.
10  Vgl. Nipkow 1975a: 28.

um Patientenorientierung zu unterstützen, indem ihnen geholfen wird, sich aus alten Traditionen und Zwängen zu befreien.[11]

Das ist nur möglich, wenn der Zusammenhang von Gesellschaft, Erziehung, Religion und Kirche reflektiert wird. Aus einem solchen Bemühen ergeben sich dann die folgenden von Nipkow beschriebenen Aufgaben[12]:

### a) Lebensbegleitende, erfahrungsnahe Identitätshilfe – das Recht der Volkskirche

Der Erfahrung nach sind Gemeindemitglieder an Identitätshilfe sehr interessiert, vor allem in Lebenskrisen. Bei dem Interesse, oft im Rahmen von Seelsorge, Hilfe zur Selbsthilfe zu geben, richtet sich die Aufmerksamkeit auf den Einzelnen in seiner engeren Lebenswelt und persönlichen Lebensgeschichte. Für Pflegende, die beruflich permanent mit Lebenskrisen anderer konfrontiert werden und die sich außerdem seit Jahren als Berufsgruppe in einer Krise befinden, ist diese religionspädagogische Aufgabe von besonderer Wichtigkeit.

### b) Gesellschaftsdiakonische politische Verantwortung – Kirche für andere

Im Sinne eines Daseins für andere schließt sich diese zweite Aufgabe an die der Identitätshilfe an. Hier geht es um die pragmatische Ebene des Handelns. Die Erziehung um erweiterte Verantwortung, das Lernen für die eigene Person wird ergänzt um ein Lernen und Handeln vom anderen her. Erziehungshilfe, Diakonie, Sozialarbeit und Gesellschaftskritik sind dabei angesprochen. Religionspädagogisches Handeln muß sich mit anderen gesellschaftsdiakonischen Handlungsformen der Kirche verbinden.

### c) Das Wagnis kritischer Religiosität – (selbst)kritische Kirche

Als Folge dieser Aufgabe muß sich die Kirche selbst zum Thema der Kritik machen, auch in ihrer Aufgabe, Krankenhäuser zu führen. Hinterfragt werden müssen traditionelle Handlungsweisen, auch die krankenpflegerischen Handelns. Sie können nicht unkritisch übernommen werden. Aufgearbeitet werden muß die christliche Tradition der Krankenpflege und die eigene individuelle und gesellschaftliche Lebenswirklichkeit. Das verlangt von Einzelnen und Gruppen, daß sie auch ihr Rollenverhalten in Frage stellen können und im Sinne

---

11  Nipkow (1975: 30) spricht von der »Befreiung aus der Gebundenheit an vermeintlich unauflösbare Systemzwänge« und fragt weiterhin, ob sich die Kirche nicht beteiligen muß, um der Sinnkrise zu begegnen im Sinne von 'Gemeinschaft' als Inbegriff sozial gerechter, sinnerfüllter Beziehungen, vom nahen zwischenmenschlichen Bereich bis zur Ebene der Weltgesellschaft«.

12  Der theoretische Ansatz einer Religionspädagogik, die Erziehung zu Befreiung und Gemeinschaft ernst nimmt, ist ausführlich von Nipkow (1975a, 1975b, 1982) dargestellt.

Krappmanns lernen, widersprüchliche Erwartungen nicht verdrängen zu müssen, sondern sich mit ihnen bewußt auseinandersetzen zu können.[13]

### d) Der ökumenische Weg – Kirche als das ganze Volk Gottes

Im Hinblick auf das Krankenhaus geht es beim ökumenischen Weg vor allem um die Hierarchie, um die verschiedenen Positionen in der Kirche, darum, wie die unterschiedlichen Gruppierungen miteinander auskommen und wie diese Interaktion pädagogisch einzuüben ist. Eng damit verknüpft ist die Frage, wie Menschen in einem Erfahrungsprozeß mit dem, was sie betroffen macht, miteinander umgehen. Das ist nicht nur auf Christen beschränkt, sondern bezieht sich genauso auf Nichtchristen, auf Jugendliche oder Erwachsene, auf Lehrer oder Schüler. Es stellt sich die Frage, zu welchem Umgang miteinander die christliche Wahrheit auch im pädagogischen und religionspädagogischen Feld befreit. Als Voraussetzung dafür wird die Fähigkeit zur Übernahme von Verantwortung der »mündigen« Mitarbeiter gesehen, die in der Lage sind, »ihre Ausdrucksformen in kritischer gesellschaftsbezogener Handlungsfähigkeit und in der Fähigkeit zum kritisch produktiven Umgang mit der Tradition« zu setzen.[14]

Die Mitverantwortung der Kirche muß zunächst ohne Rücksicht auf die Realisierung aufgezeigt werden. Nipkow beschreibt zwei Aspekte, die daher berücksichtigt werden müssen:

> »Unter gesellschafts- und bildungspolitischem Aspekt ('Handlungsfreiheit') sollte es Aufgabe der Kirchen sein, im Rahmen der ihnen verbliebenen Mitwirkungsmöglichkeiten die öffentliche Diskussion über die Zukunft unserer Gesellschaft und die hiermit verknüpfte Zieldiskussion über die pädagogischen Grundorientierungen unter dem Gesichtspunkt der gleichen Chancen der Teilnahme für jeden und unter der Perspektive menschenmöglicher und menschlich notwendiger Humanität in Fluß zu halten.«[15]

Daraus läßt sich folgern, daß die Kirchen in Fragen der Bildungspolitik Mitverantwortung akzeptieren müssen. Es geht nicht um ihre Vormachtstellung,

---

13 Krappmann (1982) stellt in seinem Identitätskonzept ebenso wie Goffmann eine soziale Identität einer persönlichen gegenüber und geht davon aus, daß das Individuum den Erwartungen der Selbst- und der Fremdwahrnehmung nicht gleichermaßen entsprechen kann. Die Erwartungen müssen ausbalanciert werden. Das Konzept geht davon aus, daß man sich vor den widersprüchlichen Anforderungen nicht schützen kann und entweder verdrängt, abwehrt oder andere, letztlich jedoch Ich-spaltende Methoden wählt, oder aber sich auseinandersetzt, um die Widersprüche des Interaktionsfeldes bewußt und kritisch zu verarbeiten.

14 Vgl. Nipkow 1975a: 197f.

15 Nipkow 1975a: 31.

sondern darum, dafür zu sorgen, daß gleiche Chancen der Teilhabe für jede Gruppe möglich werden. Das schließt u.U. ein, die Partei der Unterdrückten zu ergreifen.

»In anthropologischer Sicht ('Sinnkrise') müßte es die Aufgabe der Kirche sein – auch wenn die kirchliche Wirklichkeit oft weit davon entfernt ist – als Gemeinschaft der Freien jene Freiheit zur Gemeinschaft zu bezeugen, die im Gekreuzigten zur Versöhnung aller angeboten ist. Das von den gesellschaftlichen Mythen und Systemzwängen befreiende und die Solidarität mit den Erniedrigten verbindlich machende Leben und Sterben Jesu ist die spezifische Mitte, von der her Christen denken, reden und handeln sollten.«[16]

Das hier angesprochene Leben Jesu drückt in seiner Zuwendung zum Menschen einerseits die Zuwendung Gottes zum Menschen aus, ist jedoch gleichzeitig die Zuwendung eines Menschen – Jesu – zu anderen Menschen. Damit verwirklichte sich Zuwendung in den irdisch geschichtlichen Beziehungen von Menschen untereinander. Diese Zuwendung ergibt Sinn, wenn sie von Menschen wiederholt wird »als Freiheit zur Gemeinschaft gerade mit den 'geringsten Brüdern'« (Mt. 25, 40).[17]

Nipkow formuliert ein pädagogisches Grundparadigma, das der pädagogischen Haltung Jesu entspricht:

»Der angeredete Mensch ist kein Stein, sondern eine hörende und antwortende Person in ihren bestimmten Lebensverhältnissen.«[18]

Er soll sich sagen lassen, daß er von Gott angenommen ist, um frei von sich selbst werden zu können. Das muß zu einer ihn persönlich betreffenden Erfahrung werden. Dieses theologisch ermittelte bedeutsame Grundmuster christlicher Freigabe berührt das pädagogische Votum gegen die Verdinglichung des Menschen und für seine Würde als Person. Eine solche theologische Einstellung schließt die antwortende, reflektierende Person selbstverständlich mit ein. Christliche Erziehung muß befreiende Erziehung sein.

---

16  Nipkow 1975a: 33.
17  Nipkow 1975a: 34.
18  Nipkow 1975a: 100.

## 2.2.2 Interesse an Identitätshilfe

Die Befähigung zum Handeln vom andern her und auf den andern zu, vor allem wenn es sich um schwächere oder diskriminierte Mitmenschen handelt, ist zentral für ein christliches Lernkonzept und setzt die eigene Identitätsfindung voraus:

>»Aber nur wer mit sich selbst identisch ist, kann anderen etwas sein. Nur wer zu sich selbst ja sagt, kann zu seinem Nächsten ja sagen. Es heißt nicht: Liebe deinen Nächsten, NICHT dich selbst, sondern eben liebe deinen Nächsten WIE dich selbst (Mk 12, 31!).«[19]

Eine solche Argumentation impliziert, daß Identitätshilfe in der Religionspädagogik nur im Hinblick auf die Beziehung zum anderen berechtigt ist. Sie ist eine wichtige Voraussetzung, um anderen Hilfestellung geben zu können, aber theologisch gesehen hat sie auch eine Berechtigung an sich. Das findet in der Kirche Ausdruck durch das Angebot der Buße und der Möglichkeit, Von-neuem-geboren-zu-Werden.[20]

Konzepte kirchlicher Erwachsenenbildung beziehen Identitätshilfe als wesentlich in ihre Überlegungen ein:

>»Es geht nicht darum, mit Hilfe irgendwelcher pädagogischer Arrangements ein System von Vorstellungen über 'Gott und die Welt' als Vorgabe dessen zu vermitteln, was als wirklich zu gelten habe und als 'richtig' zu glauben sei. Es geht vielmehr um die Klärung eigener lebensgeschichtlicher Erfahrungen und Probleme in Auseinandersetzung mit Erfahrungen anderer Zeitgenossen ebenso wie mit aufgeschriebenen Erfahrungen früherer und mit der Verwertung und Veränderung dieser Überlieferung durch Dritte. Das Ziel dieser Arbeit ist mehrschichtig:
> – Selbstreflexion und Auseinandersetzung mit der eigenen (religiösen) Lebensgeschichte,
> – Verständigung über eigene Erfahrungen und ihre Verarbeitung in Vorstellungen, Glaubens- und Sinnsystemen sowie Handlungsorientierungen,
> – kritischer und kreativer Gebrauch überlieferter Traditionen, Vorstellungen und Erfahrungen mit dem Menschen Jesus von Nazareth.«[21]

Identität und Identitätshilfe werden als Voraussetzung gesehen, um für andere »Dasein« und Handeln kritisch reflektieren und u.U. verändern zu können. Das Interesse der Religionspädagogik an dieser Thematik begann Ende der sechziger Jahre im Zusammenhang mit der Eriksonschen These, daß sich Iden-

---

19  Deutsche Evangelische Arbeitsgemeinschaft für Erwachsenenbildung, zitiert in Lott 1984: 199.
20  Vgl. dazu die Aufsatzsammlung in Sölle 1971.

tität immer gemeinsam mit einer Ideologie bildet. Das Thema wurde von verschiedenen Religionspädagogen[22] aufgegriffen und wird auch im Kontext von Seelsorge immer wieder von Menschen angefragt.[23] Es stellt sich die Frage,

»... ob religiöse Überlieferung Konstruktionsmittel für den Aufbau von Ich-Identität zur Verfügung stellen kann. Diese Frage verschärft sich dadurch, daß die gegenwärtige gesellschaftliche Situation Unterstützung bei dem Ringen um Identität notwendig macht. Es kann in der Sozialisation als lebenslangem Prozeß nicht länger bloß darum gehen, auf einzelne überlieferte Normen zu verweisen oder dogmatisch festgelegte, tradierte Inhalte und Lösungen zu vermitteln. Sondern für bisher unbekannte Problemkonstellationen und Alltagssituationen müssen neue Handlungsorientierungen gefunden und einsichtig begründet werden können. Gefordert ist also eine Identitätsformation, die zu solchen substantiellen Lernschritten im Blick auf die Selbstverwirklichung des Menschen in der Lage ist.«[24]

Unter Identitätsproblematik werden menschliche Probleme zusammengefaßt, die im Lebensalltag, an Lebensübergängen und an Lebensgrenzen auftreten. Notwendige Maßnahmen zu deren Bewältigung sind Identitätshilfen. Die Sicherung der eigenen Identität hängt mit der Erfahrung von Kommunikation zusammen. In dem Zusammenhang kommt es auf die personale Präsenz der Kirche an, mehr auf die Beziehung als auf den Inhalt, den sie repräsentiert.[25] Das hat Folgen für die pädagogische Arbeit, die sich an den Einzelnen in seiner Individualität richten will und die Identitätsstabilisierung als Voraussetzung ansieht, um für andere »da-sein zu können«.

Die Übergänge zwischen pädagogischen und seelsorgerlichen Aspekten sind bei einer solchen Einstellung fließend. Pädagogischer Ansatz ist es, Hilfe zu geben, die ermutigt, sich im oben genannten Sinn bei Schwierigkeiten in Krisenzeiten selbständig zurechtzufinden. Der seelsorgerliche Ansatz hilft bei der Sinnsuche, bei der Schwierigkeit, sich selbst zu entfalten, und bei der Rekonstruktion des Erfahrenen. Der fließende Übergang dieser beiden Ansätze hat dazu geführt, daß sich auch in der Religionspädagogik ein seelsorgerlich-therapeutischer Ansatz behauptet hat.[26] Dabei ist es Aufgabe der Lehrenden, die zurückliegenden Sozialisationsprozesse der TeilnehmerInnen zu berücksichtigen.

---

22  Dazu gehören u.a. Reiser, Stoodt und Fraas.

23  Mit Hinweisen auf Untersuchungen von Dahm und Hild hebt Klessmann (1958: 31) hervor, daß als stärkste Erwartung an die Kirche Hilfe und Begleitung in Lebenskrisen formuliert werden.

24  Lott 1984: 147f.

25  Vgl. Nipkow 1975a: 104.

26  Dieser Ansatz wird z.B. vertreten von D. Stoodt (1971: 3), J. Scharfenberg (1970: 453ff.), H. Reiser (1972).

Ähnliches geschieht in den Fortbildungskursen für Pfarrer, den Klinischen Seelsorgekursen im Rahmen der Supervisionsarbeit.[27] Sowohl für die Bildung der Ich-Stärke als auch für die Entwicklung sozialer Zuwendungsfähigkeiten ist die Erfahrung, sich mit Menschen identifizieren zu können, Voraussetzung, damit Orientierung möglich wird. Die psychische Struktur braucht in ihrer Entwicklung Unterstützung, damit auch die kommunikative Zuwendung zum andern erfolgen kann:

>Wer Zuwendung empfangen und Bestätigung durch andere erhalten hat, gewinnt persönliche Sicherheit; diese Sicherheit macht frei, sich loszulassen, sich anderen zu erkennen zu geben und hinzugeben.«[28]

Um Menschen dazu zu befähigen, sich mit den an sie gestellten Rollen auseinandersetzen zu können, ohne sie kritiklos zu übernehmen, greift die Religionspädagogik neben den Theorien Eriksons auf die Krappmanns zurück. Bei Krappmann geht es um das Ausbalancieren von unterschiedlichen Rollenerwartungen, es geht um die Dialektik von Kontinuität und Wandel und von Individualität und Gemeinsamkeit.[29] Im Sinne Habermas' versteht er Identität als einen Prozeß zunehmender Autonomie. Dieser wird hergestellt durch einen unablässigen Zwang zur Interaktion, Kommunikation und Interpretation. Zielvorstellung Krappmanns sind die kritischen, kreativen Fähigkeiten des Individuums zur Veränderung gesellschaftlicher Normen und Strukturen.[30]

Der Gewinn von Identität ermöglicht, Strukturen in Frage zu stellen. Vor allem erfordert er in einer traditionell hierarchisch geprägten Institution, wie es das Krankenhaus ist, berufliches Selbstverständnis und Stärke der Person.

### 2.2.3 Infragestellung der Hierarchie

Strebt kirchliche Erwachsenenbildung demokratisches Denken und emanzipatorische Ziele an, wie es auch die Konzeption der Fortbildung »Patientenorientierte Krankenpflege« vorsieht, so ist es erforderlich, zugleich gesellschafts-, religions- und ideologiekritisch zu verfahren. Die kritische Religionspädagogik thematisiert Strukturen und Hierarchien und stellt sie in Frage.

Für die Umsetzung des Gelernten in die Praxis ist es wichtig, die Strukturen in den Organisationen zu reflektieren, in die die Mitarbeiter zurückkehren:

---

27 Diese dienten als Anregung für die Methoden der Fortbildung »Patientenorientierte Krankenpflege«.

28 Vgl. Nipkow 1975a: 117.

29 Das entspricht den in der Tiefenpsychologie von Riemann (1986) in Anlehnung an Schulz-Hencke formulierten Lebensanforderungen.

30 Vgl. Klessmann, in: Gallilng 1958: 29.

»Die Funktionen und die Strukturen einer Organisation müssen mit den vereinbarten Zielen korrespondieren und ihrer Durchsetzung dienen. Es ist deutlich geworden: Hierarchische Strukturen stehen demokratischen Vorstellungen im Wege ... Organisationen, die emanzipatorische Ziele verfolgen, dürfen keine Strukturen haben, die diesen Zielen im Wege stehen. Daraus ergibt sich für eine Kirche, die auf die Übereinstimmung ihrer Mitglieder hoffen darf, die Notwendigkeit, selbstkritisch zu prüfen, welche Ziele sie tatsächlich verfolgt und fördert. Die entscheidende Frage ist deshalb die nach den Zielen.«[31]

Werden die bestehenden Strukturen von Macht und Herrschaft nicht aufgedeckt, so kann eine Fortbildung mißbraucht werden. Letztendlich reicht nicht nur das Aufdecken der Strukturen aus, sondern es werden strukturelle Veränderungen notwendig, wenn die Inhalte umgesetzt werden sollen[32]:

»Weiterführende Ausbildung kann berufliche Positionen nur insoweit verbessern, als unqualifizierte und frustrierende Arbeit abgeschafft wird. Solange die Bedingungen des Arbeitsprozesses nicht grundlegend geändert werden, stellt weitere Ausbildung nur eine 'Fort'-Bildung weniger einzelner auf Kosten vieler anderer dar.«

Der beschriebene religionspädagogische Ansatz könnte Krankenpflegepersonen helfen, sich gegen die eingefahrenen Zwänge zu wehren, und es sollte den dargestellten religionspädagogischen Aussagen nach möglich sein, daß sie sich in der Kirche die notwendige Hilfe zur Veränderung der krankenpflegerischen Situation holen. Die momentanen Machtverhältnisse verhindern dieses jedoch.[33]

---

31  Foitzik 1989: 66

32  Hilfen der Religionspädagogik, die den »Zusammenhang von Leben, Glauben und Lernen« fördern wollen, können nach Meinung einer Projektgruppe des Comenius-Instituts mißbraucht werden, wenn nicht zugleich die bestehenden Strukturen von Macht und Herrschaft aufgedeckt werden. Vgl. Foitzik 1989: 12f.

33  Siehe dazu auch Nipkow (1975a: 168):»Christliche Gesellschaftskritik will der instrumentalisierenden Anpassung des Evangeliums an gesellschaftliche Bedürfnisse wehren und in einer von dieser Zweideutigkeit möglichst freien, klaren Weise der Freiheit und Würde der menschlichen Person dienen. Sie wehrt sich gegen die Übermächtigung des Einzelnen durch die Zwänge der modernen Leistungsgesellschaften kapitalistischer oder staatssozialistischer Prägung. Als Ausdruck dieses kritischen Einspruchs sind die Bemühungen der Identitätshilfe und der Hilfe zur Kommunikation zu verstehen, die in einer christlich motivierten Religionspädagogik von der Erfahrung der Rechtfertigung nicht durch Leistung, sondern durch die unbedingte und unverdiente Annahme des Menschen getragen sind. Im Gefolge dieser Sicht ist von 'Rollendistanz' und 'Empathie' die Rede, von der Bewahrung des individuellen Lebens, der 'Ich-Identität' und der Erfüllung der 'sozialen Beziehungen', von freien Handlungsspielräumen und möglichst offener, freier 'Interaktion'.«

## 2.2.4 Religionspädagogik und Patientenorientierte Krankenpflege

Versteht sich Kirche als mitverantwortlich für gesellschaftliche Aufgaben und ist Diakonie ihr Beruf, so

»... muß sie sich zum Anwalt des Menschen machen, kann sie versuchen, dem Einzelnen Hilfe zur Identitätsfindung, zum Erkennen und Durchsetzen elementarer Interessen und Bedürfnisse zu leisten und den Diskurs über das, was in unserer Gesellschaft gelten soll, einklagen«.[34]

Bezogen auf das Krankenhaus heißt das, daß die Kirche die Aufgabe hat, gesellschaftlich unterdrückte Bedürfnisse aufzudecken und Möglichkeiten verantwortlicher Krankenhausgestaltung zu reflektieren und wahrzunehmen. Es geht um »Individualisierung«, »Emanzipation« und »herrschaftsfreien Dialog«[35] als Ziele für die MitarbeiterInnen, damit diese in entsprechender Weise in der Lage sind, dem Kranken zu begegnen.

»Erwachsenenbildung ist hier nicht Unterweisung in Glaubenssetzungen oder 'Theologie für Nichttheologen', sondern 'Sprachschule der Freiheit', in der die Folgekonflikte gesellschaftlicher Machtstrukturen, ihre Manifestationen im jeweiligen Sozialisationsprozeß – auch und speziell dem religiös-kirchlichen – zum Lernfeld werden, in der Hoffnung auf Lernen und Erneuerung zur 'Freiheit der Kinder Gottes'.«[36]

Nach dem Strukturplan ist beruflich orientierte Fortbildung als Hilfe zu sehen, damit der Einzelne besser den wechselnden Aufgaben gerecht werden kann, die Beruf und Gesellschaft an ihn stellen. Zentrale Aufgabe der Erwachsenenarbeit ist es, »Erfahrungen, Situationen und Konflikte zugänglich und definierbar zu machen, um einen Deutungs-, Bearbeitungs- und Veränderungsprozeß anzustoßen«[37].

In der Fortbildung zur Patientenorientierten Krankenpflege geht es darum, daß sich die TeilnehmerInnen nicht weiterhin als nur weisungsabhängige MitarbeiterInnen verstehen. Es geht darum, daß sie beginnen oder unterstützt werden, sich nicht als reagierende, sondern als agierende Subjekte zu begreifen, die ihre Situation verändern können. Für die Fortbildung bedeutet das, Beteiligte

---

34  Lange, in Lott 1984: 43.

35  »Im ständigen DISKURS sind normativ geronnene Gehalte kommunikativ zu verflüssigen und neue Werte und Handlungsorientierungen, die als 'vernünftig' eingesehen werden können, zu entwickeln ... An die Stelle einer religiösen Kompetenz tritt bei Habermas eine 'kommunikative Kompetenz', die das Individuum nicht mehr auf eine vorgegebene inhaltliche Identität festlegt, sondern ihm ermöglicht, sich an einem Bewußtseins- und Willensbildungsprozeß hinsichtlich einer gemeinsam erst zu entwickelnden Identität zu beteiligen.« Lott 1984: 146.

36  Lange, zitiert in Lott 1984: 43f.

37  Rumpeltes, zitiert in Lott 1984: 200.

als Menschen zu begreifen, die die Fähigkeit haben, sich selbst zu transzendieren[38], die vorwärtsstrebend und vorausschauend sind und Unbeweglichkeit als Bedrohung erleben.

Werden die Ziele kirchlicher Erwachsenenbildung, »den Erwachsenen mit seinen Begabungen, Erfahrungen und Kompetenzen ernst zu nehmen« und ihn zu bestärken, »seine Mündigkeit wahrzunehmen und zu entfalten«[39] verwirklicht, ist kirchliche Erwachsenenbildung geeignet, Hilfestellungen für eine Fortbildung zur Patientenorientierten Krankenpflege zu geben, indem sie die Berufsangehörigen dazu befähigt, sich selbst weiterzuentwickeln und im Sinne ganzheitlichen Lernens kognitive, emotional-sozial-normative, sozial-kommunikative und aktionale Aspekte zu verbinden. Es geht um:

– Erwerb und Verarbeitung von Kenntnissen (kognitiver Aspekt)
– Bewußtmachen und Weiterentwickeln von Einstellungen und Verhaltenseinstellungen (emotional-sozial-normativer Aspekt)
– Erweiterung der Kommunikationsfähigkeit (sozial-kommunikativer Aspekt)
– Kennenlernen und Erproben neuer Handlungsformen (aktionaler Aspekt).[40]

Diesen Aufgaben nachzukommen erfordert teilnehmerorientierte[41] Verfahren, zu denen Nipkow die beratende Seelsorge, klientenzentrierte Gesprächstherapie und therapeutisch orientierte Religionspädagogik rechnet.[42]

Die beschriebenen religionspädagogischen Ansätze sind aufgenommen in dem Curriculum für die Fortbildung »Patientenorientierte Krankenpflege«, das im folgenden Teil aufgezeigt wird.

---

38  Definition »Transzendenz« nach Luckmann: »Transzendenz ist die Überschreitung jeder unmittelbaren persönlichen Erfahrung durch intersubjektive soziale Erfahrung, die sich in Kommunikation und Interaktion als 'zweite Wirklichkeit' konstituiert.« Zitiert in Lott 1984: 154.

39  Vgl. auf dem Hintergrund das 1983 formulierte Ziel der DEAE (1980: 5).

40  Vgl. Lott 1984: 50.

41  »Teilnehmerorientierung als didaktisches Kriterium besagt, daß nicht in erster Linie die Interessen der Institution, die die Lernprozesse organisiert und nicht in erster Linie dahinterstehende gesellschaftliche Interessen, sondern vorrangig die Fragen und Lerninteressen der Teilnehmer den 'Gegenstand' wie den Prozeß des Lernens bestimmen.« G. Buttler, in: DEAE 1980: 60f.

42  Vgl. Nipkow 1975a: 168.

## 2.3 Curriculum

### 2.3.1 Ziele der Fortbildung »Patientenorientierte Krankenpflege«

Das Fortbildungsangebot richtete sich an examinierte Krankenpflegepersonen mit mindestens einjähriger Berufserfahrung. Die einzelnen Fortbildungsgruppen waren heterogen in Bezug auf Alter, Schulvorbildung und Ausbildung der Teilnehmer. Insgesamt haben 30 Schwestern und 8 Pfleger an der Fortbildung teilgenommen und sind einen Lernprozeß mit folgender Zielsetzung eingegangen[43]:

#### a) Ziele im Hinblick auf den Patienten:

Erkennung und Beachtung seelischer Bedürfnisse der Patienten; Verstärkung der partnerschaftlichen Patienten-Pflegenden-Beziehung, z.b. durch angemessene Information und Darlegung des Pflegeplanes; Milderung von Ängsten durch die Bereitschaft und Möglichkeit, frühzeitig und offen miteinander zu reden, und Aktivierung des Patienten und Hilfe bei der Auseinandersetzung mit seiner aktuellen Lebenssituation.

#### b) Ziele im Hinblick auf die KursteilnehmerInnen:

Die TeilnehmerInnen sollen befähigt werden: zum klärenden und helfenden Gespräch mit dem Patienten und seinen Angehörigen; zum angemessenen Umgang mit Schwerkranken, Sterbenden und deren Angehörigen; zur umfassenden Pflege des Kranken und zur richtigen Einschätzung kognitiver und emotionaler Komponenten des eigenen Verhaltens im Umgang mit anderen; zur Auseinandersetzung mit der eigenen Berufsrolle; zur Gewinnung[44] eines Berufsbildes, das die umfassende Pflege des Kranken als zentrale Aufgabe versteht; zur besseren Arbeit im Stationsteam; zum Wichtignehmen der eigenen Weiterbildung und zur Solidarität mit ihren KollegInnen.

#### c) Ziele im Hinblick auf das Krankenhaus:

Verbesserung der Pflege durch qualifizierte Weiterbildung; Erweiterung und Beschleunigung des Kommunikationsflusses; Förderung eines guten Arbeitsklimas und der Weiterbildungsbereitschaft und Bearbeitung innerbetrieblicher (Gruppen-)Spannungen durch Verbesserung der Teamfähigkeit.

---

43  Die Ziele sind dem Band von Taubert (1985: 38f.) entnommen.

44  Bei der Aufstellung der Ziele bestand noch die Meinung, daß es nicht um ein neues Berufsbild gehe, sondern die angeblich gute Pflege früherer Jahre wieder zurückgewonnen werden müsse.

## 2.3.2 Vorüberlegung zum Identitätslernen in der Fortbildung »Patientenorientierte Krankenpflege«

Für ein »Identitätslernen« in der Fortbildung für Krankenpflegepersonal sind Aspekte der Pädagogik Freires konstitutiv: Situationsorientierung des Lernens, dialogische Struktur des Lernprozesses und der prophetische Charakter des Lernens.[45] Im Folgenden sind diese Aspekte im Hinblick auf die Konzeption des Modellvorhabens reflektiert.

### Situationsorientierung des Lernens

Lernen ist für das Krankenpflegepersonal zu verstehen als ein Prozeß der Auseinandersetzung mit seinem Stationsalltag, mit sich selbst und der Krankenhausrealität, in der es lebt. Es geht darum zu erkennen, in eine Situation unter zeitlich-räumlichen Bedingungen gestellt zu sein, die durch eine Wechselwirkung gekennzeichnet ist: Pflegende werden von ihren beruflichen Bedingungen geprägt und sie prägen die Bedingungen. Die Erkenntnis, daß ihre Situation nicht für immer festgelegt, nicht eine Sackgasse[46] ist, sondern daß sie auch Einfluß nehmen können, macht es möglich, die berufliche Realität als objektiv-problematisch zu verstehen und die Fähigkeit zu gewinnen, sie zu verändern. Von daher gehört die Analyse der Krankenhausrealität wesentlich zur Situationsorientierung des Lernens in einer Fortbildung für Pflegende.[47]

Im Sinne eines religionspädagogischen Ansatzes nach Lott wäre das Gegenbild eine Weiterbildung,

> »... in der 'wissende' Leiter 'nichtwissende' Teilnehmer mit vorgefertigten Interpretationsmustern der Welt 'füttern' und sie zur Erfüllung vorgegebener Qualifikationsanforderungen konditionieren.«[48]

Eine Schwierigkeit im Zusammenhang mit einem Lernprozeß, der Veränderung der eigenen Person und der Praxis intendiert, ist darin zu sehen, daß es schwer ist, alte, leidvolle Erfahrungen, auch wenn sie als bedrückend erlebt werden, zu verändern, weil sie vertraut und gewohnt sind. Die Ungewißheit offener Situationen wirkt dagegen beängstigend. Diese Verunsicherung in einen Lernprozeß einzuplanen geht nur aufgrund der Überzeugung, daß es notwendig ist, sich von Altem zu lösen und Neues anzufangen, und daß nach einem langen

---

45  Analysen und Beobachtungen Freires werden von Lott für die Religionspädagogik aufgenommen. Vgl. Lott 1984: 31ff.

46  Krankenpflege in der Sackgasse? war Tagungsthema einer Großveranstaltung für Krankenpflegepersonal in Saarbrücken 1986

47  Zur religiösen Erziehung in christlicher Sicht gehört wesentlich die Analyse der gesellschaftlichen Wirklichkeit; ohne »Situationsvergewisserung« kann christliche Verantwortung nicht erkennen, worauf sie sich beziehen soll. Vgl. dazu Lott 1984: 138.

48  Lott 1984: 32.

und anstrengenden Weg neue, positive Erfahrungen ein Gegengewicht gegen die Verunsicherung bilden können.[49]

Wird durch die Auseinandersetzung mit der Krankenhausrealität Gewohntes in Frage gestellt und tritt an die Stelle von Routine Irritation, so wirkt das bedrohlich und erfordert Hilfestellung, um mit der Identitätskrise fertig zu werden. Diese Unsicherheiten und Ängste müssen in der Fortbildung aufgegriffen werden:

>>Im Zusammenhang von Erwachsenenbildung ist es unerläßlich, Lernen als das aktive und passive Vermögen des Menschen zu verstehen, das, was als Neues, als Unverständliches, als Angst und Unsicherheit Auslösendes in das Leben tritt und das Gleichgewicht des Subjekts gefährdet, in Eigenes, in neue Denkmuster, Interpretationsschemata und Handlungsmöglichkeiten umzuschmelzen. Es geht dabei um den Prozeß des Sich-Selbst-Bleibens in der Assimilation des Neuen und des Sich-Selbst-Veränderns durch die Akkommodation an das Neue.<<[50]

Dabei ist die Fähigkeit der Betroffenen gefragt, Handlungszusammenhänge zu reflektieren, zu überprüfen und zu verändern.[51]

## Dialogische Struktur des Lernprozesses

Für die Fortbildung gilt die Erfahrung der Religionspädagogik, daß Identitätshilfen nicht allein durch Vermittlung von Inhalten gegeben werden können, sondern daß, wie bei der Seelsorge, die elementare Grunderfahrung die Beziehungserfahrung sein muß.[52] Die Kommunikationsform in der Fortbildung ist also der Dialog. Das intendiert, daß TeilnehmerInnen und LeiterInnen sich zusammenfinden, um ihre berufliche Situation zu benennen, zu verstehen, und sie darüber verändern. Wesentliches Merkmal ist dabei, daß kein einseitiger Lernprozeß auf Seiten der TeilnehmerInnen stattfindet, sondern Lernende und Lehrende sind sowohl TeilnehmerInnen als LehrerInnen.

Nach Lott wäre das Gegenbild ein antidialogisches Abhängigkeitsverhältnis zwischen LehrerInnen und TeilnehmerInnen. Es intendiert, daß TeilnehmerInnen Objekte des Lernprozesses sind, sie nehmen Wissen passiv auf, haben es zu stapeln und zu speichern und sollen es bei Bedarf reproduzieren.

Die Folge eines dialogischen Ansatzes ist, nicht über Menschen zu verfügen. Dort, wo Veränderungen wünschenswert sind, dürfen sie nicht durch pädagogische Interventionen erzwungen, sondern müssen als Angebot zur Selbsthilfe formuliert werden. Lehrende müssen sich im dialektischen Miteinander so zu-

---

49  Vgl. Lott 1984: 113.
50  Lott 1984: 97.
51  Vgl. Lott 1984: 99.
52  Vgl. Nipkow 1975b: 109.

rücknehmen, daß sich die Betroffenen dem Angebot selbständig zuwenden können. Die Lernziele Identität und Befreiung können nicht anders vermittelt werden, wenn sie glaubwürdig sein sollen:»Freiheit« pädagogisch gesehen hat eine tiefgreifende theologische Entsprechung. Die christliche Botschaft beinhaltet, daß ihre Vermittlung nicht unfrei sein darf. Zur christlichen Wahrheit gehört, daß die Form ihrer Mitteilung ein wesentliches Moment ihrer Wahrheit ist.»Der 'Inhalt' der Botschaft enthält bereits die 'Form' ihrer Vermittlung als 'Moment' dieses Inhalts.«[53]

Bei einem Ziel wie»Zuwendung zum Kranken« oder»Fähigkeit, empathisch sein zu können«, müssen die TeilnehmerInnen diese Ziele auch für sich selbst in der Fortbildung erleben. Das schließt eine autoritäre Vermittlung aus.[54] Religionspädagogischer Anspruch dabei ist, daß sich Kirche nicht nur verbal zeigt, sondern ebenso im Zugehen auf andere und im Handeln. Das bedeutet für eine Fortbildung, daß Wort und Person zusammenkommen, daß der Inhalt der Worte sich im Geschehen zeigt und – umgekehrt – ein»Ereignis« explizierbarer Inhalt der Worte ist.[55]

### Prophetischer Charakter des Lernens

Mit dem biblischen Attribut»prophetisch« charakterisiert Freire ein Lernen, das dazu befähigen soll, die Rolle als die Welt gestaltendes und neugestaltendes Subjekt übernehmen zu können. Es geht um die Fähigkeit, sich selbst transzendieren zu können, die eigene Situation nicht mehr als unwandelbar zu begreifen. Das entspricht Adornos Konzept, als Ziel der Erwachsenenbildung Aufklärung im Sinne von Kritikfähigkeit, auch Selbstkritik, zu sehen. Es geht um ein kritisches Bewußtsein, das übermächtige Verhältnisse nicht als unabdingbar sieht, sondern nach politischen Veränderungen fragt.[56]

Gerade im Krankenhaus spielt der Gesichtspunkt der Unveränderbarkeit eine große Rolle. Die Strukturen sind so alt und verkrustet, daß allein nur die Möglichkeit, Veränderungen zu denken, blockiert ist.[57] Von daher ist es wichtig,

---

53 Vgl. Nipkow 1975b: 96.

54 Bei der Vermittlung der Botschaft »Zuwendung« kann die Vermittlungsform nicht autoritär sein. Indoktrinationen sind nicht in Einklang zu bringen mit dem Angebot von Versöhnung und Befreiung, das,»wie es Jesus als Abbild und Vollzug der väterlichen Zuwendung Gottes zu den Menschen ausspricht, nicht die Struktur des Befehls, sondern der Bitte hat«. Lott 1984: 99.

55 Vgl. dazu auch Nipkow 1975b: 97f.: Nipkow deutet die Grundstruktur einer Wahrheit an, die als PROMISSIO nicht in der Wiederholung von Gedanken über Gott, sondern die Zusage bzw. die Weitersage dieser Zusage in der 2. Person meint.

56 Vgl. Lott 1984: 32f.

57 Die Verfasserin hat in den unterschiedlichsten Fortbildungen mit Krankenhausmitarbeitern immer wieder die Erfahrung gemacht, daß Veränderungs»wünsche« letztlich fast immer im realisierbaren Bereich blieben.

MitarbeiterInnen die Möglichkeit einzuräumen, ihre Situation realistisch zu sehen, sie zu beklagen und ihre Abhängigkeiten und Enttäuschungen zu benennen, um Blockaden abzubauen und kreatives Denken zu ermöglichen.[58]

Der Begriff »prophetisches Lernen« ist auch in dem Sinne zu verstehen, daß Lernen zukunftsgerichtet ist. In der Fortbildung zur Patientenorientierten Krankenpflege spielt die Spannung zwischen der Erfahrung der konkreten und aktuellen Stationssituation und den Vorstellungen, die sich die Betroffenen von sich und ihrem zukünftigen Handeln machen, eine große Rolle. Dieser Prozeß ist begleitet durch eine Spannung von aktueller Ich-Erfahrung und projektivem Selbstbild.[59]

Die von Freire geforderte pädagogische Lernform des »prophetischen Lernens« sollte in einer religionspädagogisch beeinflußten Fortbildung »Patientenorientierte Pflege« vor allem in Hinblick auf die Veränderungsmöglichkeiten der Praxis die Theologie des »Prinzips Hoffnung« nicht ausklammern. In der Nachfolge Jesu wird die bestehende Praxis in Frage gestellt:

> »Die Bibel als ein Buch der Praxis erzählt von befreiender Praxis und stiftet zu neuer Praxis an. Sie ist bestimmt von Prinzipien, die erfordern, daß in der Auseinandersetzung zwischen Leben und Tod die Partei des Lebens zu ergreifen ist, daß im Kampf gesellschaftlicher Interessengruppen auf der Seite der Unterprivilegierten zu kämpfen ist, daß an die Stelle von Ausbeutung und Herrschaft brüderliche/schwesterliche Gemeinschaft zu treten habe, daß den Armen, denen, denen ihr Recht auf Leben verweigert oder beschnitten wird, die frohe Botschaft von der Erfüllung ihrer Sehnsucht gebracht wird.«[60]

Es stellt sich die Frage »... für eine an der Lebensgeschichte der TeilnehmerInnen orientierte Erwachsenenbildung, die zur Identitätsbildung durch Transzendierung vorgegebener Lebensmuster Hilfestellung leisten will ...«, ob es »... Strukturprobleme, Widersprüche, Krisensituationen gibt, die als Ansatzpunkte einer messianischen Praxis zu sehen sind«.[61]

Alltagserleben wird mit Hilfe des erworbenen Interpretationsrahmens in den Zusammenhang der bisherigen Erfahrungen[62] eingeordnet. Durch ständige Wiederholung, durch Gewohntes bekommt der Alltag eine feste Struktur. Das

---

58 Vgl. dazu auch Foitzik 1989: 97.
59 Vgl. dazu Lott 1984: 100.
60 Lott 1984: 160f.
61 Lott 1984: 161.
62 Negt definiert Erfahrung als eine spezifische Produktionsform der Verarbeitung von Realität, die mit Erkenntnis zu tun hat. Erfahrungen und Lernen »sind in gewisser Weise kollektive Momente einer durch Begriffe und durch Sprache vermittelten Auseinandersetzung mit der Realität, mit der Gesellschaft.« Negt 1978: 43f.

vertraut Vorhandene, die Routine, entlastet ihn und macht spontane Handlungen erst möglich. Neben der Routine als Voraussetzung für die Bewältigung des Alltags steht das Wissen um das voraussichtliche Handeln anderer.

»Die Rollen und Routinen der sozialen Welt werden zu Einheiten geordnet. Solche Einheiten aus Verhaltensmustern, pragmatischem Alltagswissen, Lebensplänen und Grundannahmen ermöglichen es im Alltag, die ständig wechselnden Szenen zusammenzuhalten.«[63]

Der Alltag mit seiner Routine prägt auch die Pflegenden im Krankenhaus. Ihnen bleibt in der Stationshektik wenig Zeit zum Reflektieren, sie »funktionieren« zum Teil nur noch.[64] Jedoch ist es eine Erfahrung, daß der Lebenswille und die Handlungsfähigkeit gelähmt werden oder der Betroffene mit Schmerz, Krankheit oder Berufsflucht reagiert, wenn Standortbestimmung und Entwurf der eigenen Zukunft nicht mehr gelingen.[65] Diesem Dilemma zu begegnen, ist wesentliches Ziel des Curriculums zur Patientenorientierten Krankenpflege. Die Routine soll in Frage gestellt werden, um neue Wege zur Veränderung zu öffnen.

In einer Fortbildung für Pflegende, in der berufliche Identitätshilfe angeboten wird, kommt es beim Lernen für den Umgang mit den Kranken stark auf die Beziehung der Beteiligten untereinander an und darauf, welche Erfahrungen mit der Interaktion gemacht werden, als auf die Inhalte. Die Inhalte werden dadurch nicht nebensächlich, aber sie sollten im Umgang miteinander erkennbar oder im Kontext von Beziehung behandelt werden. Ermöglicht werden sollte den Pflegenden,

»... ihre eigenen Erfahrungen, Einschätzungen und Beurteilungen ungehindert einzubringen. Kurz: Unser Gesamtkonzept überhaupt läuft wesentlich auf Lernen als Gelegenheit zur Interaktion mit möglichst gleichen Chancen der Teilhabe aller Beteiligten hinaus. 'Solidarisches Lernen' statt 'konkurrierendes Lernen', lernen 'vom andern her' und 'auf den andern zu'... Wenn aber wechselseitige Identitätshilfe für das eigene Ich und für die anderen im Raum einer offen strukturierten Interaktion sich vollziehen soll, wird dem Individuum in der beschriebenen Situation wachsender Orientierungsschwierigkeiten der Weg nicht leicht gemacht.«[66]

Das Ungewohnte für diese Fortbildung für Krankenpflegepersonal ist, daß TeilnehmerInnen keine feststehenden Inhalte vermittelt werden, sondern daß sie

---

63  Lott 1984: 93.
64  Vgl. Abschnitt 1.2.
65  Vgl. J. Lott 1984: 96.
66  Nipkow 1975b: 162.

für sich, individuell unterschiedlich, innerhalb des Lernprozesses ihre eigene Position finden müssen und Handlungsmöglichkeiten entsprechend ihren Bedingungen erproben. Das ist zu vertreten auf dem Hintergrund der Theorie von Krappmann.[67] Identität wird zu einer lebensgeschichtlichen Aufgabe unter dem Anspruch kritischer Reflexion.

Im Unterschied zu den Erfahrungen im Krankenhaus und damit in einer stark hierarchisch geprägten Institution, machen die TeilnehmerInnen in der Fortbildungsgruppe Erfahrungen miteinander, ohne daß ihre Rollen festgeschrieben sind. Die erwünschte freie Interaktion ist abhängig von ihren Beziehungen. Es steht nicht wie gewohnt die Leistung der einzelnen im Vordergrund, sondern die gegenseitige Annahme und das Miteinanderumgehen. Sich-angenommen-Fühlen ermöglicht, sich selbst in Frage zu stellen und gewohnte Verhaltensweisen aufzugeben.[68]

### 2.3.3 Didaktisch-methodische Überlegungen

Ausgangspunkt bei der Konzeption der Fortbildung »Patientenorientierte Pflege« war die Orientierungslosigkeit im Krankenpflegeberuf mit ihrem unklaren und verzerrten Selbstverständnis. Es sollte ein Lernprozeß ermöglicht werden, der an den selbsterlebten Konflikten der TeilnehmerInnen orientiert ist. Dabei spielte der Gesichtspunkt eine Rolle, daß sie selbst die besten Experten für die Veränderungen ihrer Situation sind.[69] Es sollte der zentralen Aufgabe der Erwachsenenarbeit Rechnung getragen werden, »Erfahrungen, Situationen und Konflikte zugänglich und definierbar zu machen, um einen Deutungs-, Bearbeitungs- und Veränderungsprozeß anzustoßen.«[70] Von daher wurde ein offenes Curriculum erstellt, weil das Ziel der Identitätsstärkung und der Patientenorientierung Teilnehmerorientierung erfordert. Grundannahme war die Hoffnung, daß Erwachsene bei der Erstellung von Zielen und Inhalten im Lernprozeß im großen Maße beteiligt werden. Aufarbeitung von Erfahrung und Entwicklung neuer Handlungskompetenzen ist nicht möglich bei vorgegebenen Inhalten und festgeschriebenen Lernzielen.[71]

---

67  Vgl. Krappmann 1982: 208.

68  Vgl. Nipkow 1975b: 68.

69  Das entspricht der Konzeption Negts von der Erziehung zur »Soziologischen Phantasie«. Damit meint er die doppelte Bedeutung bei der Aufgabe der Erwachsenenbildung, den TeilnehmerInnen in handlungsmotivierenden politischen Lernprozessen beispielhaft »das Bewußtsein ihrer eigenen Konflikte und Handlungen zu vermitteln und gleichzeitig aus den eigenen Formen der existierenden Wirklichkeit die wahre Wirklichkeit als ihr Sollen und ihren Endzweck 'entwickeln'«. Negt (1972: 23)

70  C. Rumpeltes, zitiert in Lott 1984: 200.

71  Lott (1984: 13) argumentiert gegen die gängige, festschreibende Didaktik und für ein offenes Curriculum in der Erwachsenenbildung im Zusammenhang mit Religion, weil in ihrem Mittel-

In dieser Fortbildung sollten durch ein offenes Curriculum folgende Aspekte berücksichtigt werden: die berufliche Kompetenz der Teilnehmer wird anerkannt; ihnen wird ein größerer Handlungsspielraum eingeräumt; aktuelle Erlebnisse der Teilnehmer können flexibel aufgearbeitet werden; Erfahrungen und Anregungen der Teilnehmer können konstruktiv einbezogen werden; Handlungsmodelle, die entwickelt werden, können offengehalten werden für lebensgeschichtliche und situative Bedingungen der Teilnehmer; Teilnehmer können Handlungsmöglichkeiten selbst herausfinden und Strategien entwickeln; und Veränderungen sind jederzeit möglich, da sowohl das Curriculum-Material als auch die Experten variabel einsetzbar sind.

Es ist eine pädagogische Erfahrung, daß Erwachsene dann gut lernen, wenn sie Gelegenheit haben, erfahrungsbezogen, problemorientiert und selbstbestimmt zu lernen. Diese Prinzipien sind so weit wie möglich in der Fortbildungskonzeption berücksichtigt worden.

## Selbstbestimmung der TeilnehmerInnen

Krankenpflege ist ein Beruf, bei dem Handlungsspielraum und Handlungsfähigkeiten eingeschränkt sind. Bei der Zielsetzung der Patientenorientierten Krankenpflege ist es besonders wichtig, TeilnehmerInnen zur selbstbestimmten Gestaltung und zur Verarbeitung und Veränderung der Situation zu befähigen.[72]

Dabei wird folgender Anschauung Freires Rechnung getragen:

»Erkenntnis ... beruht nicht ... darin, daß ein zum Objekt gemachtes Subjekt gelehrig und passiv die Inhalte übernimmt, die ein anderer ihm aufoktroyiert. Im Gegenteil, Erkenntnis setzt eine wißbegierige Haltung des Subjekts der Welt gegenüber voraus. Sie verlangt die Veränderung der Wirklichkeit durch das Subjekt. Sie fordert ein ständiges Suchen. Sie beinhaltet eigene Schöpfung und immer wieder neue eigene Schöpfung.«[73]

Es wird davon ausgegangen, daß die TeilnehmerInnen aufgrund ihrer Ausbildung und Praxiserfahrung Subjekte ihres beruflichen Handelns sind und Kompetenzen mitbringen, die ihnen selbst jedoch nicht immer bewußt sind. Daraus folgt, daß die vorhandenen Kompetenzen positiv in die Fortbildung einbezogen werden und der Eigeninitiative und der Selbstverantwortung der TeilnehmerInnen auf dem Hintergrund bestimmter Rahmenfestsetzungen eine angemessene

---

punkt: »... lebendige und verletzbare Menschen stehen, die eine Lebensgeschichte (inklusive aller religiösen Implikationen) mit sich herumtragen und nicht Lernziele, vorgegebene Inhalte oder Unterrichtsverfahren«.

72 Vgl. G. Buttler, in Lott 1984: 209.

73 P. Freire, zitiert in Lott 1984: 208.

Entscheidungsfreiheit gewährt werden muß. Dies ist u.a. auch von daher begründet, daß die Pflegenden auf der Station selbständige Entscheidungen treffen
sollten.

## Problemorientierung[74]

Viele Situationen in der Krankenpflege werden von den Berufsangehörigen als
problematisch und konflikthaft erlebt. Gewohnte Verhaltensweisen und das
Selbstverständnis sind in Frage gestellt und bisher erworbenes Wissen, Denken,
Empfinden und Können stellen keine angemessene und befriedigende Kon-
fliktlösung bereit. Von daher empfiehlt sich Problemorientierung als notwendige Voraussetzung für den Lernprozeß in der Fortbildung.[75]

Problemhaft erlebte Alltagserfahrungen erzeugen »manifeste oder latente,
artikulierte oder verschwiegene Klärungsbedürfnisse.«[76] Für die Krankenpflege
sind folgende, von Lott definierte Bedürfnisse relevant und sollten in der Fort-
bildung berücksichtigt werden:
- »Bedürfnis nach *Orientierung* angesichts Informationsflut bei mangelnder
  Transparenz der Ereignisse und unzureichender Möglichkeit der Informa-
  tionsverarbeitung;
- Bedürfnis nach *Identität* angesichts einer komplexen und widersprüchlichen
  Alltagsrealität;
- Bedürfnis nach *authentischen Erlebnisformen* und *Gemeinschaft* angesichts
  allfälliger Isolationserlebnisse;
- Bedürfnis nach *selbstbewußtem* und *selbstverantwortlichem Handeln*, nach
  Partizipation angesichts vielfältiger Erfahrungen von Entmündigung und
  Ohnmacht.«[77]

Eine Aufarbeitung der Probleme erfordert eine induktive Arbeitsweise, Ausgangspunkt müssen dann die Erfahrungen der alltäglichen Lebenswelt sein. Religionspädagogisch betrachtet beinhaltet dies:

»... die Absage an eine Theologie, die von der Heiligen Schrift oder vom
Glaubensbekenntnis etc. ausgeht und versucht, daraus ein Maximum an
konkreten Schlußfolgerungen im Sinne christlich-normativer Anwei-

---

74 »Mit der Kategorie der 'Problemorientierung' ist in der allgemeinen Didaktik-Diskussion die
Orientierung des Lernens an Themen und Konflikten der individuellen wie gesellschaftlichen
Lebenswelt statt an vorgegebenen, aus Fachwissenschaften unmittelbar abgeleiteten Stoffkata-
logen intendiert ... Für Erwachsenenbildung heißt das: Die fragwürdige Situation der Teilnehmer (und Veranstalter) und das gemeinsame Interesse an deren Klärung, Verarbeitung und Veränderung sollen Inhalt und Ziel des Lernens sein.« Lott 1984: 208f.
75 Vgl. Lott 1984: 209.
76 Vgl. Lott 1984: 49.
77 Lott 1984: 49.

sungen für die heutige Zeit, für die Verkündigung und den Dienst am Evangelium abzuleiten.«[78]

Um der Problemorientierung zu entsprechen, wird in der Fortbildung zur Patientenorientierten Krankenpflege der ständige Praxisbezug von Anfang an als ein wesentliches Moment angesehen und im Laufe des Modellversuchs konkretisiert und erweitert. Er hat die Funktion zu verhindern, daß die TeilnehmerInnen im Anschluß an die Fortbildung frustriert werden, wenn sie ihre Erkenntnisse an ihrem Arbeitsplatz umzusetzen versuchen. Die Erfahrungen der Praxis gehen als aktuelle Probleme in die Gruppenbesprechung ein und verhindern ein zu starkes Theoretisieren oder ein Abgleiten in allgemeine Diskussionen. In dieser Fortbildung ist es wichtig, im Hinblick auf die intendierten Veränderungen in der Praxis die Handlungskompetenz zu vergrößern. Es geht also nicht in erster Linie darum, theoretisches Wissen zu vermitteln, sondern durch eine Integration theorieorientierter und praxisorientierter Lernprozesse die Handlungskompetenz der TeilnehmerInnen zu erweitern. Der Schwerpunkt liegt daher in der Umsetzung der neuen Erkenntnisse in Form sozialer Fähigkeiten. Dabei bietet die Gruppe die Möglichkeit, Verhaltensveränderungen in der Beziehung zu anderen Menschen auszuprobieren. Mit Hilfe des Rollenspiels können Situationen simuliert und verschiedene Lösungsmöglichkeiten erprobt werden. Im täglichen Praxiseinsatz ist die Möglichkeit gegeben, neues Verhalten zu proben und Schwierigkeiten, die dabei auftreten, mit der Gruppe zu reflektieren.

## Gruppenerfahrung

Krankenpflege ist ein Beruf, der überwiegend Arbeiten in einer Gruppe und damit Teamfähigkeit, Kooperation und Kommunikation erfordert. Da sich typische Verhaltensmuster, die jemand in einer Arbeitsgruppe zeigt, in der Fortbildungsgruppe wiederholen, bietet sich Gruppenarbeit zur Aufdeckung und Aufarbeitung von Störungen an. Voraussetzung dazu ist eine annehmende Atmosphäre. Die Vertrauensatmosphäre in einer Gruppe ist neben einem guten Wohlgefühl von daher besonders wichtig, weil erst dann, wenn es gelingt, die Angst eines sich ohnmächtig fühlenden Ichs abzubauen, ein Gruppenmitglied sich den Konflikten stellen kann, die es bis dahin abwehren mußte. Erst dann kann es anfangen zu lernen. Die Erfahrungen, die eine Gruppe ermöglicht, wie Solidarität, Anteilnahme und Einsicht in eigene Fähigkeiten, ermöglichen gesellschaftlich vermittelte Lernblockaden abzubauen und neue Wege einzuschreiten.[79] Eine bedeutende Erfahrung ist die der Solidarität. In der Kranken-

---

78  Lott 1984: 46.
79  Vgl. Lott 1984: 12.

pflege besteht die Tendenz, Mißstände als persönliches Versagen anzusehen. In einer Gruppe mit KollegInnen können viele erstmals feststellen, daß ihre Probleme nicht nur ihre sind, daß sie nicht isoliert und allein sein müssen. Sie können erfahren, daß sie miteinander lernen und Probleme angehen können. Es ist stabilisierend, gemeinsam einen Lernprozeß der Weiterentwicklung zu machen, sich gemeinsam über Fortschritte zu freuen oder Verständnis für den Schmerz bei Verlust und Frustration zu erleben. Die Erfahrung, auf einem Weg der Veränderung von anderen begleitet zu werden und wiederum diese zu begleiten, stärkt das Vertrauen in sich selbst und die Selbstachtung. Individuelle Probleme werden erst bewußt als typische Berufsprobleme. Lernen in der Gruppe an Alltagserfahrungen wird zu einem Lernen der Wahrnehmung der eigenen Lebenssituation und ihrer Widersprüche. Es ermöglicht mehr und mehr eine Veränderung der Einstellung zum Beruf, und motiviert zu Veränderungen in der Praxis.

Häufig besteht bei Pflegenden ein Minderwertigkeitsgefühl anderen Berufsgruppen gegenüber, sich nicht so gut ausdrücken zu können. Fortbildung in einer Gruppe bietet eine gute Möglichkeit, zunächst im Schonraum argumentieren zu können.

Im Krankenhausalltag besteht ein großer Anpassungsdruck und es gibt wenig normative Orientierungshilfen. Wenn Bezugs- bzw. Identifikationspersonen fehlen ist die Folge für Auszubildende, daß es

»... nicht möglich oder zumindest erschwert (ist, *J.T.*), über die Identifikation mit anderen – einem gleichsam geliehenen Identitätsrückhalt im Rücken – sich selbst so lange zu erproben, bis die selbstverantwortete Identität daraus erwächst.

Indem der Heranwachsende Gelegenheit erhält, mit anderen zu kommunizieren und an ihnen sich selbst zu versuchen, lernt er, mit sich selbst zu kommunizieren und seine Möglichkeiten wie Grenzen einzuschätzen. Die Erfahrung, daß andere ihn annehmen, und zwar auch in seinen mißglückten oder nur halbgeglückten Versuchen, ist hierbei allerdings nicht nur für seine eigene Selbstsicherheit und folglich für die Fähigkeit zur Selbstannahme ausschlaggebend: Wer sich selbst annehmen darf und kann, vermag auch andere anzunehmen.

Für die christliche Interpretation der Identitätsproblematik sollte dieser letzte Gesichtspunkt zentral sein:

So wie christlich motivierte Pädagogen und Seelsorger ihre Kraft von der Erfahrung des Angenommenseins her empfangen und an der Weitergabe dieser Erfahrung orientiert sind, ist das Telos ihrer Erziehungshilfe und Seelsorge letztlich nicht die selbstzweckhaft gesetzte Selbstverwirklichung des Heranwachsenden, der hierin für sich bleibt, sondern die Öffnung seiner Kommunikationsfähigkeit zum Handeln für andere.«[80]

Die notwendige Identitätshilfe soll durch Erfahrungen in der Fortbildungsgruppe ermöglicht werden, in der die Gelegenheit besteht, sich mit den anderen zu identifizieren und die Erfahrung des Angenommenseins erlebt werden kann. Insgesamt entsprechen die im folgenden Teil beschriebenen Methoden den didaktisch-methodischen Überlegungen und dem Anspruch, identitätsstabilisierend zu sein.

### 2.3.4 Methodenbeschreibung

Im Modellvorhaben sind zum Teil Methoden erprobt worden, die von der Klinischen Seelsorgeausbildung abgeleitet und für die spezielle Situation der Krankenpflegefortbildung verändert wurden.

### 2.3.4.1 Praxiseinsatz

Im Verlaufe des Fortbildungsjahres findet der Praxiseinsatz in drei unterschiedlichen Formen statt. Während der Präsenzphase zu Beginn und zum Ende der Fortbildung absolvieren die TeilnehmerInnen im Krankenhaus oder auf Altenpflegestationen in der Nähe der Fortbildungsstätte ein Praktikum. Der größte Teil des Praxiseinsatzes findet auf der eigenen Station statt und wird durch Supervision in der Fortbildungsstätte und durch Mitarbeiterinnen der Fortbildung auf der Station begleitet.

**a) Praxiseinsatz in der ersten Präsenzphase**

Die TeilnehmerInnen werden von der zweiten bis fünften Fortbildungswoche zwei Stunden vormittags vor dem Beginn der Gruppensitzungen auf einer ihnen fremden Krankenhaus- oder Altenpflegestation eingesetzt.[81] Es ist die Zeit intensiver Grundpflege.

Die Vorbereitung auf die Praxis wird gezielt in die Einführungswoche eingeplant. Dabei werden die Lernmöglichkeiten im Praxisfeld formuliert und das Praxisfeld jedes einzelnen unter Berücksichtigung der individuellen Ziele gemeinsam in der Gruppe ausgesucht. Während des Kurses werden diese Lernziele in der Gruppe wiederholt thematisiert. Das ermöglicht Freude aller Beteiligten, wenn jemand Fortschritte macht, oder bei Schwierigkeiten können sie sich gegenseitig unterstützen.

---

80  Nipkow 1975b: 121.

81  Zu Tagesbeginn sind die Patienten zu waschen, zu betten, die Prophylaxen sind durchzuführen, das Frühstück ist auszuteilen und es ist den Schwerkranken beim Frühstück zu helfen.

Die Aufgabe der KursteilnehmerInnen auf der Station besteht darin, bei der Versorgung weniger Kranker mitzuarbeiten, zu erleben, wie sich ein intensiverer Kontakt zum Kranken auswirkt, und handelnd zu erproben, was sie vorher in der Gruppe gelernt haben. Dabei steht die Interaktion im Vordergrund.

Der parallel zu anderen Lerneinheiten verlaufende Stationseinsatz während der Kurse hat seine besondere Bedeutung darin, daß die Handlungsebene des Krankenpflegepersonals auch in die Präsenzphase der Fortbildung eingegliedert wird. Dadurch ist ein ständiger Wechselprozeß zwischen Erleben und Reflexion möglich. Einerseits kann durch aktuelle Erlebnisse die Reflexion ausgelöst werden, andererseits können neue Verhaltensweisen, die aufgrund der Reflexion als notwendig eingesehen werden, in der Praxis erprobt werden.[82] Ein weiterer Vorteil ist, daß die TeilnehmerInnen sich bewußtmachen können, daß es während der täglichen pflegerischen Arbeit viele Gelegenheiten gibt, auf Patienten einzugehen, und sie ihre Erfahrungen dabei direkt in der Fortbildungsgruppe aufarbeiten können. Frei vom Druck der Routine und der Verantwortung eines gewohnten Stationsalltags, können Pflegende die eigenen Möglichkeiten und Schwierigkeiten bei der Ausübung Patientenorientierter Pflege und der Anwendung der Gesprächsführung erfahren und, losgelöst vom hektischen Stationsalltag, den Kranken intensiver wahrnehmen. Dabei stoßen sie vielfach auf Probleme, die sich durch eine größere Nähe im Kontakt zum Kranken ergeben. Es wird möglich, verändertes Verhalten auszuprobieren, d.h. sich auf den Patienten einzulassen, sich aber auch abzugrenzen zu lernen. Es soll Empathie statt zuviel Identifikation gelernt werden. Dieser Lernprozeß wird unterstützt durch die Kursgruppe und den ständigen Wechselprozeß zwischen Erleben und Reflexion.

Durch die neue Rolle – die der PraktikantInnen – wird die Anfangssituation anderer MitarbeiterInnen erlebt und reflektiert. Die TeilnehmerInnen können sich nach der eigenen Erfahrung besser in die Rolle Anzuleitender hineindenken. Dies hat Konsequenzen für deren Einführung auf der Station. Ein weiterer Lernprozeß im Zusammenhang mit »Sich-fremd-Fühlen« und der damit verbundenen Unsicherheit ermöglicht, die »Neuaufnahme«, die Situation eines Kranken, der ins Krankenhaus eingewiesen wird, zu überdenken.[83]

---

82  Vgl. Lott 1984: 210: »Die Einbeziehung der persönlichen Erfahrung durch das Lernen ist durch die Praxisorientierung zu ergänzen ... Lernen, das eine praktische Kompetenz haben soll, (muß) in einem Wechsel von Aktions- und Reflexionslernen stattfinden ... In die konkrete Lernarbeit werden bisherige Erfahrungen eingebracht; es entstehen neue Probleme, die der Reflexion und Bearbeitung bedürfen, was wiederum zu neuem, verändertem Handeln führt. In einem Wechsel von Aktions- und Reflexionsschritten werden vorhandene Fähigkeiten aktiviert und neue Kompetenzen erworben. Neue Praxis wird durch schrittweise veränderte Praxis gelernt, durch kleine und größere Gegenversuche im praktischen Lebensvollzug.«

83  Dieses Thema ist parallel zu Beginn der Fortbildung in den Theorieeinheiten zu besprechen.

Diese Phase der Verunsicherung hilft, das Verhalten in und mit Situationen der Hilflosigkeit zu reflektieren und Wege zu einer neuen Sicherheit zu finden. Aus diesem Grund ist auch für die ersten sechs Wochen keine Praxisbegleitung auf der Station vorgesehen.

## Erfahrung mit dem Praxiseinsatz in der ersten Präsenzphase

Grundsätzlich zeigt die Sondersituation im Praktikum, während derer die Pflegenden viel Zeit für Kranke haben, wie schwer es für die meisten ist, mehr Nähe auszuhalten, und wie sehr auch patientenferne Tätigkeiten gebraucht werden, um einen Abstand halten zu können. Es wird den TeilnehmerInnen auch deutlich, wie oft sie um der für sie nötigen Distanz willen andere Arbeiten vorschieben, um mehr Nähe zu Kranken aushalten zu können. Ein intensiverer Kontakt zum Kranken in der Balance zwischen Nähe und Distanz ist erlernbar und wirkt sich auf die Grundpflege positiv aus, da mit mehr Interesse für den kranken Menschen auch die Wahrnehmungsfähigkeit für ihn steigt und sich die Pflegenden eher zu seinem Anwalt machen.

Als eine Schwierigkeit zeigt sich die Abgrenzung von der Stationshektik. Nahezu alle TeilnehmerInnen neigen dazu, sich in die Routine der fremden Station hineinziehen zu lassen, und können sehr schlecht zu Anforderungen von seiten des Personals »Nein« sagen. Dabei spielt eine Rolle, daß viele Pflegende sich für alles zuständig fühlen und sich nicht gestatten, etwas für sich selbst zu tun.[84]

Eine weitere Anforderung des Praktikums ist, daß Pflegende mit längerer Berufspraxis und der entsprechenden Routine ihre gewohnte Rolle verlassen und ihr Berufsfeld mit veränderter Orientierung erleben. Aus den genannten Erfahrungen ergibt sich, daß eine gründliche Vorbereitung und Einstimmung der TeilnehmerInnen erforderlich ist, da die größere Nähe zum Kranken für die meisten schlecht auszuhalten ist. Auf Mangel an Motivation und Orientierung ist es zurückzuführen, daß im ersten Kurs der Praxiseinsatz nur teilweise durchgeführt werden konnte. Das Interesse der TeilnehmerInnen wurde in der ersten Kurswoche auf die nicht-berufliche Selbsterfahrung verlagert und der Praxiseinsatz von den TeilnehmerInnen vorzeitig beendet, weil er für die Selbsterfahrung eher störend wirkte. Die TeilnehmerInnen der dritten Gruppe haben den Praxiseinsatz zwar in vollem Umfang durchgeführt, zeigten aber bis auf eine TeilnehmerIn massive Widerstände.

Die aufgrund dieser Erfahrungen durchgeführten Veränderungen haben dazu geführt, daß die TeilnehmerInnen der anderen Kurse, bei der die Selbsterfahrung auf berufliche Erfahrung eingeschränkt wurde, theoretisch mehr über Pati-

---

84 Siehe Abschnitt 1.3., Fußnote 117

entenverhalten und ihre Berufsrolle gelernt haben und sie dann darüber leichter Erfahrungen über ihr eigenes Verhalten machen konnten als die des ersten und dritten Kurses. Das Mehr an theoretischen Erkenntnissen, verbunden mit der Nutzung des Praxisfeldes als Lernort, ermöglichte eine intensivere Reflexion des eigenen Verhaltens und verminderte offensichtlich die Angst, sich auf die Praxisphase und ihre Anforderungen einzulassen. Beispielsweise wurde der Widerstand zweier Teilnehmerinnen des zweiten Kurses gegen das Praktikum mit in die Lernzielfindung einbezogen. Das führte zu einem positiven Ergebnis. Über die sachliche Auseinandersetzung mit der Frage, wo es sich im Praxisfeld lohne, Kraft einzusetzen, um für sich selbst lernen zu können, kamen beide zu sehr persönlichen Lernzielen: Die eine Teilnehmerin nahm sich vor, vermeintlich Unveränderbarem, dem sie sonst ausweicht, standzuhalten und zu sehen, was sich in kleinen Schritten machen läßt. Besondere Bedeutung hatte das für sie im Umgang mit verwirrten oder mit sterbenden Patienten. Die andere Teilnehmerin, die sich im Praxisfeld vereinnahmt fühlte, erkannte ihren eigenen Anteil daran und wollte lernen, mehr an andere MitarbeiterInnen abgeben zu können.

Bei der Auswertung der Kurse am Ende der Fortbildung zeigte sich bei den meisten TeilnehmerInnen, daß die Lernziele für den ersten Praxiseinsatz in der gesamten Fortbildung Bedeutung behielten und häufig in diesem Bereich der größte Lernzuwachs zu verzeichnen war: Für viele, vor allem in den ersten Kursen, hat es sich als schwierig erwiesen, die Prioritäten, die sie sich in der Pflege gesetzt hatten, durchzuhalten. Bei fast allen war dazu die Unterstützung in der Gruppe notwendig. Später änderte sich die Situation u.a. dadurch, daß die meisten auf Stationen mit früheren TeilnehmerInnen eingesetzt waren und von daher ihren Freiraum nicht durchsetzen mußten, weil diese mit an der Lernmöglichkeit der anderen interessiert waren.

In den Kursen mit verstärkter Selbsterfahrung kamen die TeilnehmerInnen im Praxiseinsatz mit ihrer Praktikantenrolle in Konflikt, die TeilnehmerInnen anderer Kurse haben dies als Chance des Neuerlebens, Ausprobierens, Verunsichern-Lassens, geschützt und gestützt durch die Gruppe und Gruppenleiterinnen, genutzt.

### b) Praxiseinsatz auf der eigenen Station

Außerhalb der Fortbildungswochen sind die TeilnehmerInnen auf ihrer eigenen Station. In der ersten Jahreshälfte absolvieren sie alle 14 Tage einen Fortbildungstag, später alle vier Wochen zwei Tage in der Fortbildungsstätte, um in ihrem Lernprozeß unterstützt zu werden und Neues dazuzulernen.

Eine berufsbegleitende Fortbildung ermöglicht es, das Gelernte immer wieder in der vertrauten Umgebung zu erproben. Das hat den Vorteil, daß die Sondersituation entfällt, jedoch auch den Nachteil, daß u.a. veränderte Verhaltensweisen andere MitarbeiterInnen irritieren und diese sich bemühen, die bisher »anders« erlebten KollegInnen wieder in das alte Bild zu drängen.

### c) Praxiseinsatz in der zweiten Präsenzphase

Der Praxiseinsatz wird kompakt an 10 Tagen in der 3. und 4. Woche der zweiten Präsenzphase durchgeführt. Die TeilnehmerInnen erproben in der Regel zu zweit in einer Schicht die ganzheitlichere Pflege unter der Voraussetzung von Pflegeplanung und Zimmerpflege. Dieser Einsatz am Ende des Fortbildungsjahres ermöglicht noch einmal die Anwendung des Gelernten in gezielter, intensiver Form zu zweit und unter Mithilfe der Praxisanleiterinnen und der Möglichkeit zur Supervision in der Gruppe. Neben den Lernzielen im Zusammenhang mit der ganzheitlicheren Pflege werden auch die individuellen Eingangsziele noch einmal hinterfragt und auf ihren Lernzuwachs hin überprüft.

### 2.3.4.2 Supervision

Pflegende sehen sich vor die Aufgabe gestellt, auf hilfsbedürftige, leidende, u.U. anspruchsvolle, enttäuschte oder geängstigte Menschen einfühlsam zu reagieren. Sie bewältigen diese Anforderungen, indem sie zu ihren Patienten eine emotional tragfähige und belastbare Beziehung eingehen. Oftmals sind ihre empathischen Fähigkeiten weit mehr gefordert als ihr Wissen und ihre Fertigkeiten. Der Erwerb dieser sozialen Kompetenz wird nicht genügend gefördert. Diese Beziehungskompetenz müßte vor allem die Fähigkeit einschließen, sich mit den Kranken auch über konflikthafte Themen möglichst offen auseinanderzusetzen, ohne dabei die eigenen Grenzen, eigenen Bedürfnisse und Wünsche zu mißachten. Dazu gehört z.B. der Umgang mit dem Leiden des anderen, der Wunsch, ihm zu helfen, sein Leiden zu vermindern. Es gehört dazu ein empathisches Mit-Leiden, um trösten zu können, und andererseits die Fähigkeit, im Mit-Leiden Distanz zu wahren, um Hilfeleistungen geben zu können, ohne sich ausbeuten zu lassen. Es wird zudem gespürt, daß andere Menschen körperlich und seelisch abhängig sind, und dabei wird gefürchtet, daß die eigene Unabhängigkeit bedroht ist. Es muß gelernt werden, den oftmals überhöhten Erwartungen der Kranken zu begegnen und sie ohne Schuldgefühle begrenzen zu können. Es geht darum, in der hohen Verantwortlichkeit für den Kranken auch die große emotionale Bedeutsamkeit für ihn wahrzunehmen, obwohl der Pflegende sich selbst in der Hierarchie eines Krankenhauses oftmals als ohnmächtig erlebt. Von daher ist es wichtig, die Erfahrungsfähigkeit von TeilnehmerInnen »dadurch zu stützen und zu fördern, daß die im Alltagsleben gemachten Erfahrungen selbstreflektiv erinnert, durchgearbeitet und angeeignet werden, um

Veränderungen eingespielter Lebensorientierungen in Gang zu setzen und zu begleiten.«[85]

Supervision in ihren verschiedenen Varianten ist eine gute Möglichkeit, die Erfahrungen zu reflektieren und Fähigkeiten, die für die Beziehung zwischen Kranken und Pflegenden bedeutsam sind, zu schulen und zu verbessern. Sie gibt Gelegenheit, Teamprobleme und konflikthafte Situationen in der Zusammenarbeit anzusprechen. Bei der Einstellung vieler Pflegender, für Harmonie sorgen zu müssen, neigen sie dazu, Konflikte zu verdecken, und verbrauchen dabei viel Energien. Erst ein offener Konflikt ist lösbar, setzt Energien frei und ermöglicht Weiterentwicklung. Weiterhin kann Supervision mit dazu beitragen, die Probleme, die individuell erlebt werden, in einem sozialen Zusammenhang zu betrachten. Das Nachdenken über sich selbst führt zu individualistischer Einschätzung von Problemen. Von daher gehört unbedingt die Interpretation gesellschaftlicher Bedingungen dazu.[86] Aus diesen Gründen eignet sich Supervision auch als Methode in einer Fortbildung mit Erwachsenen.[87]

Patientenorientierte Krankenpflege fordert von den Berufsangehörigen neben sachlichem Wissen und praktischen Fähigkeiten ein hohes Maß an sozialer Kompetenz, um Anforderungen wie Nähe und Distanz, Macht und Ohnmacht, Erleben von Schmerz, Leid und Tod ohne eigenen Schaden oder Abwehr gerecht werden zu können. Schwierigkeiten entstehen besonders dann, wenn Pflegende aufgrund eigener Sozialisationserfahrungen im freien Umgang mit den Themen »Helfen« oder »Macht und Einfluß haben« oder »Abhängig/unabhängig sein«, beeinträchtigt sind. Supervisionserfahrungen sollen den TeilnehmerInnen zeigen, welche Themen ihnen selbst konflikthaft sind, und wie sie lernen können, mit ihnen offener umzugehen. Wesentliches Lernziel aller Supervisionstätigkeit ist die Fähigkeit zu einer differenzierteren Wahrnehmung, die sich zunächst an die eigene Persönlichkeit richtet: Die TeilnehmerInnen sollen ihre eigenen Wahrnehmungs- und Reaktionsbereitschaften und ihre Vorurteils- und Konfliktbereitschaft kennenlernen. Sie sollen verstehen, daß sie in bestimmten sozialen Konflikten zu eingeschliffenen Lösungsmustern neigen. Weiterhin gehört zum Lernprozeß, vorhandene Fähigkeiten erkennen zu lernen, da Pflegende dazu neigen, sich selbst zu unterschätzen. Sie sollen auch lernen, welches ihre besonderen sozialen Kompetenzen sind und welche konflikthaften Themen sie flexibel handhaben und bewältigen.

---

85  Lott 1984: 14f.

86  Vgl. Lott 1984: 102.

87  Vgl. Lott 1984: 14f.: »Zentrale Aufgabe der Erwachsenenbildung muß es deshalb sein, die Erfahrungsfähigkeit von Teilnehmern (und Veranstalter) dadurch zu stützen und zu fördern, daß die im Alltagsleben gemachten Erfahrungen selbstreflektiv erinnert, durchgearbeitet und angeeignet werden, um Veränderungen eingespielter Lebensorientierungen in Gang zu setzen und zu begleiten.«

Die geschärfte und differenziertere Wahrnehmung nach innen verhilft dazu, nicht nur sich selbst, sondern auch den Kranken differenzierter wahrzunehmen und adäquat auf ihn einzugehen. Eine Supervision ist dann erfolgreich, wenn die TeilnehmerInnen u.a. gelernt haben, ihren Partner in seinen sozialen Beziehungen und in seinem Verhalten besser zu verstehen und darauf reagieren zu können.

Die Ergebnisse, die in der Supervisionsarbeit mit Seelsorgern, Lehrern, Sozialarbeitern und Psychiatern gewonnen wurden, legen eine Anwendung auch in der Fortbildung in pflegenden Berufen nahe. In Anlehnung an die Erfahrungen mit Supervisonsmethoden in der klinischen Seelsorgeausbildung wurde in der Fortbildung »Patientenorientierte Pflege« Supervision in drei verschiedenen Formen praktiziert: der Einzelsupervision, der »freien« Gruppensupervision und der Gruppensupervision anhand vorliegender Gesprächsprotokolle.

Die Kombination von Gruppen- und Einzelsupervision entspricht der Situation auf der Station. Für die TeilnehmerInnen ergibt sich auch dort sowohl die Arbeit mit Partnern als auch die Arbeit im Team. Der Umgang miteinander und die Sprache ist in den beiden Situationen jeweils unterschiedlich. So ist es für die TeilnehmerInnen wichtig, in der Fortbildung beide Lernmöglichkeiten kennenzulernen.

Einzelsupervision ist intensiver als Supervision in der Gruppe. Die Supervisierte steht immer im Zentrum der gemeinsamen Arbeit, und sie kann die Auswahl der Themen und das Tempo der Arbeit weitgehend nach eigenem Wunsch bestimmen. Nachteilig kann die hohe Dichte für diejenigen sein, die sich rasch kontrolliert oder angegriffen fühlen. Es fehlen Anregungen durch andere, und Situationen, bei denen mehrere Personen beteiligt waren, können nicht auf verschiedene Personen übertragen werden. Die besonderen Möglichkeiten einer Supervisionsgruppe gegenüber der Einzelsupervision liegen jedoch in der sehr differenzierten Behandlung der vorgetragenen Probleme. Ein Konflikt, den eine Teilnehmerin vorträgt, löst in den ZuhörerInnen sehr verschiedene Assoziationen aus. Sie zusammenzutragen und zu ordnen, lassen den anfänglich vielleicht unverstandenen Konflikt in seiner Vielfältigkeit erkennen.

Lernen in Supervision ist also zunächst kognitives Lernen: Wahrnehmen, Erklären, Verstehen. Es ist außerdem ein Lernen per Identifikation, denn die TeilnehmerInnen sehen in den anderen Gruppenmitgliedern und ihren Beiträgen, wie man das vorgestellte Problem auch anders behandeln kann. Es steht ihnen frei, diese alternativen Verstehens- und Verhaltensmöglichkeiten selbst nachzuahmen und auszuprobieren. Insbesondere die Identifikation mit der Leiterin der Supervisionsgruppe ist ein bedeutsamer Lernkanal. Obwohl die Supervisorin darauf verzichtet, TeilnehmerInnen konkrete Lösungsschritte vorzuschlagen, wirkt sie doch als »Modell«, weil sie durch ihre Art des Umgangs mit dem

Thema zu erkennen gibt, welche Lösungsversuche in interpersonalen Konflikten überhaupt sinnvoll sein können. Es erfordert ein beispielhaft teilnehmerorientiertes Arbeiten als Voraussetzung für das Lernziel »Patientenorientierung«. Dieser Aspekt macht deutlich, wie wichtig es ist, daß bei der Entwicklung eines beruflichen Selbstbewußtseins die Supervisorin selbst dieses berufliche Selbstbewußtsein mitbringt.

Merkmal für Supervisionsarbeit ist, daß sie »rückwärtsgerichtet« verläuft, d.h., ein vorgetragenes Problem wird zuallererst daraufhin untersucht, wie es zustande kam, und nicht, wie man es lösen kann. Wenn z.B. eine Krankenschwester berichtet, daß sie bei einem bestimmten Patienten häufig ärgerlich reagiere, ist die erste Frage nicht, wie sie ihren Ärger bewältigen, steuern oder ausdrücken könnte, sondern wie es zu diesem Gefühl gekommen sein mag. Die Krankenschwester soll verstehen, welche – möglicherweise gänzlich unauffälligen – Ereignisse oder Botschaften ihren Ärger auslösten. Diese rückwärtsschauende Arbeitsweise soll erreichen, daß dieselbe Krankenschwester bei einer nächsten, ähnlichen Gelegenheit die Situation besser versteht und anders auf sie reagieren kann. Eine auf Problemlösungen konzentrierte Tätigkeit tritt dabei in den Hintergrund.

Die Unterscheidung zwischen Supervision und Selbsterfahrung ist wichtig. Insbesondere Supervisionsgruppen neigen dazu, ihre eigenen intrapsychischen und sozialen Probleme in die Arbeit einzubeziehen und wie in einer Selbsterfahrungsgruppe besprechen zu wollen. Jeder vorgetragene berufliche Konflikt enthält immer auch Persönliches, denn es sind auch die eigenen Schwierigkeiten, die sich im Berufsfeld auswirken. Es ist eine schwierige Aufgabe der Gruppenleiterin, durch ihre Interventionen den Gruppenprozeß zu steuern und dafür zu sorgen, daß wirklich berufsbezogen und am vorgetragenen Problem orientiert gearbeitet wird und es nicht zu Störungen der eigentlichen Supervisionsarbeit kommt.

Der Ablauf einer Gruppensupervision ist etwa folgender: Eine TeilnehmerIn trägt anhand einer Gesprächsaufzeichnung oder frei und ohne Vorbereitung eine ihr problematische oder konfliktreiche Situation vor. Die ZuhörerInnen lassen den Bericht auf sich wirken und tragen ihre Einfälle und Phantasien zu dem Problem zusammen. Dabei werden auch solche Assoziationen berücksichtigt, die ihnen nebensächlich oder unpassend erscheinen. Die Supervisorin hilft, die Beiträge zu ordnen und etwas zu gewichten. Allmählich wird das Thema des genannten Konflikts deutlicher und verständlicher. Die Vortragende erfährt, welche Aspekte des Problems sie bei sich oder dem sozialen Partner übersehen hat, welche »Botschaft« sie vielleicht auf dem Hintergrund ihrer Erfahrung interpretierte und wie sie selbst das soziale Geschehen – vielleicht ohne es zu bemerken – ungünstig beeinflußte.

Nicht nur die methodische Arbeitsweise der Kursleitung wirkt sich aus, auch die unbearbeiteten Probleme innerhalb des Leitungsteams werden in die Arbeit mit den Kursen übertragen. Von daher ist es wichtig, daß eine begleitende Supervision für die MitarbeiterInnen einer solchen Fortbildung in Anspruch genommen wird.

**Beispiel für eine Supervisionsarbeit**

In der Besprechung einer Gesprächsaufzeichnung löst die Art und Weise, wie eine Teilnehmerin eine sterbende Patientin zum Essen nötigt, in der Gruppe Entsetzen aus. Alle bemühen sich, dieser Teilnehmerin eine andere Meinung »aufzuzwingen«. Die Sitzung endet mit unguten Gefühlen bei allen, und es ist deutlich, daß die Teilnehmerin nichts dazugelernt hat.

Am nächsten Supervisionstag wird das ungute Gefühl von der Kursleitung angesprochen mit dem Hinweis, daß es dieser Teilnehmerin ähnlich ergangen sei wie der Patientin. Daraus entwickelt sich ein Gruppengespräch, das es der Teilnehmerin ermöglicht, die Hintergründe für ihr Handeln aufzuzeigen und ihren Wunsch zu erkennen, die Patientin am Leben erhalten zu wollen. Die Gruppe bringt ihr Verständnis entgegen, anstatt sie zu Verhaltensweisen zu überreden. Dieser Hintergrund ermöglicht es der betreffenden Teilnehmerin zu erkennen, daß es gut sei, der von ihr betreuten Patientin, die sich auf ihr Sterben eingestellt hat, die Entscheidung über das Essen zu überlassen und mit ihr über ihre Gründe zu reden. Das bedeutet, daß sie im Umgang mit der Patientin das wiederholt, was sie in der zweiten Gruppensitzung erfahren hat. Wie bereits beschrieben, erfordert Fortbildung in Patientenorientierter Krankenpflege teilnehmerorientiertes Arbeiten der Kursleitung. Dem Patienten seine Entscheidung zu lassen und ihm nicht aufzuzwingen, gilt parallel für die Gruppenarbeit in Bezug auf die Teilnehmerin.

**Erfahrungen**

In den Kursen I und III standen die Personen der TeilnehmerInnen im Vordergrund, wenn auch meist im Zusammenhang mit den beruflichen Problemen. Es hat sich gezeigt, daß die TeilnehmerInnen dabei unterschiedlich reagieren. Die meisten möchten immer mehr Selbsterfahrung, andere blockieren.[88]
Dies wird durch eine TeilnehmerInnenbefragung anderthalb Jahre nach Kursende deutlich. Während die Einzelsupervision sich wie in den anderen Kursen auch aus der Sicht der meisten TeilnehmerInnen als hilfreich gezeigt hat, werden das Freie Gruppengespräch und die Besprechung der Gesprächsaufzeichnungen negativ dargestellt. Nur eine Teilnehmerin aus Kurs I beurteilte die

---

88  Vgl. Holler 1983: 25.

Freien Gruppengespräche als interessant, eine andere die Gesprächsaufzeichnungen. Aus Kurs III hat niemand diese Methoden positiv bewertet.

Wie sich eine Supervision, die zuwenig von der Selbsterfahrung abgegrenzt wird, auf die berufliche Praxis auswirkt, zeigt sich am Beispiel von Kurs III. Die TeilnehmerInnen zeigten am meisten Widerstände gegen die Praxis und wollten sich, wenn überhaupt, nur Praktikumsstellen aussuchen, die mit ihrer Alltagspflege wenig zu tun haben. In der Abschlußbefragung dieser TeilnehmerInnen und einiger von Kurs I wird deutlich, daß vor allem ihnen der Transfer vom persönlichen Lernzuwachs auf ihre Berufstätigkeit nicht gelungen ist.[89] Für die TeilnehmerInnen der anderen Kurse waren Praxis und Aufarbeitung der Praxis über Supervision und Praxisbegleitung wesentliche Lernelemente der Fortbildung. Die Erfahrung macht deutlich, daß eine zu starke Betonung der Selbsterfahrung vermieden werden muß, wenn die Handlungsfähigkeit der TeilnehmerInnen erhalten bleiben und die berufliche Frustration nicht zunehmen soll.

**Freies Gruppengespräch**

Als »Freies Gruppengespräch« werden die Supervisionssitzungen der Fortbildung bezeichnet, in denen die TeilnehmerInnen, wie oben beschrieben, ihre Erfahrungen schildern.

In der ersten Präsenzphase und an den Supervisionstagen findet in der Regel täglich ein Freies Gruppengespräch statt. In den letzten sechs Wochen werden Freie Gruppengespräche nach Bedarf eingeplant. In den Präsenzphasen finden sie direkt im Anschluß an den Praxiseinsatz statt, um das Erleben sofort in der Gruppe besprechen zu können. Der zeitliche Rahmen ist auf 90 Minuten festgelegt, 70 Minuten zur Problembesprechung, 20 Minuten zur Reflexion. Als Sitzordnung hat sich ein offener Kreis bewährt, in dem für jeden ein Stuhl bereitsteht und somit fehlende Personen durch einen nichtbesetzten Stuhl symbolisiert sind.

Nachdem eine TeilnehmerIn ein Thema eingebracht hat, versucht die Supervisorin die Kernsituation herauszufinden, ohne sie jedoch zu benennen und einzugreifen. Das Thema soll zum Gruppenthema werden können, wobei das Problem am Thema derer, die es eingebracht hat, exemplarisch behandelt wird. Jede TeilnehmerIn hat andere Ideen, sie alle werden nach Möglichkeit in dem Gruppenprozeß zusammengetragen. Bei einer Supervision im Krankenhaus ist es von Bedeutung aufzudecken, wo Schwierigkeiten eher strukturell als individuell bedingt sind. Das Machbare und die Grenze des Machbaren werden herauskristallisiert. Ein Vorteil der Arbeit in der Gruppe ist dabei, daß auch andere

---

89  Vgl. Holler 1983: 24ff.

TeilnehmerInnen vielleicht das Problem oder ein ähnliches haben und dies schildern. Jede TeilnehmerIn hat möglicherweise einen anderen Versuch gemacht, damit umzugehen. Daraus kann sich für die erstgenannte Teilnehmerin eventuell die Möglichkeit eines neuen Versuchs ergeben.

20 Minuten Reflexionszeit schließen sich dem Gruppenprozeß an. Bewährt hat sich eine Rückbesinnung unter folgender Fragestellung: Was habe ich in dieser Sitzung gelernt?, und: Wie ist es mir dabei ergangen? Dadurch wird allen deutlich, was jede einzelne für sich gelernt hat und welche Bedeutung das Thema für sie hat.

Neben den Berufsthemen kann auch die Gruppe selbst zum Thema werden. Es kann sein, daß die TeilnehmerInnen ein Problem in der Gruppe ansprechen, oder die Supervisorin teilt ihre Beobachtungen bezüglich der Gruppe mit. Wichtig ist es, darauf zu achten, daß Parallelen zwischen Fortbildungs- und Stationsgruppe gezogen werden.

## Erfahrungen

Beim Besprechen der Struktur der Supervision stieß bei den meisten TeilnehmerInnen auf Widerstand, daß die Zeit festgelegt war: Es erschien ihnen nicht möglich, eine Fragestellung in einer begrenzten Zeit abzuhandeln, ein variables Umgehen mit der Zeit wurde gefordert. Außerdem wurde von den TeilnehmerInnen als Fremdbestimmung, Unflexibilität und Rücksichtslosigkeit empfunden, daß die Kursleitung die Struktur einhielt. In den ersten Kursen wurde dieser Konflikt nicht thematisiert, später wurde der Kursleitung deutlich, daß ein offenes Eingehen auf diese Widerstände Lernmöglichkeiten für die TeilnehmerInnen bietet, z.B. Umgehen mit Realitäten, Grenzen, Autoritäten und Strukturen. Im Verlauf der Fortbildung lernten die TeilnehmerInnen zunehmend, Grenzen zu akzeptieren, und begannen, selbst auf die Einhaltung der Zeit zu achten. Aus dieser Erfahrung ergab sich die Erkenntnis, begrenzte Zeit auf der Station für Gespräche mit den Kranken nutzen zu können, und nicht nur dann gesprächsbereit zu sein, wenn »endlos« Zeit dazusein scheint.

Die Arbeitsweise der Kursleitung in der ersten Woche richtet sich nach Erkenntnissen der Themenzentrierten Interaktion (TZI).[90] Zu Beginn der Fortbildung ist es wichtig, u.a. durch stärkere Strukturierung und thematisches Arbeiten eine angstmindernde Lernsituation zu schaffen. Von der zweiten Woche an zieht sich die Kursleitung bezüglich der Themenstellung zurück, diese wird vorwiegend von den TeilnehmerInnen übernommen. Die offene Situation ermöglicht, daß aktuelle Berufsprobleme geschildert werden. Die Erfahrung ist, daß etwa in der Mitte des ersten Präsenzkurses das Schweigen zu Beginn der

---

90 Siehe Abschnitt 2.4.4.5

Gruppensitzungen länger wird. Es wird Ärger darüber geäußert, daß die Kursleitung keine Themen vorsetzt. Es braucht einen längeren Lernprozeß, bis die TeilnehmerInnen die Verantwortung für ihr Lernen in diesen Sitzungen selbst übernehmen und die Interventionen der Gruppenleiter weniger werden, weil die Gruppe selbständiger wird.

## Gesprächsaufzeichnungsbesprechung

Die Gesprächsaufzeichnungsbesprechung ist eine Lerneinheit, in der TeilnehmerInnen eine Interaktion in einer schriftlichen Ausarbeitung der Gruppe vorlegen. Sie ist immer die Aufzeichnung eines Gesprächs zwischen Pflegenden und Kranken oder Pflegenden und KollegInnen. Aufgezeichnet wird ein Gedächtnisprotokoll über das Gespräch. Dieses soll möglichst in die Arbeit integriert sein, zur Pflege gehören und somit nicht etwas Besonderes darstellen.

Diese Form der gemeinsamen Gruppenarbeit setzt eine gute Einführung voraus:

a) Es wird in den Sinn der Methode Gesprächsaufzeichnungsbesprechung eingeführt.

b) Die Kursleiterinnen spielen ein Gespräch zwischen Schwester und Kranken.

c) Die TeilnehmerInnen fertigen eine Gedächtnisaufzeichnung über den Gesprächsverlauf an und formulieren, was für sie in diesem Zusammenhang wichtig ist.

d) Hemmungen, Widerstände und Fragen der Methode gegenüber werden besprochen.

e) Es wird ein Schema als Muster für die Aufzeichnung aufgestellt.

Die Teilnehmerin, die ihre Aufzeichnung besprechen möchte, verteilt an die Gruppe und Teammitglieder ein Exemplar. Jede liest sich unter Punkt I den Hintergrund zur geschilderten Situation durch und kann an die Protokollantin zusätzliche Fragen stellen. Der Hintergrund gibt u.U. Aufschluß über pflege-, gesundheitsbezogene und persönliche Fakten der Kranken, soweit sie für die Arbeit an einer Gesprächsaufzeichnung notwendig sind; die Situation und Umgebung, in der das Gespräch stattfand, und den Eindruck des Patienten auf die Protokollantin.

Das Gespräch wird anschließend laut in verteilten Rollen gelesen. Dabei liest in der Regel die Teilnehmerin sich selbst, es sei denn, sie will sich mehr in die Rolle der Gesprächspartnerin hineinversetzen. Bei der sich anschließenden Besprechung steht entweder der Kranke oder das Handeln der Pflegenden im Vordergrund. Im letzteren Fall muß die Kursleitung darauf achten, daß die Person der Pflegenden nicht zu stark in den Vordergrund gerät, sondern daß der Bezug zum Kranken und/oder zur Berufsrolle hergestellt wird.

Die Besprechung wird für jede TeilnehmerIn zum individuellen Lernweg; jede hat andere Fähigkeiten, Defizite und Schwierigkeiten. Es ist unterschiedlich, welche Fähigkeiten von einzelnen TeilnehmerInnen in besonderem Maße weiterentwickelt werden.

Durch das bewußte Gespräch mit dem Kranken bei der Arbeit, der Gesprächsaufzeichnung und der Auseinandersetzung mit dem eigenen Gespräch in der Gruppe hat jede Teilnehmerin die Möglichkeit, Fähigkeiten weiterzuentwikkeln. Dazu gehören u.a., sich selbst und die Kranken in Gefühlen, Wünschen, Bedürfnissen und Reaktionen wahrzunehmen; zuzuhören; eigene eingefahrene Kommunikations- und Verhaltensmuster zu durchschauen; persönliche Grenzen bewußt zu erfahren; Kranke in ihrem Gesundungs- bzw. Sterbeprozeß zu begleiten; Informationen an Kranke weiterzugeben; Wünsche von Nähe und Distanz zu erkennen; die Identifikation mit Patienten zu durchschauen; konfliktbereiter zu werden; sich in der eigenen Berufsrolle zu erfahren und festzustellen, ob die Bereitschaft besteht, sich auf den ganzen Menschen auch mit seinen gesunden Anteilen einlassen zu können.

Am Beispiel der folgenden Gesprächsaufzeichnung wird die Vorgehensweise erläutert:

**Gesprächsaufzeichnung**

Datum:                         XX
Name des Patienten:      Herr A
Name der Schwester:     XX

I. Hintergrund: Herr A, 76 Jahre, liegt seit ca. 2 Monaten bei uns auf der Station. Bei der Einlieferung und auch noch bis 4 Wochen später war sein Zustand sehr kritisch. Er war bettlägerig und mußte parenteral und zusätzlich über eine Magensonde ernährt werden. Herr A hat eine auf frühere chronischen Alkoholabusus zurückzuführende Leberzirrhose, anfangs mit Ascites verbunden, die jedoch medikamentös entfernt werden konnte.

Herr A ist inzwischen soweit mobilisiert, daß er einige Schritte mit leichter Unterstützung gehen kann. Er ist verheiratet und hat drei Töchter. Seine Frau besucht ihn in sehr unregelmäßigen Abständen und dann auch nur sehr kurz, sie ist bedeutend jünger als ihr Mann. Seine Töchter haben ihn noch nicht im Krankenhaus besucht. Das Gespräch findet statt, als ich Herrn A bei Antritt meines Dienstes begrüßte. Ich hatte zuvor bei der Übergabe gehört, daß es Herrn A nicht gut ginge.

II. Gespräch:

SI:    Guten Tag, Herr A, wie geht es Ihnen denn heute?
PI:    Mir geht es gar nicht besonders.
SII:   Ist denn etwas passiert?
PII:   (Ihm treten Tränen in die Augen) Ach, wenn man erst alt ist, will keiner mehr etwas von einem wissen.
SIII: Herr A, wie kommen Sie denn darauf?
PIII: Die anderen denken doch, man ist nichts mehr wert. (Herr A weint jetzt)

SIV: Das kann ich mir kaum vorstellen, und denken Sie doch, wieviel besser es Ihnen schon geht. Das haben Sie doch hauptsächlich durch ihre eigene Kraft geschafft. (Darauf geht Herr A nicht ein, er weint immer noch)

III. Auswertung:

Ich blieb danach noch einige Zeit am Bett sitzen und hielt die Hand des Patienten. Trotzdem hatte ich das Gefühl, zuwenig getan zu haben, da sich Herr A auch nur sehr langsam beruhigte. Außerdem war ich wütend auf die Angehörigen, daß sie sich so wenig um Herrn A kümmern.

Bei der Besprechung der vorliegenden Gesprächsaufzeichnung fiel zunächst das verbale Ausweichen der Schwester auf. Die Gruppenmitglieder arbeiteten als positiv heraus, daß die Teilnehmerin jedoch bei dem Patienten geblieben ist und ihm somit gezeigt hat, daß er nicht für alle wertlos sei. Weiterhin wurde herausgearbeitet, daß sie den Patienten durch ihr Dableiben Entlastung geschaffen hat, dadurch, daß sie sein Weinen ausgehalten hat, obwohl sie mit ihren Worten in eine allen bekannte Abwehr geraten ist. Im Anfang der Fortbildung kam in dieser Gruppe – wie auch in anderen – als häufiges Argument gegen das »Nur-Bleiben« beim Patienten: »Das ändert nichts«. Die positive Bestärkung, die die Teilnehmerin durch die Gruppe erfuhr, weil sie trotz ihrer Hilflosigkeit beim Patienten blieb und das Verständnis dafür, daß sie nicht die richtigen Worte gefunden hat, bewirkte, daß sie von sich aus entdeckte und benannte, daß sie sich im Gespräch als Tochter empfunden hat. Sie sah, daß sie sich nicht vorstellen kann, ihren Vater nicht zu besuchen, daß dies jedoch einen anderen Hintergrund hat, als es bei den Töchtern dieses Mannes der Fall war. Sie erkannte, daß die Identifikation ein Grund war, warum sie im Gespräch zu Beschwichtigungen übergegangen ist.

Während der Besprechung der vorliegenden Aufzeichnung lenkte die Kursleitung die Gruppe zu einem kurzen Exkurs über das Verhältnis zwischen nonverbaler und verbaler Kommunikation in dieser Aufzeichnung. Daran knüpfte sich ein Gespräch über diese Problematik innerhalb des Krankenpflegeberufs an, und das Thema wurde in der Theorieeinheit aufgegriffen.

**Erfahrungen**

Im Verlauf des Jahres wird den TeilnehmerInnen deutlicher, daß die Gesprächsführung nicht etwas Besonderes, sondern ein unverzichtbarer Bestandteil Patientenorientierter Pflege ist. So ist die Erleichterung spürbar, wenn die Kranken vor einer Operation mit der Krankenschwester über ihre Angst vor der Narkose sprechen können und die Pflegenden die Angst nicht wegzuwischen brauchen, sondern dem Kranken helfen können, diese als dazugehörig zu akzeptieren. Ein Stück Vertrauen zwischen zwei Menschen ist entstanden. Nicht nur der Kranke ist zufriedener, auch die Pflegenden spüren, daß sie mehr Sicherheit im Umgang mit den eigenen und den Gefühlen der Kranken gewonnen haben, und erleben sich in der Arbeit ausgefüllter, personenbezogener. Sie wissen nun, sie werden morgen Herrn Müller als frisch operierten Patienten nach einer Magenoperation betreuen und nicht nur den Magen aus Zimmer 11.

**Einzelsupervision**

Die Einzelsupervision ist eine Ergänzung bzw. Vertiefung zum Gruppenprozeß. Ein individueller Lernweg wird eingeschlagen, doch die Verbindung zum Gruppenprozeß bzw. umgekehrt ist fließend. Das heißt konkret, Inhalte aus dem Einzelgespräch werden in die Gruppe eingebracht, wenn sie für das Lernen innerhalb der Gruppe wichtig sind. Das Einzelgespräch ermöglicht der Kursleitung die zeitlich begrenzte Konzentration auf eine Person und den TeilnehmerInnen zunächst mehr Sicherheit, sich zu öffnen.

Jeder der KursteilnehmerInnen hat von der 2. bis 6. Woche wöchentlich eine Stunde (60 Minuten) Einzelsupervision. Der Kontrakt gilt für den ersten Sechswochenblock. In der Regel bleibt die Supervisorin für die TeilnehmerInnen die Bezugsperson, bis die Gruppe diese Funktion übernimmt. Weitere Einzelgespräche können nach diesem Zeitraum auf Absprache geführt werden.

### 2.3.4.3 Praxisbegleitung

Ein wesentliches Element der Fortbildung ist Lernen unter den Bedingungen konkreter Praxis. Dabei spielt die Praxisbegleitung eine wesentliche Rolle.

Praxisbegleitung findet unter alltäglichen Arbeitsbedingungen am Arbeitsplatz statt. Die TeilnehmerInnen müssen ihre Aufgaben wie üblich wahrnehmen und verrichten und werden dabei von kompetenten Krankenpflegepersonen begleitet. Dadurch wird die Wechselwirkung von Theorie und Praxis verbessert. Aufgabe der Praxisbegleitung ist es, Hilfestellungen bei der Umsetzung von theoretischen Inhalten in die Praxis zu geben und eventuell anschließend aufgrund der Erfahrungen theoretische Aufarbeitung zu leisten.

Mit den TeilnehmerInnen wird vor Kursbeginn vereinbart, daß sie nach dem ersten Sechswochenblock durch Mitarbeiterinnen der Fortbildung vier- bis fünfmal über zwei bis drei Tage auf ihren Stationen begleitet werden, um Hilfestellung und Lernmöglichkeit unmittelbar vor Ort zu bekommen. Die genaue Absprache ist eine wichtige Voraussetzung. Neben dieser Absprache ist die Beziehung zwischen TeilnehmerInnen und Praxisbegleiterin für diese Arbeit entscheidend. Wird die Praxisbegleiterin als Kontrollierende gesehen, so mißlingt die Begleitung. Die Praxisbegleiterin muß darauf achten, daß der Stationsablauf durch ihre Anwesenheit nicht behindert wird. Sie sollte nicht versuchen, auf Organisation, Pflegetechniken u.a. Einfluß zu nehmen. Sie ist Gast auf der Pflegegruppe und in keiner Weise weisungsbefugt. Diese Klärung ist auch von Bedeutung für die Teammitglieder der TeilnehmerInnen. Sie müssen wissen, daß über etwaige negative Vorfälle kein Austausch mit der Pflegedienstleitung und anderen erfolgt.

Die Praxisbegleitung dient in der Fortbildung einer geplanten, zielgerichteten Umsetzung der im Kurs erarbeiteten Lerninhalte, die in Absprache zwischen KursteilnehmerInnen und Praxisbegleiterin erfolgt. Die Praxisbegleitung von TeilnehmerInnen der Fortbildung unterscheidet sich von der klinischen Anleitung in der Krankenpflegeausbildung darin, daß keine Pflegetechniken vermittelt werden. Das Schwergewicht liegt hier beim Einüben und Erlernen von Gesprächs- und Handlungsgrundlagen zwischen TeilnehmerInnen und Kranken, TeilnehmerInnen und anderen Berufsgruppen, d.h. vor allem mit all denjenigen, die am Pflegeprozeß beteiligt sind. Kranke und TeilnehmerInnen stehen gleichermaßen im Mittelpunkt der Praxisbegleitung: Der kranke Mensch mit seinen körperlichen, seelischen und sozialen Bedürfnissen und die Pflegenden mit ihren Fähigkeiten und dem Wunsch, diesen Bedürfnissen umfassend zu begegnen, und den Belastungen, aber auch den Erfolgserlebnissen, die eine solche Arbeitsweise mit sich bringt. Die Fortbildung führt zur Infragestellung des herkömmlichen Pflegeverhaltens und somit zur Verunsicherung. Die Praxisbegleitung bemüht sich, ein Pflegeverhalten einzuüben und zu stabilisieren, das sich einer patientenorientierten Krankenpflege annähert. Sie fördert die Eigenverantwortlichkeit der TeilnehmerInnen im Pflegeprozeß und stärkt ihr berufliches Selbstbewußtsein.

Die Lernziele der Praxisbegleitung werden sowohl individuell mit den TeilnehmerInnen festgelegt, als auch durch die Lerninhalte der Fortbildung vorgegeben. Bei den individuellen Lernzielen setzt die Praxisbegleitung an, nachdem die Teilnehmerinnen bereits erste Umsetzungserfahrungen in und nach dem ersten Sechswochenblock gemacht und teilweise neue Erkenntnisse gewonnen haben und neue Strategien entwickeln wollen. Hier wird ihnen Hilfe zur Zielformulierung und Zielannäherung, gegebenenfalls Zielerreichung, angeboten, wie z.B. Umgang mit sogenannten »schwierigen« Patienten oder Umgang mit Krisensituationen.

Nach Absprache mit den TeilnehmerInnen erfolgt die erste Praxisbegleitung an zwei oder drei aufeinanderfolgenden Tagen. Der erste Tag ist durch das Kennenlernen von Praxisbegleiterin und TeilnehmerInnen geprägt. Sie müssen einen gemeinsamen Arbeitsrhythmus finden. Zudem muß die Begleiterin noch das Mitarbeiterteam und die Patienten kennenlernen.

Am 1. Praxisbegleitungstag leiten die TeilnehmerInnen die Praxisbegleiterin an. Sie haben dabei zugleich die Aufgabe, eine Lehrsituation zu erproben und damit Bezug auf die von den TeilnehmerInnen absolvierten Theorieeinheiten über das klinische Anleiten von KrankenpflegeschülerInnen zu nehmen.

Praxisbegleitung findet in der Fortbildung unter drei Schwerpunkten statt:

**Durchführung der Praxisbegleitung am Beispiel des ersten Begleitungstages.**

In den Theorieeinheiten haben die TeilnehmerInnen Möglichkeit, klinisches Anleiten von KrankenpflegeschülerInnen zu bedenken. In diesem Zusammenhang wird auch reflektiert, wie in der Regel stationsfremde neue MitarbeiterInnen in die Arbeit eingeführt werden. Da es Ziel der Praxisbegleiterin ist, Inhalte der Theorieeinheiten in konkreten Situationen umzusetzen, wird in einer Art Rollenspiel die Praxisbegleiterin in die Rolle der »neuen Mitarbeiterin« in die morgendliche Stationsarbeit eingeführt. Die TeilnehmerInnen sind die einführende Pflegeperson. So wird der »Neuen« z.B. vor dem Betreten der Zimmer zur morgendlichen Versorgung der Patienten beschrieben, welche Patienten sie mit welchen Besonderheiten vorfindet und welche Tätigkeiten dort in welcher Weise zu verrichten sind. Die TeilnehmerInnen haben jetzt in der AnleiterInnenrolle mehr als sonst die Möglichkeit, ihr Tun, insbesondere die Routinearbeiten, zu hinterfragen, vor allem, wenn der »neuen Mitarbeiterin« bestimmte Verhaltensweisen oder Tätigkeiten am Krankenbett begründet werden. Da Begleiterin und TeilnehmerInnen gemeinsam arbeiten und die Praxisbegleiterin die Rolle der neuen Mitarbeiterin einnimmt, haben die TeilnehmerInnen weniger das Gefühl, bei der Praxisbegleitung nur beobachtetes Objekt zu sein.

Die Besprechung von Problemsituationen und eine bewußte Reflexion finden zu einem festgesetzten Zeitpunkt außerhalb der Stationsarbeit statt.

**Praxisbegleitung unter individuellen Zielsetzungen**

An weiteren Tagen arbeitet die Begleiterin gemeinsam mit den TeilnehmerInnen und beobachtet entweder punktuell ein vorher ausgemachtes Ziel oder zunächst mehr allgemein, um ein Ziel aufzustellen. Soweit nach Schwere und Umfang möglich, werden wieder alle Pflegetätigkeiten gemeinsam verrichtet. Dabei beobachtet die Begleiterin besonders jene Aspekte, die in das von der Teilnehmerin angesprochene Zielfeld gehören. Eine Besprechung des gemeinsamen Begleitungstages findet in der Regel nach Beendigung der praktischen Arbeit statt. Ausnahmen werden jedoch dann gemacht, wenn Pflegefehler begangen werden, die dem Patienten schaden können, oder wenn TeilnehmerInnen die Praxisbegleiterin auf ihr eigenes Verhalten hin unmittelbar ansprechen.

Während der Praxisbegleitung sollen als ein für alle geltendes Ziel Aspekte des Pflegeprozesses umgesetzt werden. Eine gute Möglichkeit dazu bietet sich, wenn bei der Neuaufnahme eines Patienten ein Pflegeinformationsgespräch geführt werden kann, um für die Pflege relevante Informationen zu erhalten, die entscheidende Auswirkungen auf die Pflegequalität haben werden. Dieses Ziel wurde noch durch Begleitung individueller Ziele ergänzt. Dabei konzentriert sich die Begleitung auf bestimmte Routineaufgaben, die sie mit den TeilnehmerInnen gemeinsam verrichtet, z.b. in der Frühschicht die Morgenarbeit, bei der die Zeit vorwiegend durch die Grundpflege des Patienten ausgefüllt ist. Dabei hat die Praxisbegleiterin viel Raum, die TeilnehmerInnen in der Interaktion und Kommunikation mit den Patienten und MitarbeiterInnen zu erleben.

Die Anwesenheit bei den Übergabeberichten an die dienstübernehmende Schicht gehört ebenfalls zur punktuellen Begleitung. Hier kann die Praxisbegleiterin, die bei der Morgenarbeit die Patienten in ihrem gesamten Krankheitsbild erlebt hat, sich einen Eindruck von den berichterstattenden TeilnehmerInnen verschaffen und sehen, welche Schwerpunkte sie bei der Beschreibung der Patienten legen. Die Beobachtungen aus der Übergabe fließen u.U. mit ein in die Theorieeinheiten der Kurse.

## Durchführung der Praxisbegleitung im Praxiseinsatz während des letzten Sechswochenblocks

Die Praxisbegleitung mit individueller Zielsetzung wird ergänzt durch die Umsetzung ganzheitlicher Elemente, wie z.B. der Pflegeplanung, im letzten Sechswochenblock. Während dieses Praxiseinsatzes wird mit den TeilnehmerInnen Pflegeplanung praktisch eingeübt, und zwar individuell mit jedem einzelnen. Zunächst bekommen die TeilnehmerInnen während ihres Praxiseinsatzes die Aufgabe, bei einem von ihnen selbst ausgewählten Patienten eine Pflegeanamnese zu erstellen. Im Vordergrund sollte dabei das Erfassen solcher Probleme und individueller Bedürfnisse stehen, die für die Pflege des jeweiligen Patienten von Relevanz sind. Als mißverständlich erweist sich dabei der Begriff »Pflegeanamnese«, weil er dazu verführt, eine Anamnese zu erstellen, die sich eher mit medizinischen Daten beschäftigte als mit den psychosozialen Bedürfnissen der Patienten. Infolgedessen ist der Begriff *Pflegeinformation* vorzuziehen.

Nach der Formulierung von Pflegeproblemen kommen die TeilnehmerInnen selbständig darauf, daß mit dem Wissen um pflegerelevante Probleme die Zielformulierung gefunden werden kann. Auf die Zielformulierung folgt dann ganz selbstverständlich die Planung der Durchführung einzelner Ziele. Die TeilnehmerInnen erkennen, wie wichtig es ist, Pflegebedürfnisse und Probleme des Patienten, seine psychosozialen und physischen Bedingungen angemessen zu erfassen, und haben Erfolgserlebnisse bei der Erstellung ihrer Pflegeinformation. Dabei kommt ihnen bei Gesprächen das genaue Zuhören und Wahrnehmen zu Hilfe. Die Auswertung jeder Praxisbegleitung erfolgte am gleichen Tag während oder nach der Dienstzeit in Ruhe. Prinzip dabei ist zum einen, die TeilnehmerInnen in ihrer positiven Praxis zu bestätigen, um sie darin zu festigen, zum anderen Kritikpunkte anzusprechen, um die Zielfindung für die nächste Praxisbegleitung vorzubereiten. Solidarische Kritik dient als Hilfestellung, besonders dann, wenn TeilnehmerInnen sich selbst als Ziel gesetzt haben, ihr Verhalten in bestimmten Situationen zu verändern.

**Erfahrungen**

Die Praxisbegleitung beobachtete, daß TeilnehmerInnen ihre Widerstände sehr schnell zunächst mit Argumenten begründeten, die auf institutionelle Arbeitsbedingungen zurückzuführen waren (z.b. zu schwache Personaldecke, Überbelegung, Übernahme berufsfremder Arbeiten, unqualifiziertes Personal). Diese Argumente wurden von einigen immer wieder angeführt, wenn es darum ging, übliche Formen zu verändern, also z.b. Zimmerpflege zu erproben, anstatt funktional zu pflegen. Es war den TeilnehmerInnen jedoch möglich, die anfänglichen Widerstände im Lauf der Praxisbegleitung abzubauen. Bestand Abwehr gegen Zimmerpflege und Pflegedokumentation, so legte sie sich und schließlich wurden diese für unabdingbar gehalten, um dem Anspruch ganzheitlicher Pflege gerechter zu werden. Besonders nach dem letzten Sechswochenblock sahen einige TeilnehmerInnen trotz der bestehenden institutionellen Rahmenbedingungen konkrete Ansätze zu Veränderungen auf ihren Stationen, u.a. zur Einführung von Zimmerpflege und damit einhergehender Pflegedokumentation. Praxisbegleitung hat sich somit als stabilisierendes Element in der Fortbildung erwiesen, weil die TeilnehmerInnen von den Begleiterinnen beim Ausprobieren von neuen Ideen in der Praxis unterstützt werden konnten und nicht sich selbst überlassen blieben.

### 2.3.4.4 Theroieeinheiten

Ein Grundprinzip der Fortbildung ist, daß Probleme unter Supervision besprochen und bearbeitet werden. Es wird an der persönlichen Erfahrung der TeilnehmerInnen gelernt. Zusätzlich werden bei der Organisation der Kurse für die Theorie Stundeneinheiten freigehalten, in denen die aufkommenden Probleme ad hoc theoretisch vertieft werden können. Es gibt Themen, die von vornherein festgelegt sind, d.h. einige Theorieeinheiten wurden vorgeplant, daneben bleibt Raum für aktuelle Vorschläge der TeilnehmerInnen. Es bewährt sich, Themen möglichst parallel zum Gruppenprozeß zu planen und zu behandeln, z.B. das Thema »Patientenaufnahme« gleich zu Beginn, wenn die TeilnehmerInnen selbst neu auf einer Station sind, oder das Thema »Trauer« gegen Ende des ersten Fortbildungsteiles, wenn erfahrungsgemäß die meisten traurig sind über den bevorstehenden Abschied.

Ideale sind wichtig, um sich an ihnen orientieren und bereichern zu können, aber es ist dann um so nötiger, bei der Behandlung zukunftsweisender Themen parallel die eigene Berufsrealität und das Machbare zu sehen, um sich nicht selbst zu überfordern. Es empfiehlt sich, im ersten Sechswochenblock vorwiegend Themen, die die Interaktionen betreffen, zu behandeln. Nachdem in diesem Bereich mehr Sicherheit gewonnen ist, wird es in der Mitte des Fortbildungsjahres notwendig, vermehrt Krankenpflegetheorien und -modelle vorzustellen. Die Reflexion der Alltagsarbeit, des eigenen Handelns, bedarf zusätzlicher Anreize, z.B. Kenntnisse über die Entwicklung des Krankenpflegeberufs, des Pflegeprozesses und der Ganzheitspflege. Zu dem Zeitpunkt ist eine Einstellungsveränderung bezüglich der patientenorientierten Pflege erreicht, und es zeigt sich die Notwendigkeit, organisatorische Möglichkeiten kennenzulernen, die eine bessere Umsetzung für die Patientenorientierte Pflege ermöglichen.

Das Arbeitsumfeld, das über die pflegerische Beziehung hinausgeht, hat seine Auswirkungen auf die Qualität der Pflege. So wirken sich z.B. schwelende Konflikte im Mitarbeiterteam auf die Arbeitsqualität aus. Dieser Sachverhalt macht es notwendig, dieses Thema einzuplanen. In einer Theorieeinheit »Mitarbeiterkritik« kann jede ihre Fähigkeit zu Selbst- und Fremdkritik reflektieren, Kritik innerhalb der Gruppe üben, im Stationsfeld ausprobieren und Ergebnisse wieder in die Gruppe einbringen. Eine Entwicklung im Umgang mit Kritik wird durch die verschiedenen Methoden gefördert.

Ebenso wird zu dem Thema Krankenhausstruktur und -hierarchie theoretisches Handwerkszeug erarbeitet, das die TeilnehmerInnen in die Lage versetzen soll, z.B. Konflikte zu durchschauen, einzuordnen und innerhalb des hierarchischen Gefüges Krankenhaus einen Handlungsweg zu finden.[91]

**Erfahrungen**

Grundsätzlich ist es gut, genügend Raum für das Verständnis des Erlebens durch Theorie einzuräumen, aus planungstechnischen Gründen läßt es sich jedoch nicht vermeiden, Theorieeinheiten auch festzulegen.

So wie die Praxis in der Theorie reflektiert wird, wirkt sich der Einsatz der theoretischen Themen umgekehrt auf die Praxisreflexion aus. Beispielsweise haben die TeilnehmerInnen beim Thema »Frühkindliche Entwicklungsphasen«

---

91 Dieses Thema ist in der Fortbildung von einem Soziologen als TZI-Kurs sehr erfolgreich durchgeführt worden. Vgl. Thomas 1985: 200ff.

über Regression gesprochen und Parallelen zum Patientenverhalten wahrgenommen. Mehrere Tage später beschwerte sich eine Teilnehmerin in der Supervision über die tagelange »Meckerei« der Patienten über das Essen, die in diesem Fall offensichtlich nicht berechtigt schien. Im Verlauf des Gruppengesprächs erkennen die TeilnehmerInnen den Zusammenhang zwischen dem ihnen sachlich unerklärbaren Patientenverhalten und dem Wissen darüber, wie sich Regression bei Patienten auswirken kann. Auf diesem Hintergrund hat sich die Gruppe bemüht, ihrer Kollegin Hilfestellung für den weiteren Umgang mit den Kranken zu geben.

Generell ist zu den Theoriethemen zu sagen, daß ein erarbeiteter Themenkatalog grundsätzlich entsprechend dem Bewußtseinsstand der TeilnehmerInnen von der Kursleitung eingebracht wird. Darüberhinaus haben die TeilnehmerInnen die Möglichkeit der speziellen Themenauswahl. Durchgeführt werden die Theorieeinheiten hauptsächlich von der Kursleiterin[92], daneben von anderen Krankenpflegekräften und Fachleuten für spezielle Themen, wie z.B. »Psychosomatik« von einem Arzt und Psychotherapeuten, »Schuld und Umgang mit Schuldgefühlen« von einem Theologen, »Krankenhaushierarchie« von einem Soziologen. Bei der Auswertung der Kurse hat sich gezeigt, daß TeilnehmerInnen daraus gelernt haben, im Umgang mit den kranken Menschen das, was zur Pflege gehört, selbst zu machen, jedoch in den Bereichen, die ihre Kompetenz überschreiten, gezielt mit Angehörigen anderer Berufsgruppen zu kooperieren.

### 2.3.4.5 Themenzentrierte Interaktion

Die Themenzentrierte Interaktion (TZI) nach R. Cohn ist ein personen- und situationsbezogenes Interaktionssystem, das zur Strukturierung von Lern- und Erfahrungsprozessen mit konzeptionellen bzw. thematischen Vorgaben der Gruppenleiterin erarbeitet wird und im aktuellen Gruppenprozeß die zunehmend selbstbestimmende Mitwirkung der TeilnehmerInnen vorsieht und anstrebt. Inhalte und Methoden müssen in der aktuellen Situation flexibel eingesetzt werden können. In diesem Ansatz stimmt TZI mit den Intentionen des Modellversuchs überein, die die personen- und situationsbezogene Praxisnähe in den Vordergrund rücken.[93] Das bedeutet, daß eine inhaltliche Vorplanung vorgenommen werden muß, die je nach Verlauf des Gruppenprozesses einen unterschied-

---

92  Vor allem Themen, die im engen Zusammenhang mit der Patientenorientierten Pflege stehen,
    aber sonst meist von Angehörigen anderer Berufe unterrichtet werden, haben die Kursleiterinnen bewußt selbst mit den TeilnehmerInnen erarbeitet. Vgl. dazu Abschnitt 1.1.3 »Krankenpflegeausbildung«.

93  Auf den Sinn von TZI als Methode und Haltung in der Krankenpflege wird hier nicht näher
    eingegangen, darüber liegt eine Diplomarbeit von M. Mulke-Geisler (1982) vor.

lichen Methodeneinsatz vorsieht und Raum läßt für aktuelle Themen der TeilnehmerInnen.

## Erfahrungen

Im Kurs I wurde in der ersten Woche, einer TZI-Einheit, das Umfeld der TeilnehmerInnen zuwenig einbezogen und die Selbsterfahrung losgelöst vom beruflichen Handeln durchgeführt. Das wirkte sich auf die gesamte Arbeit in diesem Kurs hemmend aus. Die Schlußinterviews, fast zwei Jahre nach Beendigung dieses Kurses ergaben, daß nur eine Teilnehmerin meinte, in dieser Woche etwas gelernt zu haben, zwei sich nicht äußerten und die meisten anderen diese Woche als sehr negativ oder belastend in Erinnerung hatten. Der Einstieg in den Lernprozeß sollte durch TZI erleichtert werden. Die TeilnehmerInnen sollten in der unsicheren Anfangssituation durch eine stärkere Strukturierung als in den Supervisionssitzungen mehr Sicherheit vermittelt bekommen. Nachdem die Praxis stärker berücksichtigt wurde, waren die Erfahrungen mit TZI gut.

Neben der Einführungswoche nach TZI hat sich im Modellversuch bewährt, zu einem Themenschwerpunkt einen TZI-Kurs einzusetzen. So wurde z.B. das Thema »Krankenhaushierarchie« in der letzten Sechswochenphase von einem Soziologen als TZI-Kurs durchgeführt. Dabei erwies es sich als sinnvoll, dieses Sachthema anhand der Erfahrungen der TeilnehmerInnen zu erarbeiten und sowohl die strukturellen Vorgaben als die individuellen Möglichkeiten klar herauszustellen.

Die Grundgedanken von TZI haben insgesamt das Curriculum beeinflußt: Balance zwischen thematischer Arbeit, Einbeziehung der Gruppe, der Person und des sozialen Umfelds.

### 2.3.4.6 Rollenspiel

Das Rollenspiel als Methode des Interaktionstrainings ist keine Lerneinheit an sich, sondern läßt sich in allen Phasen der Fortbildung in jeder angewandten Gruppensituation mit Erfolg einsetzen. Durch geeignete Formen können sehr unterschiedliche Ziele erreicht bzw. unterstützt werden.

Obwohl in vielen pädagogischen Abhandlungen zum Rollenspiel eine gewisse Nähe zu bestimmten Erziehungszielen und anthropologischen Konzepten deutlich wird, läßt sich die Methode mit sehr verschiedenen – selbst gegensätzlichen – Intentionen einsetzen. In Verbindung mit den in der Fortbildung intendierten Zielen ist von großer Bedeutung, daß die Methode nicht auf das Training bloßer Verhaltenstechniken beschränkt bleibt, sondern eine Integration der als positiv erfahrenen Verhaltensformen und Handlungsmuster in das Selbstkonzept gelingt. Konkret heißt das, daß das Spiel und die Kompetenzen im Spiel kein Selbstzweck werden oder bleiben dürfen, sondern die über das Spiel zu erschließenden neuen Erfahrungen, Einstellungen und Verhaltensmöglichkeiten jeweils von der ganzen Person aufgenommen werden sollten. Ziel ist eine Verstärkung von allgemeinen (persönlichkeitsfördernden) und spezifischen Qualifikationen, die durch das Medium Rollenspiel gelernt und reflektiert werden können.

Das pädagogisch angeleitete Rollenspiel nimmt das erlernte und mit vielfältigen Erwartungen verbundene Rollenverhalten zum Ausgangspunkt, um im Anschluß daran die dadurch bedingten Verhaltenszwänge bewußt werden zu lassen und zu einer den differenzierten Situationen angemessenen Veränderung des Verhaltensrepertoires anzuleiten.

In der Fortbildung »Patientenorientierte Krankenpflege« sind folgende Arbeitsformen des pädagogischen Rollenspiels von Bedeutung: Beim Spielen einer alltäglichen Situation geht es darum, Situationen, die in der Praxis immer wieder auftreten und ein oder mehrere Probleme enthalten, im Rollenspiel so zu »erspielen«, daß die Konfliktsituation insgesamt und aus der Perspektive der Beteiligten deutlich hervortritt. Eine mögliche Variation dabei ist die, von einer konkret erlebten Situation auszugehen und diese über das Rollenspiel zu analysieren. Im Gegensatz zur realistischen Situation bietet das Rollenspiel die Möglichkeit, zum einen die eigene Position in der konkreten Situation besser wahrzunehmen, zum anderen die aus der Perspektive und Anschauung der anderen Rollenträger. Auf diese Weise kann ein Verständnis u.a. für die konkrete Handlungsweise und ihre spezifischen Zwänge angebahnt werden, das wiederum Grundlage für Veränderungsansätze ist.

Der zweite Grundtyp des Rollenspiels unterscheidet sich von dem erstgenannten dadurch, daß an einigen Stellen von der Normalsituation, dem realitätsgerechten Verhalten oder üblichen Verhaltensmustern bewußt abgewichen wird. Dient die erste Form mehr der Reflexion des Verhaltens, geht es hier primär um die Erschließung von Verhaltensänderungen. Im bewußten Abweichen von üblichen bzw. erlebten Interaktionsmustern werden die Möglichkeiten einer anderen Bewältigung von Alltagssituationen oder auch Problemsituationen »im Spiele« erprobt. Dabei werden die Auswirkungen abweichender Verhaltensformen auf die übrigen Interaktionspartner erfahrbar, und es lassen sich veränderte Handlungsmuster erproben und gegebenenfalls trainieren. Es ist wichtig, daß die konkrete Spielphase jeweils ergänzt wird durch die Klärung der konkreten Ausgangslage einschließlich der handelnden Personen, des Ortes, der spezifischen Konfliktsituation und den entscheidenden Rahmenbedingungen. Im Anschluß an das Spiel oder einzelne Spielphasen erfolgt jeweils eine Besprechung, in der verschiedene Aspekte berücksichtigt werden. Von besonderer Bedeutung ist es jeweils, daß die einzelnen Spielpartner die Gefühle zum Ausdruck bringen, die sie in den Spielphasen gehabt haben. Eine besondere Bedeutung für die Reflexion der Spielphasen kommt den Beobachtern zu, die den Ablauf nach vorher festgelegten Kriterien verfolgen und einen relativen Abstand zum eigentlichen Spielgeschehen haben.

Ein Kernelement des pädagogischen Rollenspiels ist der Wechsel zwischen Spiel- und Reflexionselementen. Rollenspiele als Vorbereitung auf neue Situationen werden während des Modellversuchs u.a. am Ende des ersten Kompaktkurses eingesetzt, um den TeilnehmerInnen ihre Rückkehr auf die eigene Station durch »Proben« zu erleichtern. Daraus ergibt sich für die TeilnehmerInnen mehr Sicherheit und zugleich auch neue Anregung durch die Beobachtung anderer. Anhand solcher und ähnlicher Szenen aus der konkreten Realität kann deutlich werden, daß gewünschte Verhaltensänderungen nicht allein durch bestimmte Grundsätze revidiert werden können. Es gilt vielmehr, diesen Grundsätzen im Rahmen der Alltagsproblematik einen Weg zu bahnen. Dabei kann sich das Rollenspiel als ein wichtiges Hilfsmittel erweisen.

Die Berufssituation des Krankenpflegepersonals ist durch die Verankerung in verschiedene Organisationen einerseits und verschiedene Berufsgruppen andererseits gekennzeichnet. Dieses Bezugssystem, im dem u.a. Krankenhausträger, Ärzte, Vorgesetzte, Kollegen und Patienten eine Rolle spielen, ihre je spezifischen Anforderungen stellen und z.T. untereinander und mit der eigenen Berufsvorstellung nicht harmonisierbare Ansprüche anmelden, birgt eine Fülle von Konflikten in sich. Das Rollenspiel eignet sich hierbei zum einen dazu, die verschiedenen Ansprüche deutlich und verstehbar zu machen; zum anderen kann diese Methode in besonderem Maße dazu beitragen, das jeweilige Selbstverständnis der eigenen Berufsrolle in Richtung auf die gewünschte patientenorientierte Schwerpunktsetzung bei der Pflegearbeit zu verändern bzw. zu stabilisieren. Die Erarbeitung und Auswertung verschiedener Konflikt- und Modellsituationen im gegenüber der Praxis weitgehend repressionsfreien Rollenspiel trägt wesentlich dazu bei, die Ansprüche von verschiedenen Seiten so aufzuarbeiten, daß die Pflege des Kranken die gewünschte Mittelpunktstellung bekommt und zum Hauptinhalt des Berufs wird.

Die spezifischen Bedeutungen des Rollenspiels im Rahmen der Fortbildungsveranstaltung lassen sich am ehesten verdeutlichen, wenn man sich auf die allgemeinen Qualifikationen nach Krappmann bezieht, die durch das pädagogische Rollenspiel zu vermitteln sind und diese mit spezifischen Anforderungen an die Berufsrolle des Pflegepersonals in Beziehung setzt. Neben einer identitätsfördernden Qualität werden angestrebt: Abstand zum von der Umwelt erwarteten und von einem selbst übernommenen Rollenverhalten (Rollendistanz); Einfühlung in die Erwartungen, Absichten und Ansprüche verschiedener Interaktionspartner (Empathie) und das Ertragenlernen und Aushaltenkönnen verschiedenartiger (auch widersprüchlicher) Ansprüche und Erwartungen (Ambiguitätstoleranz).

Die Fähigkeit zur Rollendistanz kann z.B. der Zielsetzung dienen, sich mit der eigenen Berufsrolle auseinanderzusetzen und gegebenenfalls im Interesse der Patienten Verhaltens- und Umgangsformen suchen lassen, die nicht bereits vorgeprägt sind. Zugleich dient sie dem Ziel, »die Bedeutung der kognitiven und emotionalen Komponenten des eigenen Verhaltens im Umgang mit anderen zu reflektieren«[94].

Eine Teilnehmerin berichtet in der ersten Praxisphase der Fortbildung von einer Kranken, die ihrer Meinung nach unangemessen oft klingelt und Ansprüche stellt, die über das hinausgehen, was die Station leisten kann. Vom ganzen Team werden aggressive Haltungen gegen die Patientin geäußert. Im Verlauf des freien Gruppengesprächs wird der Teilnehmerin deutlich, daß es besser wäre, ein offenes Gespräch mit der Patientin darüber zu führen, was an Betreuung möglich bzw. nicht möglich ist. Bei dem vorherigen Bemühen, die »freundliche Schwester« zu spielen, werden Aggressionen aufgebaut. Die Situation wird im Rollenspiel aufgenommen:

Die »Patientin« klingelt, die entsprechende Teilnehmerin betritt als »Schwester« das Zimmer. Ihr Ärger ist deutlich spürbar, das Gespräch mit der »Patientin« verläuft aggressiv. Die »Patientin« wird eher wie ein Kind bevormundet als zur Kooperation mit der »Schwester« angeregt. Bei der anschließenden Reflexion des Rollenspiels erkennt die Schwester, daß sie nicht in der Lage ist, über die Situation mit der Patientin konstruktiv zu reden, wenn sie sich über das Klingeln ärgert. Sie erkennt, daß sie die Patientin noch weiter auf ihre Hilflosigkeit festlegt, wenn sie über sie bestimmt, statt mit ihr gemeinsam nach Lösungswegen zu suchen. Das Rollenspiel wird wiederholt. Jetzt betritt die Schwester das Zimmer nicht nach Aufforderung durch das Klingelzeichen, sondern in einer ruhigen Situation losgelöst von der Stationshektik, um ein Gespräch mit der Patientin zu führen.

Die Gruppenmitglieder bestärken die positiven Ansätze im zweiten Rollenspiel mit ihren Äußerungen. In diesem Fall ist das Üben hilfreich, beim nächsten Treffen berichtet die Teilnehmerin von einem erfolgreichen Gespräch mit der Patientin.

---

94 Siehe Ziele der Fortbildung unter 2.3.1

Die Leistung des Rollenspiels liegt in diesem Zusammenhang darin, daß anders als bei einer reinen Problemschilderung die gesprächshindernde Wirkung der emotionalen Aggressivität erfahrbar und korrigierbar wird. Das Erlernen bzw. Verstärken des Einfühlungsvermögens, der Empathie, ist eine entscheidende Bedingung »zum angemessenen Umgang mit Schwerkranken, Sterbenden und deren Angehörigen« und eine wesentliche Grundlage für die Interaktionen zwischen Patienten und Schwester überhaupt. Wegen dieser zentralen Bedeutung der Empathie werden im Modellversuch alle Gesprächsaufzeichnungen mit verteilten Rollen gelesen. Dabei ergibt sich, daß sich immer einige Gruppenmitglieder mit den Patienten, andere mit den Pflegenden identifizieren. In die Besprechung des Themas können so die Gefühle der Beteiligten einbezogen werden.

Ein Teilnehmer legt ein Gespräch vor, in dem für die Gruppenmitglieder sofort ein Machtkampf zwischen ihm und der Patientin deutlich wird. Er selbst fühlt sich von der Patientin bevormundet. Als nun im Rollenspiel die Schwester, die die Rolle der Patientin übernahm, zurückspiegelte, wie auch sie sich heruntergesetzt fühlte, wurde dem Teilnehmer klar, wie sehr die Interaktion zwischen ihm und der Patientin von wechselseitigen Bevormundungsversuchen und Sich-bevormundet-Fühlen bestimmt war.

Empathie wie die Fähigkeit der Ambiguitätstoleranz sind zugleich entscheidende Grundlagen, um »im Stationsteam/therapeutischen Team besser arbeiten zu können«. Die Auseinandersetzung mit verschiedenen Ansprüchen und das Lernen, Konflikte auszuhalten und sich widersprechende Ansprüche zu ertragen, ist eine wichtige Voraussetzung dafür, daß es gelingen kann, »die Bedeutung der umfassenden Pflege des Kranken wieder als wesentlichen Bestandteil des Berufes anzusehen«.[95]

Eine Teilnehmerin erkennt im Seminar »Krankenhausstrukturen«, daß es nicht ihre Aufgabe ist, für den Arzt Röntgentüten zu suchen. An einem Supervisionstag kommt sie geknickt zurück in die Gruppensitzung und schildert eine Situation, über die sie unglücklich ist: Sie sitzt bei einer sterbenden Patientin, der Arzt kommt und beauftragt sie, für ihn eine Röntgentüte zu holen. Ein Versuch, sich zu widersetzen, mißlingt. Trotz der Überzeugung, es sei richtiger, bei der Patientin zu bleiben, folgt sie aus Angst vor Sanktionen der Aufforderung des Arztes. Ihr fehlte noch genügend Selbstbewußtsein, um ihre Erkenntnis in Handlung umzusetzen.

95 Siehe Ziele der Fortbildung unter 2.3.1

Dieses Beispiel macht deutlich, daß es nicht ausreicht, in den Kursen nur Erkenntnisse zu vermitteln. Es ist vielmehr notwendig, zugleich die Handlungs-kompetenz so zu erweitern, daß das als richtig Erkannte unter konkreten Bedin-gungen auch praktiziert werden kann. In diesem Falle wäre eine Anregung durch die Kursleitung hilfreich gewesen, in verschiedenen Spielsituationen zu erproben, wie Pflegende sich verhalten können, wenn Erwartungen von Patien-ten einerseits und Anforderungen anderer Gruppen, wie z.B. der Ärzte, gegen-einanderstehen.

Da das Rollenspiel die Möglichkeit eröffnet, dem Pflegepersonal die ver-schiedensten Situationen und Probleme der Patienten (emotional und kognitiv) zu erschließen und die jeweils angemessenen Reaktionen zu erproben und ihre Wirkung bei sich selbst zu erfahren, dient das Rollenspiel auch in besonderem Maße den Zielen, die im Hinblick auf den Patienten formuliert sind. (Erkennen und Beachten der seelischen Bedürfnisse des Patienten; Verstärkung der part-nerschaftlichen Beziehung zwischen Patient und Pflegepersonal; Angstre-duktion; Aktivierung des Patienten zur Auseinandersetzung mit Krisensituatio-nen).

Eine Teilnehmerin legt eine Gesprächsaufzeichnung vor, aus der hervorgeht, wie sie eine Patientin, die mit panischer Angst auf eine bevorstehende Opera-tion reagiert, beruhigt. Das Gespräch war nur kurz, und die Teilnehmerin zwei-felt im nachhinein daran, ob die von ihr beobachtete Beruhigung der Patientin wirklich eingetreten sei. Eine Teilnehmerin versetzt sich in die Situation der Patientin. Die Schwester spielt selbst, wie sie mit der betroffenen Patientin um-geht. Die Patientin nennt in dem kurzen Gespräch als Grund für ihre Angst schlechte Erfahrungen im Zusammenhang mit einer früheren Narkose. Die Schwester hört zu und legt der Frau die Hand auf den Arm. Für alle sichtbar entspannt sich die »Patientin«. Bei der anschließenden Reflexion teilt sie der Gruppe ihre Erleichterung und Beruhigung mit, die vorwiegend darauf zurück-zuführen waren, daß sie die Zuwendung und das Mitgefühl der Schwester spürte, während die Worte in diesem Zusammenhang weniger wichtig waren.

Die für das pädagogische Rollenspiel typische Abfolge von Spielszene und Reflexion ermöglicht eine Aufschlüsselung komplexer Handlungsfelder, macht die Wirkung des eigenen Verhaltens auf andere und die eigene Reaktion auf be-stimmte Verhaltensmuster erfahrbar, dient dem Training verschiedener Verhal-tensmuster, dem Erlernen von Dispositionen für das Verhalten in Konfliktsitua-tionen und vieles andere mehr. Die Rollenspielmethode eröffnet ein vielseitiges Spektrum an Möglichkeiten, wobei es entscheidend darauf ankommt, daß die Auswahl der Trainingssituationen jeweils von dem grundlegenden Ziel der pati-entenorientierten Arbeit bestimmt wird.

Das Rollenspiel erfordert eine gründliche Einführung, da erfahrungsgemäß Vorurteile und Hemmungen bestehen. Es empfiehlt sich folgende Vorgehensweise:

a) Einführung in die Zielsetzung;
b) Rollenspielanregung durch die Kursleitung[96];
c) Besprechung der Hemmungen und Ängste;
d) Rollenspiel ohne Beobachter (gleichzeitig in mehreren Kleingruppen)
e) Rollenspiel innerhalb der Gruppe.

**Erfahrungen**

Nach den Erfahrungen in verschiedenen Abschnitten des Modellversuchs eignet sich die Methode des Rollenspiels insbesondere für folgende Aufgabenstellungen:

a) Im Rahmen der Aufarbeitung vorhergehender Erfahrungen in der Supervision können durch den Einsatz von Rollenspielen einzelne Aspekte besser hervortreten, unbewußt übernommene Konventionen deutlich werden, die Besonderheiten des eigenen Rollenverständnisses erschlossen werden, verschiedene Ansprüche an das Rollenverhalten erfahrbar werden und die Bedingungen für verschiedene Konfliktsituationen deutlicher hervortreten.

b) Bei der Analyse von Gesprächssituationen mit Hilfe des Rollenspiels werden Kommunikationsstörungen und ihre Hintergründe deutlich, aber auch die Bedingungen für gelungene Gesprächssituationen transparent. Weil die Methode es ermöglicht, die verschiedenen Beziehungsebenen einzubeziehen, erhöht diese Darstellungsform den Grad der Anschaulichkeit.
Für das Gesprächsführungstraining bietet das Rollenspiel einen Vorteil, da es nicht nur die verbale Ebene, sondern die gesamte Interaktion mit einbezieht und für die Auswertung und Weiterarbeit öffnet.

c) Im Rollenspiel können neue Erkenntnisse zunächst in einer Laborsituation ausprobiert und/oder eingeübt werden, bevor diese in der Beziehung zu Patienten oder Mitarbeitern umgesetzt werden. Die Auswertung dient jeweils auch der Wahrnehmungsschulung.

d) Im Blick auf die soziologische und sozialpsychologische Grundlegung krankenpflegerischer Arbeit eignet sich das Rollenspiel dazu, typische Problemkonstellationen aufzuzeigen und erfahrbar zu machen. Auf diesem Hintergrund kann es gelingen, theoretische Ansätze zu verdeutlichen und dadurch eine Veränderung bzw. Erweiterung und Vertiefung des Verhaltensrepertoires anzubahnen.

---

96 Das geschieht das erste Mal im Kurs im Zusammenhang mit der Einführung in die Gesprächsaufzeichnung, siehe Abschnitt 2.4.2.2

## 2.3.4.7 Beispiel für einheitsübergreifendes Arbeiten an einem Thema

Die Themenangaben der TeilnehmerInnen stehen fast immer im Zusammenhang mit dem Erlebten auf der Station. An Beispielen soll aufgezeigt werden, wie Gesprächsführung in den ersten sechs Wochen in unterschiedlichen Kurselementen thematisiert und geübt wurde:

> In einem der ersten Freien Gruppengespräche berichtet ein Teilnehmer von seiner schlechten Erfahrung bei dem Versuch, mit einem Patienten ins Gespräch zu kommen. Im Verlauf der Fallbesprechung wird deutlich, daß er den Eindruck hat, sich um patientenorientiertes Verhalten zu bemühen, indem er ein Gespräch mit einem Kranken anregen will, der zu dem Zeitpunkt jedoch gar kein Interesse daran hat. Daß dieser sich durch sein Verhalten bedrängt fühlt, kann er in der Situation nicht sehen. Er ist »gesprächsprotokollorientiert«. Das Fallbeispiel regt für die Theorieeinheit an, nochmal zu reflektieren, was patientenorientierte Pflege ist und bildet eine gute Grundlage, Gesprächsführung kritisch zu hinterfragen. Der Teilnehmer will mehr über die Möglichkeit lernen, Gesprächssituationen herzustellen, und nimmt sich vor, dies im Praxisfeld zu üben. Er bemüht sich darum, die konkrete Situation des Patienten wahrzunehmen. Diese bessere Wahrnehmung der Gesprächsbereitschaft der Kranken führt dazu, daß diese ihm mehr von ihren Problemen mitteilen, er aber hierauf nur unzureichend eingehen kann. Reden die Patienten über Probleme, läßt er kein Gespräch darüber zu, sondern weicht aus.

Die Besprechung in der Gruppe erbringt, daß für ihn trotz langjähriger Berufserfahrung solche Gespräche ungewohnt sind und er noch Hilfestellung braucht, um mit der Situation umgehen zu können. Außerdem wird eine weitverbreitete Verhaltensweise von Krankenpflegepersonen deutlich, nämlich belastende Situationen durch Handeln zu überspielen. In der Praxis sieht das häufig so aus, daß die Patienten pflegerisch gut versorgt, aber mit ihren persönlichen Nöten und Ängsten allein gelassen werden. Durch dieses Beispiel entsteht auch bei den übrigen TeilnehmerInnen der Wunsch, im Rahmen dieser Fortbildung zu lernen, »bei den Patienten bleiben zu können«, ohne in Aktivitäten flüchten zu müssen. Während des ganzen Kurses spielte dieser Gesichtspunkt bei der Besprechung helfender Gespräche eine Rolle. Es wird vereinbart, über Kommunikation und Wahrnehmung mehr zu erarbeiten. In mehreren Theorieeinheiten wird dieses Thema anhand von Literatur problematisiert und durch Übungen vertieft. Im Verhalten der Gruppe untereinander stellen die Kursleiterinnen zunehmend Fortschritte fest. Im Verlauf des Kurses lernen die TeilnehmerInnen, bei anderen Mitgliedern Gefühle wie Trauer und Ärger zuzulassen, ohne sie zu beschwichtigen oder Handlungsvorschläge zu machen, und Gruppenkonflikte nicht durch gemeinsames Handeln zu überspielen.

Wie das Beispiel zeigt, war hier primär das Praxisfeld ausschlaggebend für die Besprechung der Thematik »Kommunikation und Wahrnehmung«. Bei dem folgenden Beispiel liegt der Ausgangspunkt im Verhalten in der Gruppe:

> Die TeilnehmerInnen beschweren sich wiederholt bei einer Kollegin, daß sie ihnen nicht zuhören könne. Teilweise wird ihr das als mangelndes Interesse an den anderen ausgelegt. Sensibilisiert durch das Erleben in der Gruppe, erkennen die anderen in Fallbeispielen und Gesprächsaufzeichnungen dieser Kollegin das Gruppenverhalten wieder: Sie hat Schwierigkeiten, den Kranken zuzuhören. Nachdem ihr das deutlich wird, kann sie sich in der Praxis und in der Gruppe um ein anderes Verhalten bemühen.

Durch die Reflexion verschiedener Fallbeispiele hat sie Gelegenheit, die in der Praxis aufgetretenen Schwierigkeiten im Rollenspiel nachzuvollziehen und wahrnehmend zu üben. Die Gruppe gibt ihr im aktuellen Geschehen unmittelbar Resonanz, so daß sie erkennen kann, in welchen Situationen ihr das Zuhören nicht gelingt und wann sie dazu fähig ist.

Für den Lernprozeß ist die Tatsache bedeutsam, daß in einer Gruppe grundsätzlich alle lernen, auch wenn das vorgetragene Beispiel die Situation einer Person betrifft. Häufig kennen andere ähnliche Vorkommnisse, aber es kommt auch vor, daß für jemanden ein für ihn bis dahin unbewußtes Verhalten dadurch deutlich wird, daß sie oder er es in einer anderen Person gespiegelt bekommt. Im folgenden Teil wird die Behandlung eines Themas am Beispiel der Sterbebegleitung vorgestellt, dabei ist nicht mehr eine Person im Mittelpunkt, sondern die Gruppenerfahrungen insgesamt.

## 2.4 Lernen in der Fortbildung am Beispiel der Sterbe- begleitung

Aus dem Modellvorhaben »Menschengerechte Krankenpflege« liegt eine große Anzahl von Supervisionsprotokollen[97] vor, die Aufschluß geben über die Situation in der Krankenpflege, über die Probleme der Berufsangehörigen und die Belastungen, denen sie ausgesetzt sind. Diese Protokolle alle auszuwerten würde den Rahmen dieser Arbeit sprengen. Um eine rein subjektive Auswahl zu vermeiden, wird an einem Thema, der »Pflege Sterbender«, exemplarisch die Verbindung von Theorie und Erfahrungslernen in der Fortbildung »Patienten- orientierte Krankenpflege« entwickelt. Das ist möglich, weil zur Pflege Ster- bender nichts anderes gehört als zur Pflege der Kranken, die wieder entlassen werden können: die körperliche Versorgung und die psychische Betreuung der Kranken sowie die Fähigkeit der Pflegenden, mit der Angst und der emotiona- len Betroffenheit, die das Leid insgesamt mit sich bringt, umgehen zu können.[98] Indem Fähigkeiten zur Patientenorientierten Pflege erlernt werden, werden zu- gleich die Voraussetzungen für die umfassende Versorgung und Betreuung Sterbender gefördert: gute Wahrnehmungsfähigkeit und Krankenbeobachtung, einfühlende Zuwendung ohne übermäßige Identifikation, »einfach nur Dasein« können. Diese Fähigkeiten, die besonders häufig bei der Pflege Sterbender er- forderlich sind, sind auch bei anderen Kranken notwendig, z. B. bei Kranken mit einem Apoplex (Schlaganfall), bei Kehlkopfoperationen, bei Besinnungs- losen. Bei der Pflege dieser Kranken sind die zu erlernenden Fähigkeiten, wie z.B. Signale wahrnehmen und präzise Beobachtung, zu erlernen, ohne daß die Betroffenheit, Angst und Unsicherheit dazukommt, die die Pflege Sterbender auslöst. Gelernt werden muß, empathisch sein zu können, d.h., sich in den an- deren einfühlen zu können, ohne sich so übermäßig zu identifizieren, daß keine Distanz mehr möglich ist.

Am Beispiel der Pflege Sterbender zeigt sich besonders deutlich, welchen psychischen und strukturellen Widerständen Krankenpflegepersonal ausgesetzt ist und wie es über eine verbesserte berufliche Identität zu einer würdigeren Behandlung der ihnen anvertrauten Menschen kommen könnte, wenn ihm ge- nügend Hilfe zur Selbsthilfe und menschengerechte Bedingungen gewährt würde.

---

97  Sie wurden nach jeder Sitzung als Unterlagen für die Wissenschaftliche Begleitung erstellt.

98  Es wurde in der Fortbildung nicht vertreten, daß mit Sterbenden über Sinnfragen gesprochen werden sollte, wie es z.B. die Verfasserin noch in ihrer Ausbildung gelernt hat, sondern die TeilnehmerInnen sollten damit umgehen können, wenn die kranken Menschen von sich aus da- nach fragten. Obwohl dies ab und an vorkommt, liegt aus dem Modellvorhaben keine Auf- zeichnung darüber vor.

## 2.4.1 Sterben in Deutschland

Etwa ein Drittel der Bevölkerung in der Bundesrepublik Deutschland stirbt im Krankenhaus. Für einige von ihnen ist dies notwendig, weil sie aus pflegerischen, technischen und medizinischen Gründen dort körperlich besser versorgt werden können, aber das bezieht sich nur auf wenige Sterbende. Oft werden Menschen zum Sterben ins Krankenhaus gebracht, weil die Angehörigen Angst vor dem Tod haben, weil sie nicht wissen, wie sie Sterbende gut pflegen und begleiten können, weil sie in zu kleinen Wohnungen leben oder ihrer Berufstätigkeit nachgehen und die Kranken alleine blieben. Sie könnten bei besseren häuslichen Bedingungen auch zu Hause in ihrer gewohnten Umgebung sterben.

Müssen Menschen zum Sterben ins Krankenhaus, bedeutet das nicht notwendigerweise, daß sie von ihren Angehörigen alleingelassen werden. Es gibt zahlreiche Beispiele von Angehörigen oder Freunden, die den Sterbenden im Krankenhaus begleiten. Für viele beginnt jedoch spätestens mit der Krankenhauseinweisung der soziale Tod. Das ist nicht verwunderlich, denn Tod und Sterben sind Tabuthemen in unserer Gesellschaft, so daß viele Menschen unabhängig von den Bedingungen einen Angehörigen eher in die Institution Krankenhaus abschieben, als daß sie ihren Alltag mit einem Sterbenden teilten, der sie mit ihrer eigenen Sterblichkeit konfrontierte, ihnen Angst machte und sie hilflos sein ließe.

In den letzten Jahren läßt sich jedoch eine Veränderung der Einstellung zu Sterben und Tod beobachten. Das Thema wird zunehmend in den Medien aufgegriffen und diskutiert. Ausschlaggebend für dieses größere gesellschaftliche Interesse mag sein, daß Sterben im Zusammenhang mit lebensverlängernden medizinischen Gegebenheiten, wie sie z.B. Intensivmedizin oder Transplantationen ermöglichen, diskutiert wird. Diese lebensverlängernden Möglichkeiten gehen nicht immer einher mit einer Lebensqualität, die das Leben auch wirklich lebenswert erscheinen läßt. Immer mehr Menschen lernen eine neue Angst kennen: die Angst, nicht sterben zu dürfen. Die öffentliche Diskussion beschäftigt sich mit dem Wunsch unheilbar Kranker nach aktiver Sterbehilfe und den Fällen, in denen sie geleistet wurde.[99] Das Beispiel englischer Sterbehospize wird in Deutschland als mögliche Verbesserung der Situation Sterbender diskutiert, in einigen deutschen Krankenhäusern wurden spezielle Stationen für onkologisch Erkrankte eingerichtet. In der letzten Zeit bekommt »Sterben« ein stärkeres Gewicht durch die Angst der Bevölkerung, die durch Aidserkrankungen hervorgerufen wird.

---

99 Viel Aufsehen erregt die Gesellschaft für Humanes Sterben durch Veröffentlichungen, beispielsweise zeigte sie Videoaufnahmen über aktive Sterbehilfe.

Das Interesse am Sterben im Krankenhaus wurde unter anderem auch dadurch geweckt, daß insgesamt nach mehr Menschlichkeit im Krankenhaus gefragt wird. Patienten und Angehörige wagen es, ihre schlechten Erfahrungen mit dieser Institution und ihren Mitarbeitern öffentlich zu machen. Neben den Medien beteiligten sich Berufsverbände an der Diskussion um die Bedingungen.

Oftmals werden diejenigen verantwortlich gemacht, die neben den Betroffenen selbst am meisten unter den entwürdigenden Verhältnissen zu leiden haben: die Mitarbeiter im Krankenhaus. Es erweist sich als notwendig, institutionelle Bedingungen für das Sterben im Krankenhaus aufzudecken, um nicht bei individuellen Schuldzuschreibungen stehenzubleiben.

## 2.4.2 Pflege Sterbender im Krankenhaus

Das Krankenhaus als Institution ermöglicht also auch denjenigen Sterbenden Versorgung, bei denen ein Krankenhausaufenthalt nicht unbedingt erforderlich wäre. Das bedeutet, daß Krankenhausmitarbeiter der unterschiedlichen Berufsgruppen mehr als andere mit Tod und Sterben konfrontiert werden. Es wäre anzunehmen und notwendig, daß ihnen als Vertreter der Gesellschaft eine besondere Vorbereitung für diese schwere Aufgabe zukommt und daß sie begleitet werden. Das ist jedoch nicht selbstverständlich, auch nicht in kirchlichen Krankenhäusern. Sterbebegleitung wird in der Krankenpflegeausbildung und im Medizinstudium nicht immer und häufig nur unzureichend als Lernmöglichkeit angeboten, Supervisions- oder Balintgruppen sind ganz selten in Allgemeinkrankenhäusern eingerichtet. Die Folge ist, daß diejenigen, die professionell mit Sterbenden umgehen müssen und die in der Lage sein sollten, den Angehörigen Hilfestellung zu geben, selbst nicht dazu befähigt werden, Sterbenden angemessen zu begegnen und ihnen bei der seelischen, geistigen und körperlichen Verarbeitung ihres Lebensendes beizustehen. Diejenigen KrankenhausmitarbeiterInnen, die zeitlich gesehen den meisten Kontakt zu Sterbenden haben, sind Krankenschwestern und Krankenpfleger. Zu ihrem Berufsalltag gehört die Pflege Sterbender und Schwerkranker, und sie sind am stärksten der psychischen Belastung und den räumlichen und organisatorischen Unzulänglichkeiten ausgesetzt. Sie pflegen ohne ausreichende Vorbereitung, in zu großer Abhängigkeit zum Arzt und nahezu immer mit dem Gefühl, dieser Aufgabe nicht gewachsen zu sein. Vielen von ihnen bleibt nur die psychische Abwehr in Form von Verleugnungen oder Abhärtung, um nicht selbst psychisch ausgebrannt zu werden. Eine häufige Praxis ist von daher, daß Zimmer mit Sterbenden nach Möglichkeit gemieden werden, solange nicht eine Tätigkeit Pflegende dazu zwingt, hineinzugehen.[100] Damit tragen sie, meist unbewußt, zum sozialen Tod Sterbender bei. Nicht nur die Befähigung zur Sterbebegleitung und Versorgung ist ungenügend, die organisatorischen Bedingungen lassen auch bei intensiven Bemühungen des Personals vielfach kein Sterben unter menschenwürdigen Bedingungen zu. Als Bedingungsfaktoren sind ein zu geringer Personalschlüssel, mangelnde Kooperation zwischen den Berufsgruppen, räumliche Unzulänglichkeiten und fehlende institutionalisierte Kommunikationsmöglichkeiten wie Stationsbesprechungen und Pflegeplanung anzusehen.

Ein wesentlicher Faktor ist auch die Haltung der Ärzteschaft, die das Bewußtsein vieler Pflegender beeinflußt. Erst 1979 ist die Sterbebegleitung als ärztliche Aufgabe von der Bundesärztekammer als Tätigkeit angenommen worden. Das ist noch nicht lange her, und es wird sicher noch Zeit brauchen, bis der größte Teil der Ärzte den Tod eines Kranken nicht als persönliche Niederlage erlebt. Die Krankenpflege hat sich leider zum größten Teil dieser Haltung angeschlossen, obwohl gerade dann, wenn medizinisch nichts mehr zu machen ist, die Kunst der Pflege besonders wichtig ist. Ein berufliches pflegerisches Selbstbewußtsein, mit dem Wissen um die Bedeutung der Pflege, ist eine Voraussetzung für eine gute Pflege Sterbender.

In manchen Krankenhäusern ist es üblich geworden, daß Schwestern und Pfleger den Pfarrer oder die Sozialarbeiterin hinzuziehen, wenn sie nicht mit dem Kranken reden können. Das ist keine Lösung, denn es bleiben die Begegnungen bei der Pflege dieser Menschen, und die eigene Tätigkeit wird ohne den Beziehungsaspekt auf die Handlung reduziert. Experten aus anderen Fachbereichen hinzuzuziehen ist dann sinnvoll, wenn deren Fachkompetenz gefragt ist und nicht, weil man sich nicht in der Lage sieht, mit dem Kranken zu reden.

### 2.4.3 Pflege Sterbender in der Fortbildung »Patientenorientierte Krankenpflege«

### 2.4.3.1 Ausgangssituation

Die oben beschriebene Situation war Gegenstand in der Fortbildung »Patientenorientierte Krankenpflege.« Fast alle TeilnehmerInnen gaben in der Bewerbung oder beim Vorstellungsgespräch als eines der Motive zur Teilnahme an dem Kurs ihre Schwierigkeiten und Ängste im Umgang mit Sterbenden an. Zu einem Sterbenden zu gehen, ohne daß eine pflegerische Handlung dies erforderlich macht, wurde ihrer eigenen Aussage nach möglichst vermieden.

Unzufriedenheit bestand bei Vielen über ihr unangemessenes Verhalten nach dem Sterben eines Menschen, das als Abwehrmechanismus anzusehen ist. Dazu

---

100 Vgl. Engelhardt 1973.

gehört Lachen und Scherzen nach dem Tod eines Patienten, vor allem, wenn der Tote noch einmal versorgt wird. Häufige Praxis ist nach Aussage der TeilnehmerInnen, bei der Versorgung des Toten über andere zu reden. Indem über das Verhalten anderer – Lebender – geredet wird, wird der Tod ignoriert. Fast alle TeilnehmerInnen, die dies von sich als Eigenbeobachtung schilderten, waren mit dem Verhalten in dieser Situation unzufrieden, sahen jedoch keine andere Möglichkeit, weil sie sich hilflos und ratlos fühlten. Bei vielen löste die Konfrontation mit dem Tod der Patienten Angst vor dem eigenen Sterben und Tod und dem von Angehörigen und Freunden aus. Oftmals ist dieses Thema so stark tabuisiert, daß trotz des häufigen gemeinsamen Erlebens überhaupt nicht darüber geredet wird.

Eine stärkere Sensibilisierung für die Bedürfnisse Kranker setzt voraus, daß gleichzeitig institutionelle Bedingungen reflektiert werden. Auf diese Weise werden keine überhöhten Ansprüche gestellt, und die Realität wird mit ihren Grenzen einbezogen. TeilnehmerInnen äußerten zu Beginn der Fortbildung erschreckende Einschätzungen über die Chancen, im Krankenhaus menschenwürdig zu sterben:

> In einem Gruppengespräch wurde geäußert, daß sie selbst, wenn sie sterbend wären, nicht im Krankenhaus liegen wollten, weil die Bedingungen so schlecht seien und Sterbende der Institution und den sie betreuenden Menschen hilflos ausgeliefert seien. Sie selbst meinten, daß sie nicht in der Lage seien, leidende Menschen zu »ertragen«. Unter diesem Gesichtspunkt begrüßten zwei TeilnehmerInnen die im Krankenhaus häufig anzutreffende Praxis, Sterbende mit starken Medikamenten zu betäuben.

Daß dies nicht immer der Wunsch der Betroffenen ist und daß Zuwendung und eine gute Körperpflege zur Schmerzlinderung beitragen können, war den TeilnehmerInnen zu diesem Zeitpunkt noch nicht deutlich.

Die Besprechung eigener Ängste vor dem Umgang mit Sterbenden setzt zunächst die Bereitschaft voraus, sich auf dieses Thema einzulassen:

> Bei einer Teilnehmerin ist im Anfangskurs die Angst vor der Besprechung so groß, daß sie ein aktuelles Problem nicht schildert. Erst am letzten Kurstag berichtet sie von der Angst, die sie vor der Rückkehr auf ihre Station habe, weil dort seit Wochen eine Patientin liegt, die nicht mehr entlassen werden kann. Es ist keine Möglichkeit zur Besprechung mehr da, so muß sie bis zum Supervisionstag warten, um eine Hilfestellung für ihre Situation erarbeiten zu können. Diese Teilnehmerin mag die Erfahrung gemacht haben, daß es zur Überwindung ihrer Ängste notwendig ist, aus der Isolierung herauszukommen und sich mitzu-

teilen. Das erfordert, ein anderes Verhalten zu wagen, als es auf vielen Stationen praktiziert wird und für sie selbst bis dahin selbstverständlich war.

Das Beispiel zeigt, wie wenig die TeilnehmerInnen aus der Praxis gewohnt waren, über ihre Schwierigkeiten zu reden. Das wurde in einer Gruppe in der zweiten Hälfte des ersten Sechswochenkurses deutlich:

In einer Supervisionssitzung fällt auf, daß einige Teilnehmer mit Kreislaufbeschwerden reagieren, übermäßig abgespannt und müde sind. Es stellt sich heraus, daß sie in ihrem Praktikumsfeld mehrere Sterbende erlebt haben, den Tod einiger mitbekamen, aber keine Möglichkeit gefunden hatten, darüber auf der Station zu reden. Sie erleben ihre Umwelt als trostlos und reagieren körperlich auf diese Situation. Der Zusammenhang zwischen ihrem Erleben und Befinden wird ihnen in der Supervision bewußt.

Das Beispiel zeigt deutlich, wo die Problematik der Pflege Sterbender, worin aber auch ihre Qualität liegen kann: Pflegende haben keine Wahl, ob sie einen Sterbenden, der auf ihrer Station liegt, pflegen wollen oder nicht. Sterbebegleitung ist ein Prozeß, der sich nicht nur auf die körperliche Versorgung beschränkt, sondern bei dem auch auf die Gefühle und Nöte des Sterbenden eingegangen wird. Dabei spielt die Begleitung die Rolle wie bei der Musik: Sie stützt die Hauptstimme. Der Sterbende bestimmt die Musik, die Begleiter stützen.

Sterbebegleitung ist abhängig von der Rolle der Begleitenden. Das bedeutet, daß für die Krankenpflege die körperliche Versorgung des kranken Menschen die spezielle Aufgabe ist. Für viele Sterbende wird die Pflegeperson zur Mutterfigur, die pflegerische Tätigkeit ist ein Aspekt der Zuwendung. In der Art und Weise, wie gepflegt wird, kann sich Zuwendung ausdrücken. Kein Kranker mit körperlicher schlechter Versorgung ist frei dafür, sich Gedanken zu machen bzw. sich mit seinem Sterben auseinanderzusetzen. Die Menschen, die zu seinem körperlichen Wohlbefinden beitragen, sind auch oftmals diejenigen, mit denen er über die Veränderung und den nahenden Tod sprechen möchte.

## 2.4.3.2 Fortbildungskonzeption

Das Interesse an der Fortbildung zeigte, daß ein Bedürfnis besteht, sich über Erfahrungen mit Sterbenden auszutauschen und sich in der Gruppe der Frage zu stellen, was Sterbebegleitung heißt und welche Probleme auftreten, wenn man sich darauf einläßt.

Die beste Möglichkeit ist, von den Betroffenen selbst zu lernen, aber das setzt das Gespräch miteinander voraus, die Bereitschaft, sich auf den Sterbenden einzustellen. Wenn Vertrauen da ist, dann teilen die Sterbenden ihre Gefühle und Erlebnisse mit dem Begleiter. Besonders wenn Angehörige oder andere Menschen aus ihrer Umgebung befangen sind oder sich zurückziehen, sind die meisten Todkranken froh, mit jemandem über das sprechen zu können, was sie beschäftigt, was für sie bedeutsam ist oder was ihnen mißfällt. Sterbebegleitung ist indirekt zu lernen über das Lernen zum Leben. Selbsterfahrungsgruppen bieten die Möglichkeit, zu lernen, Gefühle besser wahrzunehmen und damit umzugehen, und somit wird die Voraussetzung dafür gelegt, Gefühle anderer wahrzunehmen und mit ihnen umzugehen. Hilfreich für das Erlernen der Sterbebegleitung sind auch Theorien. In letzter Zeit ist im Bereich der Thanatopsychologie viel geforscht und veröffentlicht worden.[101] Lektüre ersetzt jedoch nicht die eigene Erfahrung. Sie kann hilfreich sein, eigene Erfahrungen bewußter zu machen, einordnen zu können und zu ergänzen. Eine Gefahr ist, von Theorie zu viel zu erwarten. Als große Hilfe für die Sterbebegleitung gilt es, Gesprächstechniken zu erlernen und anzuwenden. Die Erfahrung hat gezeigt, daß Kranke sehr schnell erkennen, ob ihnen gegenüber nur eine Technik angewendet wird, oder ob die Pflegenden darüber hinaus als Personen anwesend sind und gefühlsmäßig reagieren. Wichtiger, als Gesprächstechniken zu erlernen, ist es, den anderen zu respektieren, ihm als Mitmensch gegenüberzustehen. Wenn es nicht anders möglich ist, auch mit leeren Händen.

Auch noch so fortschrittliche Forschung kann das Grauen des Todes nicht nehmen:[102]

»Sterben heißt im allgemeinen Verfall, Hilflosigkeit, Unentrinnbarkeit, Bedrängnis, Delirium, Schmerz, Erschöpfung plus – manchmal – Akzeptieren. Die Leute sterben so, wie sie gelebt haben; viele können es nicht akzeptieren; die Rigiden und Infantilen werden vor ihrem Tod nicht zu plötzlicher Reife gelangen. Es bedeutet eine zusätzliche Qual für alle Beteiligten, wenn sie das Gefühl haben, dies müßte anders sein. Sterben ist entsetzlich. Die einzig mögliche Hilfe besteht darin, da zu sein, und zwar mit leeren Händen«.[103]

Pflegenden ist diese Realität bekannt. Für ihre Begegnung mit Sterbenden spielen die Hände die bedeutende Rolle, sie haben in der Pflege viel mit ihnen zu geben, aber es gibt auch Situationen, wo sie mit leeren Händen dastehen.

---

101 Siehe z.B. die Vorträge des ersten deutschen Kongresses für Thanatopsychologie, veröffentlicht in Howe 1984.
102 Sterbebegleitung ist immer auch eine Konfrontation mit Leid.
103 Bleeker, zitiert in: Spiegel-Rösing 1984: 119f.

Sterbebegleitung lernen bedeutet zu einem großen Teil zu lernen, was es heißt, mit leeren Händen dazustehn und Gefühle mit den Sterbenden zu teilen.

Eine einjährige, berufsbegleitende Fortbildung zur Patientenorientierten Pflege, wie sie im Modellversuch entwickelt und erprobt wurde, hat die Möglichkeit, die Pflege und Begleitung Sterbender in die Gesamtfortbildung zu integrieren. Zunächst wurde ein Wochenblock mit dem Thema »Sterben und Tod« unter Leitung eines Analytikers vorwiegend gruppendynamisch durchgeführt. Dieses Konzept erlebten die TeilnehmerInnen bis auf eine als beängstigend und beurteilten die Erfahrungen mit dieser Woche als negativ. Die Auswertung dieses Wochenblocks brachte den MitarbeiterInnen der Fortbildung die Erkenntnis, daß die isolierte Behandlung des Themas Sterben in der Fortbildung der Isolation Sterbender in der Gesellschaft entspricht. Von daher wurde das Curriculum zugunsten einer kontinuierlichen Integration von Teilaspekten des Themas »Leben und Sterben« im Theorieunterricht verändert. Dieser Ansatz sollte dem Anspruch gerecht werden, Sterben und Tod als integralen Bestandteil des Lebens zu begreifen. Auf diesem Hintergrund wurde den Teilnehmern durchsichtig gemacht, daß sie beim Erlernen patientenorientierter Fähigkeiten auch gleichzeitig lernen, mit den Sterbenden umzugehen. Außerdem wurde bewußt auf Methoden verzichtet, durch die die TeilnehmerInnen abgelöst von ihren eigenen Beiträgen mit dem Gedanken an den eigenen Tod konfrontiert wurden, um nicht in die Gefahr zu kommen, die Abwehr gegen diese Problematik zu erhöhen oder die Angst vor der Teilnahme an dem Lehrgang zu verstärken.

Durch die Supervision als Methode erübrigte es sich, die Konfrontation mit Sterben und Tod künstlich in den Gruppenprozeß einzuführen. Die TeilnehmerInnen hatten die Möglichkeit, jederzeit die Supervision zu nutzen, wenn sie in ihrem Stationsalltag oder in ihrem Praxiseinsatz an ihre Grenzen stießen.

Die Erfahrungen aus der Pflege Sterbender im ersten Sechswochenblock standen im Zusammenhang mit Themen, die in dieser Zeit bearbeitet wurden: Umgang mit Gefühlen, Empathie, Nähe und Distanz, Beziehung, Gesprächsführung mit Kranken, Stellenwert der Pflege, Krankenhausrealität und Helferproblematik. Mit der Theorie zur Pflege Sterbender wurde in der fünften Woche begonnen. Dazu gehörte, daß die Erfahrungen der TeilnehmerInnen in Beziehung gesetzt wurden zu den Theorien von Kübler-Ross.[104]

Die ersten Studientage nach der Beendigung des Sechswochenblocks wurden von den TeilnehmerInnen als Chance begrüßt, sich Hilfestellung zu holen für den Stationsalltag und zur Umsetzung des Neuerlernten. Dadurch, daß sich die meisten von ihnen stärker der Pflege zuwandten und sie mehr Zeit als vorher mit Kranken verbrachten, waren Unsicherheiten im Umgang mit ihnen und der Konfrontation mit dem Leid Hauptthema. Dazu gehörten Erfahrungen aus der

---

104 Vgl. Kübler-Ross 1973.

Sterbebegleitung. Auf diesem Hintergrund wurde für die Zeit nach dem Kompaktkurs »Sterbebegleitung« als Thema für die Theorieeinheiten ins Curriculum eingeplant. Im Vordergrund standen die Erfahrungen der Pflegenden.

Theoretisch wurde das Thema »Leben-Lebenskrise-Sterben-Tod« im letzten Sechswochenblock noch einmal umfassend und im Rückblick auf die Erfahrungen während der Fortbildung aufgegriffen. Da die Angst als tabuisiertes Thema im Krankenhaus fast nicht zugelassen ist, wurden Auszüge aus dem Buch »Grundzüge der Angst« von Riemann[105] besprochen. Auf dieser Grundlage, veranschaulicht durch Fallbeispiele der TeilnehmerInnen, wurde die individuelle Ausprägung der Angst bei Menschen in Lebenskrisen, insbesondere bei Sterbenden, erarbeitet.

### 2.4.4. Lernprozeß zur Sterbebegleitung

Die Methodik des Kurses war darauf angelegt, immer wieder erfahrbar zu machen, daß für die Pflege Sterbender nichts anderes gelernt werden muß, als für die Pflege Kranker allgemein und letztlich auch nichts anderes, als für die Bewältigung des eigenen Lebens nötig ist.

Im Erfahrungsaustausch zeigten sich in den Fortbildungsgruppen sehr bald die hauptsächlichen Probleme, die die Sterbebegleitung zu einem schwierigen Teil der Arbeit werden ließen.

Es handelt sich vorwiegend um die Auseinandersetzung mit Fähigkeiten, die im ersten Kursabschnitt für eine bessere Beziehungsfähigkeit zu Kranken überhaupt gelernt werden: sich mit eigener Hilflosigkeit auseinanderzusetzen, zu lernen, daß auch durch ein »Dasein« beim Kranken Hilfe gegeben wird und nicht erst durch Veränderung der Situation. Weiterhin gehört dazu zu lernen, seine Gefühle wahrzunehmen, sie als Realität anzusehen und mit ihnen umzugehen und in der Lage zu sein, mit den Gefühlen der Sterbenden umgehen zu können. Es gehört dazu zu lernen, den nötigen Ausgleich zwischen Nähe und Distanz zu finden und zu erkennen, daß Identifikation und Projektionen die Sterbebegleitung erschweren, wenn sie nicht erkannt werden. Wesentlicher Bestandteil des Lernprozesses ist es, bereit zu sein, mit dem Sterbenden zu reden, wenn er es möchte. Von daher kommt auch der Gesprächsführung Bedeutung zu.

Im folgenden werden durch Beispiele aus den Supervisionsprotokollen Probleme dargestellt, die bei der Pflege Sterbender bedeutsam sind. Werden sie nicht bewußt gemacht und aufgearbeitet, bleiben sie mit ein Grund für die Isolierung und schlechte Pflege Sterbender auf einer Krankenstation.

---

105 Vgl. Riemann 1986.

## 2.4.4.1 Wunsch nach Begleitung erkennen

Obwohl der Sprachgebrauch es suggeriert, gibt es nicht das Sterben an sich. Sterben ist ein individueller Prozeß, der bei jedem Menschen anders verläuft. Er ist geprägt von der persönlichen Lebensweise des Menschen und von den Möglichkeiten, die ihm für seine letzte Lebenszeit eingeräumt werden. Insofern ist Sterbebegleitung individuell unterschiedlich. Sterben ist ein Übergang von einem Zustand in einen anderen, von einem vertrauten Ort zu einem unbekannten. Ein solcher Prozeß ist eine Krise.[106] Sterben ist die stärkste Krise im menschlichen Leben. Demnach geht ein Mensch mit seinem Sterben so um, wie er gelernt hat, mit Krisensituationen umzugehen. Bezeichnend für eine Krisensituation ist es, von einem vertrauten Ort auszugehen, an dem man sich sicher fühlen kann und mit dem man seine Identität verbindet. Das steht meist in Zusammenhang mit einer gewohnten Umgebung und vertrauten Beziehungen. Bei einer Krise werden der Körper, die Lebensumstände oder eine Beziehung durch Verlust bedroht. Der Betroffene wird in seiner Persönlichkeit erschüttert und ist sich seiner Identität nicht mehr sicher. Je unbekannter der neue Ort, das zu Erwartende ist, um so schwieriger ist die Krise. Zur Krisenbewältigung gehört wesentlich, Abschied nehmen zu können. Hat man nicht gelernt, sich von einer Situation oder von einem Menschen zu verabschieden und darüber zu trauern, so ist man nicht wirklich offen für Neues.

Eine Sterbebegleitung, die diesen Sachverhalt im Blick behält, wird damit rechnen, daß sie Krisenbegleitung ist und mit Gefühlen konfrontiert wird, zu denen vor allem Angst und Trauer gehören.

Es ist nicht in jedem Fall und zu jeder Zeit so, daß ein Sterbender die Begleitung Pflegender will. Zu erkennen, wann er es möchte und wann nicht, setzt voraus, in der Lage zu sein, sich auf einen solchen Prozeß einzulassen. Das ist die Voraussetzung dafür, nicht zu meinen, der andere wolle allein sein, weil man selbst die Situation nicht aushält.

Eine häufige Aussage der TeilnehmerInnen war zu Beginn der Fortbildung, nicht mit Kranken über ihre Fragen reden zu können, um ihnen Aufregung zu ersparen. Die Analyse solcher Situationen ergab, daß es die Pflegenden waren, die das Gespräch nicht aushielten. Das Beispiel einer Teilnehmerin gibt dieses Problem wieder:

---

106 Es gibt im menschlichen Leben zwei Arten von Krisen: entwicklungsbedingte und unerwartete. Zu den entwicklungsbedingten Krisen gehört die Geburt, die Entwöhnung, der Schulanfang, die Pubertät, die Berufswahl, das Verlassen des Elternhauses, die Partnerwahl, die Krise des mittleren Alters, der Verlust der Eltern, die Pensionierung, der Verlust des Partners und der eigene Tod. Unerwartete Krisen sind z.B. Arbeitslosigkeit, Unfälle, Krankheit, finanzieller Verlust, Tod eines Kindes, Scheidung, Umzug.

Ihr fällt auf, daß eine Patientin sehr niedergeschlagen ist, und sie setzt sich zu ihr, um mit ihr zu reden. Die Kranke, die sich mit ihrem Sterben auseinandersetzt, findet Vertrauen zu ihr und berichtet von belastenden Todesfällen in ihrer Familie und von Schuldgefühlen, die sie damit verbindet. Die Teilnehmerin, die zunächst durchaus in der Lage ist, zuzuhören, bricht das Gespräch »aus Rücksicht auf die Kranke« bei den Schilderungen der Schuldgefühle ab. Im weiteren Verlauf der Pflege bekommt sie kaum noch Kontakt zu der Kranken. Sie versteht das nicht und bringt eine Aufzeichnung des Gesprächs mit in die Supervision.

Die Reflexion ermöglicht ihr, den eigenen Anteil am Abbruch des Gesprächs zu erkennen.

Es gehört mit zum Lernprozeß der Sterbebegleitung – wie zur Krankenpflege überhaupt – zu erkennen, wann ein Kranker das »Da-Sein« der Pflegenden wünscht und wann er lieber allein sein möchte. Zu Anfang des Lernprozesses besteht die Gefahr, den Wunsch der Kranken nach Nähe vorauszusetzen, ohne darauf zu achten, ob es wirklich Wunsch des Patienten ist.

Von einem Versuch, mit der Unsicherheit über den Wunsch nach Unterstützung einer Patientin umzugehen, berichtete eine Schwester:

Sie bleibt bei der Visite bei einer Kranken, die gerade durch den Arzt von ihrem Ca-Befund erfahren hat. Die Kranke äußert zunächst, die Schwester könne ruhig gehen, sie habe doch so viel zu tun. Als die Schwester bleibt, dreht sie den Kopf weg. Dieses Signal nimmt die Schwester zum Anlaß, die Patientin zu fragen, ob sie in diesem Moment lieber allein sein möchte, und geht, als die Patientin dies bejaht.

### 2.4.4.2 Umgang mit Hilflosigkeit: »Nur-Dasein-Können«

Für viele Pflegende bedeutete es ein Umdenken zu erkennen und zu glauben, daß Sterbebegleitung erlernbar ist. Die eigene Hilflosigkeit sterbenden Menschen gegenüber war ein immer wiederkehrendes Thema in den Anfangszeiten der einzelnen Fortbildungsgruppen. Dafür gibt es verschiedene Ursachen. Die meisten TeilnehmerInnen fühlten sich der Aufgabe nicht gewachsen, solange sie ihr Tun nicht als Hilfe erkannten und meinten, etwas besonderes geben zu müssen, ja letztendlich – unbewußt – glaubten, daß es nur Hilfe wäre, wenn der Tod verhindert würde. Die Hilflosigkeit war um so größer, je weniger erkannt war, daß ein »Nur-Da-Sein« dem schwerkranken oder sterbenden Menschen guttun kann und je weniger die Krankenpflege als eigenständige Tätigkeit erkannt war und sich die Betreffenden statt dessen am ärztlichen Handeln orientiert hatten. Weiterhin war die Hilflosigkeit noch besonders groß bei einer Idealisierung des Mitleidens mit dem Sterbenden und der Auffassung, daß eine Schwester oder ein Pfleger besonders einfühlsam sei, wenn sie oder er im übertragenen Sinne »mitstirbt«, anstatt im »Gegen«über bleiben zu können und damit die Voraussetzung für eine Be»gegnung« zu schaffen. Oft bestand das Problem in einer völligen Ratlosigkeit, wie man mit Sterbenden überhaupt unbefangen und ehrlich sprechen kann:

Die Erfahrung eines Teilnehmers zeigt, daß er sich bei einem Gespräch mit einem Schwerkranken mit großen, fragenden Augen, den er für nicht genügend informiert hielt, selbst aus Angst vor der Frage nach dem Sterben an das Gespräch über den Stomabeutel klammert, anstatt das eigentliche Thema, die voraussichtlich nur noch kurze Lebenszeit des Mannes, zuzulassen. Obwohl er deutlich spürt, daß der Kranke sehr bedrückt ist und mit ihm sprechen will, vermeidet er durch viele Informationsfragen unbewußt ein weiterführendes Gespräch, fühlt sich jedoch ausgesprochen unwohl, ohne erkennen zu können, warum.

Die Einstellung, daß Lernen für die Sterbebegleitung auch Lernen für besondere Lebenssituationen ist, hatte Auswirkungen auf die Arbeit in den Fortbildungsgruppen. Als Beispiel, wie das Aushalten eigener Hilflosigkeit als eine der Voraussetzungen der Pflege Sterbender auch im Gruppenprozeß gelernt werden kann, wird dieser Prozeß hier dargestellt:

Bei der Reflexion des ersten Fortbildungstages wurde von den Kursleiterinnen die Äußerungen über Hilflosigkeit und Angst aufgegriffen und als Gefühle dargestellt, die nicht nur diejenigen hatten, die sie geäußert haben, sondern die auch von anderen und teilweise auch von den Kursleiterinnen gespürt wurden. Durch die Erfahrung, Gefühle, die im Krankenhausalltag meist tabuisiert sind und von manchen erst gar nicht mehr empfunden werden, mit anderen teilen zu können, wurde den TeilnehmerInnen ermöglicht, auch in anderen Situationen Angst und Hilflosigkeit auszusprechen. Bevor z.B. Hilflosigkeit im Zusammenhang mit Sterben zum Thema wurde, gab es zu Beginn der Fortbildung verschiedene Situationen, die bei den TeilnehmerInnen Hilflosigkeit und auch Ängste auslösten: der erste Tag im Praxisfeld, sich auf Gespräche mit Kranken einlassen, Gesprächsaufzeichnungen in der Gruppe zu besprechen: all das waren Situationen, die mit eigener Hilflosigkeit konfrontierten. Vor allem auch die Rolle der Praktikantin bzw. des Praktikanten auf einer fremden Station trug dazu bei, daß die Pflegenden zunächst Verunsicherungen stärker erlebten als in ihrem gewohnten Alltag. Von daher wurden immer wieder Situationen besprochen, bei denen die Erfahrung von Hilflosigkeit eine Rolle spielte. In den entsprechenden Gruppensituationen achteten die Kursleiterinnen darauf, daß sich die TeilnehmerInnen nicht untereinander »Patentrezepte« gaben, sondern das Gefühl der Hilflosigkeit gemeinsam aushielten. Die Gruppenmitglieder lernten auf diese Weise, daß das »Nur-Dasein« eine große Hilfe sein kann, und die theoretische Aussage wurde für sie erfahrene Realität.

Dieses »Nur-Dasein«, authentisch sein, als echte Hilfe für den Kranken zu erkennen, war für die meisten eine große Herausforderung.

### 2.4.4.3 Identifikation und Projektion

Eine wichtige Erkenntnis für die Pflege Sterbender ist es, daß die Beschäftigung mit dem eigenen Sterben ermöglicht, Projektionen zu erkennen und dadurch besser in der Lage zu sein, anderen zu helfen.

Die Supervision hat sich als eine Möglichkeit erwiesen, anhand von Fallbeispielen erkennen zu lassen, wann eine Projektion vorliegt. Das wurde besonders dann Thema, wenn es darum ging, den Tod und vor allem den Todeswunsch der Kranken zu akzeptieren.

Ein Hindernis für einen unbefangenen Kontakt zu sterbenden Patienten sind unbewußte oder kaum bewußte Ängste vor der Berührung und »Infizierung« mit dem Tod. Eine Voraussetzung, Sterbenden zu begegnen, ist es deshalb, zu begreifen, daß Sterben und Tod nicht lebensgefährlich sind. Es gibt Untersuchungen darüber, daß Pflegende und Ärzte Phantasien oder Träume haben, sie könnten an der gleichen Krankheit sterben wie diejenigen, die sie gerade versorgen. Es muß also erfahren werden, daß Sterben nicht »ansteckend« ist.

Der psychische Vorgang der Identifikation, die nicht gelungene Abgrenzung zum Sterbenden erhöhen die psychische Belastung der Pflegenden in besonderer Weise und machen es außerdem unmöglich, dem Kranken gerecht zu werden. Die Gefahr der Identifikation erhöht sich, wenn bei den Kranken Ähnlichkeiten zur eigenen Situation da sind, wie es in der folgenden Gesprächsaufzeichnung der Fall war:

> Die Teilnehmerin beginnt mit der Aussage: »Wir, die Patientin und ich, sind gleich alt.« Dem Erleben der Kranken, die die anderen DialysepatientInnen als bereits Tote empfindet, kann die Schwester in ihrer Identifikation mit der gleichaltrigen Patientin nach eigenen Worten nur »erschüttert, hilf- und sprachlos« begegnen.

Eine Schwierigkeit, die auch persönlichen Projektionen entsprang, bestand darin, zu akzeptieren, daß es Menschen gibt, die sterben möchten. Das macht selbst dann Schwierigkeiten, wenn es sich, was häufig der Fall ist, um alte

Menschen handelt, die ihr Leben abgeschlossen haben, oder um Menschen, die sich mit der Unausweichlichkeit ihres Todes beschäftigt haben und bereit sind zum Sterben.

Eine Teilnehmerin bringt eine Gesprächsaufzeichnung mit, weil sie sich nicht in der Lage sieht, mit einer sterbenskranken Patientin über deren Wunsch, bald zu sterben, zu sprechen.

> Die sterbende Frau spricht wiederholt diesen Wunsch deutlich an. Die Schwester versucht, ihn ihr auszureden. Es stellt sich heraus, daß sie sich stark mit den Angehörigen identifiziert, die nicht bereit sind, ihre Mutter loszulassen. Erst nachdem ihr die eigenen Anteile an ihrer Haltung der Patientin gegenüber klargeworden sind, kann sie verstehen, daß es für einen Menschen ein Wunsch sein kann, nach einem erfüllten Leben in einer schweren Krankheitssituation sterben zu wollen, und in der Lage ist, ihr zu begegnen, ohne sie zu bedrängen.

Ähnliche Erfahrungen machte ein Pfleger mit einer 90jährigen Kranken:

> Sie beklagt sich bei ihm, daß ihre Tochter gegen ihren Willen ihre Wohnung aufgelöst hat und sie nun in ein Altenheim müsse. Ganz selbstverständlich spricht sie an, daß die einen früher und die anderen später sterben müssen, und sie sei wohl bisher vom Tod vergessen worden. Der Pfleger reagiert »leicht betroffen« und streitet das ab. Mit einem fadenscheinigen Argument bittet ihn die Kranke, sie allein zu lassen. Der Kontakt zwischen den beiden bleibt gestört. Die Frau hat offensichtlich gespürt, daß der Pfleger nicht in der Lage ist, mit ihr über das zu sprechen, was ihr in der speziellen Situation besonders wichtig ist.

Diese Haltung, Sterbende nicht sterben lassen zu wollen, kann sich auch im unwürdigen Handeln ihnen gegenüber zeigen. So wurde immer wieder davon berichtet, daß vielfach Sterbende noch bis kurz vor ihren Tod »gefüttert« werden, weil das Essen symbolisch noch mit Leben-Erhalten verbunden wird oder auch, weil die Routine der Pflege vor den Wunsch des Patienten gestellt wird.[107] Das gilt auch für andere Pflegeverrichtungen wie Bettenmachen oder Waschen des Patienten. Das »Füttern« oder auch andere krankenpflegerische Tätigkeiten geben die Möglichkeit, der Hilflosigkeit durch Aktivitäten zu entfliehen. Die Behandlung dieses Themas erwies sich als sehr schwierig, denn es ist nicht zu pauschalisieren, sterbenden Menschen sofort Wünsche zu erfüllen bzw. ihren Todeswunsch hinzunehmen. Es erfordert zunächst ein klares Gespräch mit ihnen, denn es gibt Situationen, wo mutmachender Zuspruch durchaus angemessen ist. Es ist jedoch nicht vertretbar, daß in den Krankenhäusern

---

107 Vgl. Abschnitt 2.4.4.2.

auf der oben beschriebenen Weise mit Sterbenden umgegangen wird, weil die MitarbeiterInnen das Sterben und den Tod abwehren müssen.

Schwierig ist für viele die Pflege Schwerkranker, die nicht sterbend sind, denen jedoch der Lebensmut fehlt und die durch ihr Verhalten ihren Zustand bewußt gefährden. In der Regel löst eine solche Pflege eher Aggressionen aus:

> Eine Schwester zeichnete ein Gespräch mit einem 58jährigen Dialyse-patienten auf, der seit einem Jahr an einer Medikamentenallergie er-krankt ist und keine Vorschriften bezüglich seiner Ernährung einhält. Sie bittet ihn, auf die Maschine zu achten und sich zu melden, wenn die Gewichtszufuhr erreicht ist. Er meldet sich nicht und gibt als Grund an, zu müde gewesen zu sein.

Die Schwester erlebte die Situation als Angriff gegen sich selbst, anstatt hinter der Autoaggression Hilflosigkeit und Resignation zu erkennen. Das Verständnis für seine Reaktion könnte ein anderes Verhalten möglich machen.

### 2.4.4.4 Umgang mit Gefühlen in der Sterbebegleitung

In den sechziger Jahren hat Kübler-Ross im Zusammenhang mit ihren Forschungen wichtige Beiträge über die Gefühle Sterbender veröffentlicht.[108] Bekannt geworden sind die sogenannten »Sterbephasen«. Ihre Ergebnisse sind nicht immer richtig verstanden worden, und ihre Einteilung des Sterbeprozesses in Phasen hat auch zu Mißbrauch geführt. So haben sich KrankenhausmitarbeiterInnen an ein starres Schema gehalten, Sterbende nach Phasen klassifiziert und damit genau das gemacht, was Kübler-Ross nicht gewollt hat: sie grenzten ihre eigenen Gefühle aus. Nimmt man diese Phaseneinteilung jedoch als Verständnishilfe für die Situation Sterbender und berücksichtigt, daß die beschriebenen Phasen nicht schematisch ablaufen, so ist das Wissen um sie eine wichtige Grundlage für den Umgang mit Sterbenden. Im folgenden werden Erfahrungen der KursteilnehmerInnen wiedergegeben und mit den »Phasen« von Kübler-Ross strukturiert.

### a) Schock und »Nicht-wahr-haben-Wollen«

Erfahrungen haben gezeigt, daß der Gewißheit des nahenden Todes immer ein Ahnen vorausgeht. Trotzdem löst die Nachricht über den Tod meist einen Schock aus. Es dauert zunächst, bis das Gesagte wirklich begriffen wird. Dann

---

108 Vgl. Kübler-Ross 1971. Seit dieser Veröffentlichung hat die Thanatopsychologie wesentliche Erkenntnisse dazugewonnen, die zum Teil auch dieser Phaseneinteilung widersprechen. Darauf wird hier jedoch nicht weiter eingegangen, weil diese Phaseneinteilung in der Fortbildungskonzeption als Grundlage zur Strukturierung der TeilnehmerInnenerfahrung diente.

folgt eine Zeit, in der der Betroffene immer wieder meint, er oder die anderen hätten sich getäuscht. Er will die Nachricht nicht wahrhaben und versucht sich anderswo, meist bei anderen Ärzten, eine andere Gewißheit zu holen.

Für viele Pflegende ist es schwierig zu wissen, daß ein Mensch an einer tödlichen Erkrankung leidet, mit ihm jedoch darüber nicht sprechen zu können, obwohl die Situation offensichtlich ist, »daß er es doch wissen müsse«. Nach Kübler-Ross gehört es zur Auseinandersetzung mit dem nahenden Tod, daß die Betroffenen ihn zunächst nicht wahrhaben wollen. Das ist nicht nur eine sogenannte »Phase« im Sterbeprozeß, sondern kann immer wieder auftreten. Aus psychologischer Sicht ist diese Reaktion durchaus verständlich. Sie ist ein Puffer, den ein Sterbender zwischen sich und das Entsetzen schiebt. Ein unheilbar Kranker braucht diese Zeit, um sich von der Härte der Realität zu erholen, genauso wie ein Berufstätiger den Urlaub vom Alltag. Es kann für den Betreffenden grausam sein, wenn man ihm in einer solchen Situation seine Abwehr nicht läßt.

Ist dies Pflegenden nicht bekannt, so kommt es zu unnötigen Schuldgefühlen. Wissen sie, daß der Kranke »es« weiß, sind sie irritiert, wenn er sich plötzlich so verhält, als sei es nicht wahr. Oft suchen die Pflegenden dann die Schuld bei sich und meinen, sie seien nicht fähig, eine vertrauenswürdige Atmosphäre zu schaffen, um dem Kranken das Sprechen zu erleichtern. Sie werfen sich Unehrlichkeit und Feigheit vor, wenn sie dem Kranken, der Lebenspläne schmiedet, nicht widersprechen. Die folgenden Beispiele stammen nicht aus der Anfangszeit einer tödlichen Erkrankung, sondern sie geben Situationen aus der Pflege Kranker wieder, die bereits »aufgeklärt« sind.[109]

Daß nicht gewußt wird, daß »Nicht-wahr-haben-Wollen« auch akzeptiert werden muß, zeigt das folgende Beispiel:

> Eine Schwester berichtet von ihrem schlechten Gewissen. Ein Patient, der ihr noch nicht bekannt war, redete mit ihr über seine Reisepläne. Später erfährt sie, daß er das Krankenhaus nicht mehr verlassen kann. Sie erschrickt und meint, sie sei nun unglaubwürdig geworden. Sie bringt als Überlegung in die Gruppe, darüber mit ihm reden zu wollen. Das Wissen, daß sie sich durchaus angemessen verhalten hat, erleichtert sie und läßt sie den Kontakt zu diesem Patienten unbefangen wiederaufnehmen.

Eine Teilnehmerin eines anderen Kurses reagierte ähnlich hilfsbedürftig und mit Schuldgefühlen:

---

109 Aufklärung wird als Begriff für das Gespräch gebraucht, in dem der Arzt mit einem Patienten über dessen Lebenschancen spricht.

Sie hat einer Kranken, die trotz genauer Aufklärung über ihre Situation ihr ihre Lebenspläne vorgestellt hatte, nicht widersprochen. Aus einem Versagungsgefühl heraus versucht sie, ihr schlechtes Gewissen zu beruhigen, indem sie der Kranken ihre private Telefonnummer gibt. Dieses Ereignis stößt auf viel Verständnis in der Gruppe, löst daneben gleich die realistische Einschätzung aus, daß man einer solchen Anforderung, auch noch privat Kontakt zu halten zu Kranken, die voraussichtlich nicht mehr lange zu leben haben, nicht gewachsen sein kann.

Die Motivation zu ihrer Handlung war auch nicht ein besonderes Interesse an der Kranken, sondern ihr Schuldgefühl. Hier wird ein psychischer Aspekt des Sich-Überforderns gut erkennbar.

Im folgenden wird das gelungene Beispiel von der Pflege eines Kranken geschildert, der zunächst seine aussichtslose Situation verleugnet:

Ein Pfleger will das Bett eines 52jährigen Mannes machen, der an einem Bronchialcarcinom erkrankt ist und bereits Metastasen im Rücken hat. Der Mann, der nicht mehr in der Lage ist, allein zu laufen, bittet darum, an den Tisch gesetzt zu werden. Der Pfleger stützt ihn, aber seine Beine knicken immer wieder ein. Nur mühsam erreicht er den gewünschten Platz, betont dabei, wie gut es doch gehe. Der Pfleger widerspricht ihm nicht, da er weiß, wie wichtig es für den Patienten sein kann, sich selbst etwas vorzumachen. Der Mann sucht in den Grundstücksannoncen nach einem Haus. Er möchte sein großes verkaufen und sich verkleinern. Er erzählt dem Pfleger, daß es schwierig sei, eins zu finden, weil er an seine Arbeitsstelle gebunden ist. Der Pfleger widerspricht ihm wieder nicht und läßt ihm seine Vorstellung. Erst als der Patient sich an ihn mit der Frage wendet, ob er wohl in seinem körperlich anstrengenden Beruf wieder arbeiten kann, antwortet ihm der Pfleger wahrheitsgemäß auf diese Frage. Nun beginnt der Kranke, mit ihm ein offeneres Gespräch zu führen, erkundigt sich nach seinem wirklichen Zustand und beschließt, mit dem Doktor über seine Diagnose zu sprechen. Den Pfleger bittet er dabeizusein, was durchaus als Zeichen für das Vertrauen zu ihm gesehen werden kann.

## b) Zorn und Wut

Starke Gefühlsreaktionen wie Wut und Ärger kommen häufig auf, wenn der vom nahen Tod Betroffene die Unabdingbarkeit seiner Diagnose begriffen hat. Er zeigt u.U. ein aufbrausendes, aggressives Verhalten, nörgelt an allem herum und ist mit nichts zufriedenzustellen. Hinter all dem steht die unlösbare Frage: »Warum gerade ich?« Der Kranke fühlt sich vom Leben ungerecht verurteilt und bestraft und blickt im Zorn und Neid auf die andern, die «bleiben dürfen». Dieses Wissen spielt für Pflegende eine große Rolle, denn auch die Begleitenden werden nicht verschont. Es ist wichtig für die Pflegenden, diesen Ärger zu verstehen und in gewisser Weise zuzulassen. Es wäre jedoch falsch, nur in die Rolle der Verstehenden zu schlüpfen und nicht als Person auf diese Angriffe zu reagieren. Das Verhalten Sterbender auf ständige Freundlichkeit läßt sich vergleichen mit der Wut kleiner Kinder, die gesteigert wird, wenn keine entsprechende Reaktion darauf erfolgt. Nachdem die Theorien von Kübler-Ross bekannt wurden, war häufig die Folge, daß sich Krankenhauspersonal im falschen Verstehen übte. Zeigt man einem Sterbenden seine Betroffenheit über sein Verhalten, akzeptiert man ihn noch als Lebenden. Z.B. kommt es häufig vor, daß Sterbende sich durch das Klingeln an denen rächen, die nicht vom nahen Tod bedroht sind. In solchen Situationen ist es schon wichtig zu wissen, daß man nicht persönlich gemeint ist. Es wäre jedoch unangemessen und man würde den Betreffenden nicht ernst nehmen und zu weiteren Angriffen herausfordern, wenn eine Pflegende in einer solchen Situation ihren Ärger verbirgt und freundlich reagiert.

Mit aggressiven Kranken umzugehen, fällt vielen Pflegenden generell schwer. Rollenspiele und Falldarstellungen ließen erkennen, daß nahezu durchgängig die Tendenz besteht, auf Aggressionen von Kranken freundlich zu reagieren, die eigene Reaktion auf Kosten von falsch verstandenem Verständnis zu unterdrücken und, wenn es dann zu viel wird, die Kranken als schwierig abzustempeln. Dieses Verhalten ist Sterbenden gegenüber besonders ausgeprägt. Erst die Reflexion darüber ermöglichte den TeilnehmerInnen zu erkennen, daß sich darin ein Nicht-Ernstnehmen des Sterbenden und seiner Situation ausdrückt und daß dieses unauthentische Verhalten mit zu der Haltung führt, Sterbende zu meiden.

Eine allen in der Pflege Tätigen bekannte Situation ist der Ärger der Mitarbeiter über Patienten, die ständig klingeln. In den Kursen wurde dies anhand aktueller Anlässe thematisiert:

So wird ein Pfleger nach seinem Urlaub, bevor er eine schwerkranke Frau überhaupt gesehen hatte, bereits darüber informiert, wie sehr sie alle »nerve«. Vorbereitet kommt er ins Zimmer und findet eine Frau vor, die nahezu leblos wirkt, keinen Blickkontakt mehr aufnimmt und nur monoton ihren Wunsch äußert. Die Klingel scheint ihre einzige Möglichkeit der Kontaktaufnahme und kann als ihr Versuch gesehen werden zu erproben, wieweit Lebende noch auf sie reagieren.

Ein gelungenes Beispiel für den Umgang mit der Aggressivität ist einer Gesprächsaufzeichnung zu entnehmen:

Ein etwa 75jähriger todkranker Mann äußert beim Waschen, daß er hungrig sei. Als die Schwester ihm das Frühstück bringt, lehnt er es heftig ab. Zunächst versucht sie, ihm zuzureden, und fragt nach den Ursachen. Er findet ihre Fragen lästig, wird immer aggressiver und wirft sie hinaus. Verärgert geht sie, nimmt sich jedoch vor, ihn nicht weiter zu bedrängen. Als sie erneut ins Zimmer kommt, bemerkt sie, daß er doch angefangen hat zu essen. Sie unterläßt es, dazu eine Bemerkung zu machen, die ihr auf der Zunge liegt, und wendet sich statt dessen dem Patienten freundlich zu. Dadurch ermöglicht sie ihm eine entsprechende Reaktion. Es war wichtig, daß sie ihren Ärger gezeigt hat, aber nicht daran festhielt, als sich die Situation änderte.

Pflegende werden immer wieder konfrontiert mit Angehörigen und Freunden ihrer todkranken Patienten, die fassungslos der Aggressivität der ihnen Nahestehenden gegenüberstehen. Hier kann die Information von Pflegenden über den Hintergrund dazu führen, daß sich die Angehörigen nicht verletzt zurückziehen, sondern in der Lage sind, auch in dieser schwierigen Zeit Sterbebeistand zu leisten.

### c) Verhandeln und Abschied nehmen

Konnte der Kranke Wut, Neid und Ohnmacht durchleben und ausdrücken, schwingt das Pendel nun in eine neue Phase der Hoffnung, in der er jedoch nicht mehr so blind ist wie anfangs. Der Kranke hofft jetzt, vielleicht noch nicht sofort sterben zu müssen. Er hofft auf die Fortschritte der Medizin und bittet sich vom Leben Wünsche aus: noch eine letzte Reise machen, die Hochzeit der Tochter miterleben, noch einmal ...

Hier ist schon ein Schritt zur Annahme erkennbar. Der Kranke verdrängt nicht mehr die Tatsache, daß er sterben wird, lebt aber noch ganz in seinem Wunsch, nicht sterben zu müssen. Wie das »Nicht-Wahrhaben-Wollen« ist dies eine Etappe des Kräftesammelns. Gleichzeitig kann der Wunsch, noch dieses oder jenes zu erleben oder zu erledigen, auf Dinge hinweisen, die der Sterbende für sich noch zu Ende bringen muß, um vom Leben Abschied nehmen zu können.

Nach Kübler-Ross ist es besonders schwer, mit unerfüllten Wünschen zu sterben, und sie weist darauf hin, daß es gut sei, soweit wie möglich Wünsche zu erfüllen. Aber das läßt sich nicht immer realisieren, vor allem, wenn es sich um Ungelebtes handelt oder die enttäuschte Lebensvorstellung überhaupt. Ist im Gespräch mit Sterbenden davon die Rede, darf dies nicht als unmöglich bagatellisiert werden, sondern es ist hilfreich, den Betreffenden im Gespräch beizustehen, sich von der ungelebten Vorstellung verabschieden zu können.

Genauso schwer ist es zu sterben, wenn unerledigte Aufgaben zurückgelassen werden. Es ist erleichternd, wenn einem Sterbenden die Gelegenheit gegeben wird, Liegengebliebenes und Unaufgearbeitetes zu einem Abschluß zu bringen. Wieweit das für ihn möglich ist, hängt davon ab, ob mit ihm über seine Situation gesprochen wird. Verheimlicht man ihm den bevorstehenden Tod, nimmt man ihm unter Umständen die Möglichkeiten, Angelegenheiten zu regeln, die ihm zum friedlichen Sterben im Weg stehen könnten. Dazu gehört u.U., ein Testament zu machen, Beziehungen zu regeln, vielleicht noch etwas gutmachen zu wollen, an der Planung für die Familie mitbeteiligt zu sein und Abschied zu nehmen. In der Pflege ergeben sich immer wieder Situationen, in denen der Pflegende von den Sorgen des Kranken erfährt und es wichtig ist, daß er alles dafür tut, daß der Sterbende die Möglichkeit zur Regelung seiner Angelegenheiten bekommt. Es wird ganz häufig die Erfahrung gemacht, daß jemand erst dann stirbt, nachdem ein Angehöriger, auf den er u.U. tagelang gewartet hat, gekommen ist oder nachdem wichtiges Unerledigtes in Ordnung gebracht wurde.

Es kommt jedoch auch immer wieder vor, daß ein Mensch in der kurzen Zeitspanne stirbt, in der der Begleitende gerade kurzfristig nicht im Zimmer ist. Dies wird von den Betreffenden, die sich viel Zeit genommen haben, oftmals als ausgesprochen belastend erlebt, und sie reagieren mit Schuldgefühlen. Hier ist besonders wichtig, daß Pflegende darüber informieren können, daß es durchaus sein kann, daß der Sterbende das Alleinsein gebraucht hat, weil ihm sonst das Loslassen noch schwerer gefallen wäre.

### d) Trauer

Wenn ein Sterbender Abschied zu nehmen beginnt, so ist das eine Zeit, in der er häufig traurig ist und ein starker Wechsel besteht zwischen dem Wunsch, allein zu sein, und dem, sich mit anderen auszutauschen. Bei vielen Menschen ist in der Sterbenszeit der Wunsch nach körperlicher Nähe da, auch zu sonst nicht nahestehenden Menschen. Bedingt durch die Regression, entsteht der Wunsch nach symbiotischer Nähe. Dabei lebt noch einmal auf, was in der früheren Beziehung zwischen Mutter und Kind eine Rolle gespielt hat. Es ist der Wunsch nach Geborgenheit, der Wunsch, daß das, was früher die Mutter getan hat, als man selbst noch nicht konnte, nun von anderen getan wird, weil man es selbst nicht mehr kann. Dieser Gesichtspunkt wird unterstützt durch den volkstümlichen Ausdruck für Sterben: »Zurückgehen in den Schoß der Erde«. Sich in den Arm des anderen fallenlassen zu können, kann helfen, das Sich-fallen-Lassen zu lernen, das für den Tod wichtig ist. Bei der Pflege Sterbender spielt Körperkontakt eine große Rolle, und so ergibt sich gerade dabei eine Nähe, die den Wunsch nach Zärtlichkeit fördert.

Es hat sich gezeigt, daß ein Verständnis für die Trauer des Sterbenden durchaus anzutreffen ist, daß es begrüßt wird bzw. sogar als erstrebenswert angesehen wird, wenn ein Schwerkranker zur Annahme seines Todes kommt. Trauer ist offensichtlich Pflegenden eher nachvollziehbar als die Aggressionen Kranker. Bei Sterbenden ist die Trauer eine Reaktion auf den bereits erlebten Verlust, wie z.B. von Körperkräften, Freunden und Angehörigen, die sich u. U. zurückgezogen haben. Sie ist außerdem eine Reaktion auf den bevorstehenden Verlust des Lebens. Häufig endet die Depression in Resignation. Professionelle Helfer neigen dazu, dagegen etwas machen zu wollen. Hier gilt es jedoch zu akzeptieren, daß diese Resignation eine Vorstufe zur Annahme, also ein Teil des Sterbeprozesses ist. Sie bedeutet, einen Schritt auf den Tod zugehen zu können. Ein Zurückholen durch andere erschwert dem Sterbenden ein Fortschreiten im Sterbeprozeß. Trotzdem wird ganz häufig in der Praxis dieser Erkenntnis widersprochen. Deutlich wird das vor allem darin, daß es immer wieder Versuche gibt, Sterbende zu bestimmten Handlungen, z.B. zum Essen, zu zwingen.

Immer wieder gibt es in Fortbildungen längerer Dauer Situationen, in denen eine Gruppe direkt mit der Trauer eines Gruppenmitglieds konfrontiert ist:

Eine Teilnehmerin schweigt in der Gruppe und macht einen sehr bedrückten Eindruck. Auf Anfrage der Gruppenleiterin gibt die Teilnehmerin an, Kopfschmerzen zu haben. Die Gruppenleiterin fragt weiter nach, dabei stellt sich heraus, daß der Mann ihrer Freundin in der vorhergegangenen Nacht verstorben ist. Betroffenheit und Schweigen treten auf, und die Teilnehmerin wie auch die Gruppe will auf ein anderes Thema überwechseln. Dies wird von der Kursleitung verhindert, und die Teilnehmerin berichtete, unterbrochen durch viel Schweigen, von diesem Freund. Sie äußert zum Schluß, wie gut ihr das Sprechen tut. Im Anschluß an die Sitzung wird beschlossen, die Planung für den Tag zu ändern und nun nach dem gemeinsamen Trauern, gemeinsam essen zu gehen.

Insgesamt war es für die TeilnehmerInnen eine wichtige Erfahrung, in der Gruppe Trauer eines anderen erlebt und gemeinsam ausgehalten zu haben. Zu diesem Zeitpunkt war in der Theorie Trauer bereits Thema. Mehr als die Theorie war für die TeilnehmerInnen dieses Erleben eine Voraussetzung dafür, auf der Station mit Trauer umgehen zu können.

### e) Annahme des Todes

Im Idealfall kommt es zur Annahme des Todes. Der Kranke hat ein größeres Schlafbedürfnis und häufig auch vermehrt den Wunsch, allein zu sein. Das bedeutet nicht, daß er die ihn Umsorgenden ablehnt, sondern zeigt eher seine begonnene Trennung von der Welt. Die Zeit des Kämpfens ist vorbei, und es tritt ein fast gefühlsfreier Zustand ein mit wenig Interesse am Geschehen der Umwelt. Der Kranke löst sich innerlich von seiner Umgebung, ist aber weiterhin dankbar für Pflege und stille Teilnahme.

### 2.4.4.5 Erkennen von Symbolen in der Sterbebegleitung

Dem direkten Reden des Sterbenden über seinen Tod gehen oft Gespräche voraus, in denen das Thema symbolhaft angesprochen wird. Vielen gelingt es nicht, andere direkt auf ihre Angst vorm Sterben anzusprechen, und sie drücken sie auf diese Weise aus. Auch das scheinbar unsinnige Reden »Verwirrter« enthält häufig symbolhafte Aussagen. Eindrücklich wird das in einer Gesprächsaufzeichnung über ein Gespräch mit einer Sterbenden am Vortag ihres Todes deutlich:

> Die Schwester bemerkt, daß die kraftlose Frau sich krampfhaft am Griff über ihrem Bett festhält und mit unruhigen Blicken hin und her schaut. Sie löst eine Hand der Frau, nimmt sie in die ihre und redet mit ihr. Sie erfährt, daß sie aufstehen will, um den Herd auszuschalten. Die Suppe solle aufgehoben werden, die wolle sie am nächsten Tag essen. Die Schwester verspricht, dies für die Kranke zu tun, und wechselt das Thema. Nach einiger Zeit bittet die Sterbende wieder darum, daß der Herd ausgeschaltet würde. Nach der erneuten Versicherung der Schwester, dies zu tun, wird die Kranke so ruhig, daß sie ihre zweite Hand vom Griff löst und einschläft. Sie stirbt am nächsten Tag. Es ist wahrscheinlich, daß das Herdausschalten für Energieausschalten steht. Die Sterbende muß sich nicht mehr selbst anstrengen. Nach der Versicherung, daß die Energie abgeschaltet wird, kann sie ruhig sterben.

Eine Altenheimbewohnerin beschäftigt die Station, weil sie sich in auffallender Weise isoliert. Es wird überlegt, wie man ihr helfen könne. An einem Tag beim Betten fragt sie ihre betreuende Schwester nach deren Großmutter und wie diese gestorben sei. Die Schwester geht darauf ein. Im weiteren Gespräch erzählt die alte Frau von einigen Bekannten. Auffallend ist die Gemeinsamkeit, daß sie alle ausgewandert sind. Der Schwester wird deutlich, daß die Kranke sich mit ihrem Sterben auseinandersetzt, und es wird für sie verständlich, daß diese Patientin offensichtlich eine Zeit des Rückzugs für ihre Auseinandersetzung mit dem Tod braucht.

Eine weitere Gesprächsaufzeichnung zeigt, wie eine Schwester mit einem todgeweihten Mann ins Gespräch kam, indem sie sein Verhalten symbolhaft aufgriff:

> Auf ihre Frage, ob der ihr unbekannte Kranke satt geworden sei, antwortet er ihr, daß er schon lange satt sei. Sie versteht sofort, daß er damit seine Situation meint, und statt mit dem Tablett hinauszugehen, stellt sie es ab und spricht mit ihm. Er erzählt von seinen Erkrankungen und schweren Erlebnissen in den vorangegangenen Monaten. Dann nennt er selbst die Diagnose »Darmkrebs« und redet über seine Zweifel, ob es richtig war, sich operieren zu lassen, und über die momentan erscheinende Sinnlosigkeit seines Lebens.

Dieser Schwester ist gelungen, die symbolhafte Aussage im »Satt-Sein« zu erkennen und damit dem Kranken über ein Gespräch eine Entlastungsmöglichkeit zu bieten. Sensibilisiert für eine solche Sprache, erkannten die TeilnehmerInnen zunehmend symbolhafte Äußerungen und entwickeln Interesse für deren Entschlüsselung.

## 2.4.5 Lernerfahrungen

Diese Beispiele zeigen, wie sehr eine Begleitung und Hilfestellung nötig ist, nachdem die Notwendigkeit einer veränderten Krankenpflege erkannt ist. Während des Prozesses kann es auch zu gegenteiligem Verhalten kommen. Ein Lernprozeß läuft nicht immer und bei allen gleichmäßig fortschreitend, es gibt auch Rückfälle und Resignation, hauptsächlich zu den Zeiten, während derer mit der ungewohnten größeren Sensibilisierung noch nicht umgegangen werden kann. In einer Fortbildungsgruppe wurde das besonders deutlich:

> Niemand von den TeilnehmerInnen bringt ein Thema in die Supervision ein, und auf Nachfragen erklären sie, sie wollen sich nicht mit ihren Fehlern auseinandersetzen. Es stellt sich heraus, daß einige sehr unzufrieden sind mit ihrem Umgang mit Sterbenden, weil sie nicht so auf sie reagieren können, wie sie es kognitiv für nötig halten. Hier war es dann erforderlich, die eigenen Ansprüche zu hinterfragen und den Blick auf die kleinen Fortschritte zu lenken. Um nicht zu resignieren, brauchen die TeilnehmerInnen die Erkenntnis, ein Recht auf einen Lernprozeß zu haben und nicht fehlerfrei sein zu müssen. Ein weiterer Lernschritt wurde durch diese Situation erreicht: Die Gruppe erkannte, daß der Widerstand auch entstanden war, weil sie das für sich allein abgemacht

hatten, das Reden darüber in der Gruppe jedoch entlastend war und Hilfestellung brachte.

Die Beispiele von Situationen, die TeilnehmerInnen der Fortbildung mit unheilbar Kranken erlebten, zeigten bereits viel von den Problemen, aber auch Lernerfolgen der Pflegenden. Erkenntnisse wurden gewonnen, die zwar nicht automatisch, aber doch sichtbar in kleinen Schritten Verhaltensveränderungen ermöglichten. Dies ist verständlich, denn Pflege Sterbender zu erlernen ist nicht allein ein kognitiver Vorgang, sondern diejenigen, die sich darum bemühen, stellen sich einem Prozeß, bei dem Lernerfolge und Erkenntnisse, die im Verlauf von Supervisionssitzungen gewonnen werden, nicht immer sofort umgesetzt werden. Sie bringen u.U. neue Probleme. Zum Beispiel können sich durch eine intensivere Pflege mehr Gespräche mit den Kranken ergeben, die zunächst wieder belastend sein können, und es ist erforderlich, die neuen Erfahrungen immer wieder zu reflektieren, damit nicht resigniert wird und auch die kleinen Schritte der einzelnen zum Erfolg als solche erkannt werden können.

Das Beispiel einer Teilnehmerin, die vor der Fortbildung nicht in der Lage war, bei Sterbenden zu bleiben, macht die Diskrepanz zwischen Erkenntnis und Umsetzung deutlich:

Eine Patientin spricht sie sehr direkt auf ihr Sterben an, und sie flüchtet mit einer Ausrede in die Naßzelle des Patientenzimmers. Dort wird ihr bewußt, daß sie sich wieder so verhält, wie sie es nicht mehr will. Sie nimmt ihren Mut zusammen, geht zur Patientin zurück und spricht mit ihr über deren Fragen und Nöte. Sie selbst ist mit dem Verlauf sehr unzufrieden und hat den Anspruch, sie hätte gleich dableiben müssen. Für diese Schwester war es wichtig, in der Supervision zu erfahren, daß ihre Mitlernenden dies Verhalten nicht als Versagen ansahen, sondern ihren Mut anerkannten und die Situation als Fortschritt sehen konnten. Bei den hohen Ansprüchen, den viele Pflegende an sich stellen, ist die Gefahr der Resignation besonders hoch, wenn die Umsetzung des Lernzuwachses nicht auf Anhieb gelingt. Hier kann die Gruppe die Funktion des »Annehmens« übernehmen, wenn es den Betreffenden selbst noch nicht möglich ist.

Wie groß die Gefahr ist, in einem Lernprozeß alte Normen gegen neue auszutauschen, soll das folgende Beispiel zeigen:

Nachdem ein Pfleger jahrelang als Norm Gefühle nach dem Tod von Patienten ignoriert hatte, war er jetzt unter dem Druck, Trauer empfinden zu müssen, obwohl ihn der Tod einer ihm unbekannten Patientin nicht berührt. Er registriert das als einen Mangel. Es ist erst ein Gruppengespräch notwendig, um aufzuzeigen, daß nicht eine Norm durch eine andere ausgewechselt werden muß, sondern daß das, was wirklich empfunden wird, zum Ausdruck gebracht werden sollte.

Das Durchleben von Krisen kann immer einen Zuwachs an persönlichem Wachstum bringen, und so kann auch ein Sterbender in seiner letzten Lebenszeit etwas nachholen, was er versäumt hat. Das muß aber nicht so sein. Es verhindert den Kontakt, wenn Pflegende sich als Begleitende unter den Druck setzen, daß ein Sterbeprozeß idealtypisch ablaufen müsse. Sterben ist ein individueller Prozeß. Pflegende können dabei dem Kranken ermöglichen, noch sein Leben zu leben und das zu regeln, was für ihn wichtig ist. Und das ist viel. Leider sind sie bei ihren Bemühungen oft durch strukturelle Grenzen gebunden. Die Bedingungen in den Krankenhäusern und Altenheimen sind oft nicht gut. Vor allem die Personalknappheit führt dazu, daß Möglichkeiten eingeschränkt sind. Das muß jedoch nicht dazu führen, daß man sich nur noch resigniert zurückzieht. Das Hier und Jetzt in der Pflege gilt es dann besonders zu nutzen. Aber es erfordert auch, daß man die schlechten Bedingungen immer wieder benennt: die Personalknappheit, die unzulänglichen Räume und die zu geringe Vorbereitung auf diese Arbeit. Sterbebegleitung in der Krankenpflege ist abhängig von äußeren Bedingungen. Sie umfaßt eine gute Pflege, die Behandlung des Schmerzes und Zuwendung, die sich nach den Bedürfnissen des Sterbenden und den Möglichkeiten des Pflegenden richtet. Sie fordert die ganze Person des Pflegenden in der Zeit, in der er pflegt.

Pflegende, die zur Sterbebegleitung bereit sind, müssen wissen, daß sie zu einem gewissen Teil die Gefühle, die der Kranke empfindet, teilen werden: Angst, Hilflosigkeit, Ohnmacht, Wut, Ärger, Trauer, das Gefühl des Verderbens, aber auch Momente des Glücks, der Freude und der Liebe. Das sind sehr starke Gefühle, die auch von den BegleiterInnen erlebt werden. Sterbebegleitung bedeutet nicht, keine unangenehmen Gefühle mehr zu empfinden, sondern es bedeutet zu lernen, mit ihm umzugehen. Letztendlich heißt das lernen, sich nicht mehr für die Begegnung und die Pflege Sterbender unfähig zu fühlen, sondern zu wissen, daß Hilflosigkeit und Ohnmacht dabei Ausdruck der eigenen Lebendigkeit sind. Sich das zuzugestehen ist eine große Hilfe für die Kranken. Indem diese Gefühle von Pflegenden zugelassen werden, ist eine Voraussetzung dafür geschaffen, daß sie auch bei Sterbenden zugelassen werden können und daß somit diese ihr Sterben »leben« können.

Für die Sterbebegleitung gilt, wie für Krankenpflege überhaupt, daß ein Umdenken nötig ist und die Pflege dieser Patienten als wichtige Aufgabe angesehen wird. Es geht nicht darum, zusätzliche Aufgaben zu übernehmen, sondern darum, das, was getan werden muß, so zu tun, daß die menschliche Begegnung möglich bleibt und Pflegende nicht Anteile ihrer Person abspalten müssen. Es geht darum, sympathisch sein zu können, und nicht apathisch sein zu müssen.

## 2.5 Von der A-Pathie zur Sym-Pathie

**Reflexion des Lernprozesses in der Fortbildung**

Im folgenden wird der Lernprozeß innerhalb der Fortbildung als ein Prozeß von der A-pathie zur Sym-pathie betrachtet.[110] Die beiden Begriffe beziehen sich auf Definitionen von Dorothee Sölle (Apathie) und Horst-Eberhard Richter (Sympathie).[111]

In der Regel ist Helfen und Mitleid verbunden mit dem Bild des sich einseitig Hinabneigenden und des darniederliegenden Elenden. Es gibt einen großherzigen Helfer und einen von ihm abhängigen Hilflosen. Insofern wird der Vorgang des Helfens und Hilfe Annehmens in einem Rollenverhalten von Oben und Unten gesehen. Er wird mit Macht verbunden, statt ihn als Austauschprozeß erleben zu können.[112] Das Sympathieprinzip widerspricht dem Machtprinzip. Eine durch Ohnmacht-Allmacht geprägte Denkweise erschwert es, im Sympathieprinzip eine Gegenkraft zum Machtprinzip zu erkennen. Es wird dadurch verdeckt, daß unsere Gesellschaft die Befriedigung von Sympathiebedürfnissen in perverser Weise an ihre hierarchischen Strukturen gebunden hat.[113]

Diese Haltung wird häufig durch die christliche Verkündigung stabilisiert. Sie fordert, aus christlicher Nächstenliebe Hilfsbedürftigen zu helfen, und hat diese Hilfe institutionalisiert. Sie verlangt Sympathie: Aus einem natürlichen Bedürfnis wird eine Sache des Gehorsams. Caritas wird als Selbstverleugnung gefordert. Diakonie ist die Instanz, die Mitleiden verlangt und kontrolliert. Damit ist das Sympathieprinzip einem Machtprinzip untergeordnet.[114]

Richter sieht die Lösung des Helfens aus der Oben-Unten-Beziehung in der Anwendung des Sympathieprinzips. Beim Sympathisch-Sein geht es nicht um Nett-Sein, sondern um mitfühlendes Teilen von Erfahrungen und Gefühlen. Sympathisch sein heißt »An-teil nehmen«:

> »Geht es um Leid, so nimmt der Mitfühlende das Leid des ursprünglich Betroffenen mit auf sich. Er trägt es mit diesem und entlastet den anderen damit ... Im echten Mitfühlen wird auch die hierarchische Struktur einer Beziehung aufgehoben. An die Stelle des Oben-Unten-Verhältnis-

---

110 Die Formulierung ist angelehnt an die des Berichts über das Modellvorhaben »Menschengerechte Krankenpflege«. Er wurde unter dem Titel: »Von der krankheitsorientierten zur patientenorientierten Krankenpflege« veröffentlicht.

111 Sölle 1973 und Richter 1979. Sölle stellt der Apathie die Leidensfähigkeit gegenüber, Richter beschreibt die Sympathie als Gegenkraft zu einem Helfen, das als Machtausübung praktiziert wird.

112 Vgl. Richter 1979: 246.

113 Vgl. Richter 1979: 265.

114 Vgl. Richter 1979: 249.

ses tritt eine Gleichsetzung, ein volles solidarisches Teilen miteinander ... Das Ziel ist die Anerkennung des Gleich-Seins im Anders-Sein.«[115]

Kernphänomen für die Sympathie ist das Mitfühlen, und es ist insofern ein Mysterium, als es nicht weiter ableitbar und erklärbar ist. Sympathie »... enthält bereits in sich den Impuls, anderen zu helfen, wenn diese in Schwierigkeiten sind.«[116] Es beruht letztlich auf dem Mysterium einer ursprünglichen Gefühlsverbindung[117] zwischen eigenem und fremdem psychischen Leben. Jeder wird, wenn er sich offenhält, spontan von den emotionalen Prozessen in seinem Umfeld ergriffen. Er spürt, was sich in anderen abspielt. Er wird mit davon betroffen, was andere spüren.[118] Im Mitfühlen greift das einzelne Ich über sich selbst hinaus und umgekehrt wird das Ich ergriffen, über sich selbst hinausgeführt. Emotionale Beziehungen sind auch geprägt durch die individuellen Prozesse der beteiligten Individuen, und jede Einfühlung enthält auch Elemente aus der Psyche des sich Einfühlenden.

»Aber ein Urphänomen bleibt die Tatsache eines unmittelbaren instinktartigen Mitempfindens, sich Mitfreuens und Mitleidens überhaupt.«[119]

Apathie, die Teilnahmslosigkeit, die Leidenslosigkeit, das Nicht-Leiden-Können ist eine Folge starker psychischer und physischer Erschöpfung. Unter den Zwängen des Machtprinzips wird Sympathie nur wenig wahrgenommen.[120] Sölle meint mit diesem Begriff einen gesellschaftlichen Zustand, in dem die Vermeidung von Leiden die Menschen als Ziel so beherrscht, daß die Vermeidung von Beziehung und Berührung überhaupt zum Ziel wird. Das ist jedoch nicht gleichzusetzen mit Leidfreiheit und bedeutet nicht, daß apathische Menschen in unserer Gesellschaft nicht leiden oder glücklich sind. Aber oftmals bemerken sie eigenes Leid nicht einmal mehr und es geht ihnen die Sensibilität für das Leiden anderer verloren. Auf die Fülle von Leidinformationen reagieren sie ohne Berührtwerden. Zur Auseinandersetzung fehlen Sprachen und Gesten. Aus diesem nicht mehr wirklich wahrgenommenen und nicht bearbeiteten Leid wird nichts gelernt. Reaktionen sind häufig psychosomatisch, aber oftmals werden selbst Äußerungen des Physischen zurückgedrängt. Jedoch indem die

---

115 Vgl. Richter 1979: 243.

116 Richter 1979: 245.

117 Richter (1979: 254) kritisiert Erikson in der Annahme, daß die Einstellung in der Dimension Urvertrauen-Urmißtrauen die früheste Errungenschaft in der kindlichen Entwicklung sei, seiner Meinung nach ist es das Urphänomen der Sympathie.

118 Vgl. Richter 1979: 245.

119 Richter 1979: 241.

120 Vgl. Richter 1979: 239.

Leiderfahrungen des Lebens zurückgedrängt werden, läßt auch sein Pathos und die Stärke und Intensität seiner Freuden nach.[121]

Richter sieht die individuelle Neigung, Leid zu vermindern, im Zusammenhang damit, daß unsere Gesellschaft daran krankt, nicht leiden zu können. Gesellschaftlich gesehen gibt es verschiedene Umgangsweisen, um sich nicht mit Schwächen und Krankheit zu konfrontieren. Sie werden als Mangel der Persönlichkeit angesehen und als Machtlosigkeit erlebt. Von daher besteht die Tendenz, sie auf Randgruppen zu projizieren, um ein großartiges Bild von sich selbst aufrechterhalten zu können. Es gehört weiterhin dazu, sich auf die verschiedensten Arten und Weisen zu betäuben, und es bleibt die Möglichkeit, das Leid und unerwünschte Gefühle abzuspalten. Eine andere Möglichkeit, dem Leid aus dem Weg zu gehen, ist die Versachlichung. Seiner Meinung nach begünstigen hierarchische Strukturen die Leidabwehr.

Krankenschwestern und Krankenpfleger sind geprägt durch die Gesellschaft und handeln ihr entsprechend wie jeder andere Mensch in unserer Gesellschaft auch. Für ihre professionelle Arbeit haben sie bestimmte Fachkenntnisse erworben, die sie befähigen, pflegerische Kompetenzen im Zusammenhang mit Kenntnissen anzuwenden, die LaienpflegerInnen fehlen. Was sie nicht gelernt haben, ist die Verarbeitung von Krankheit und Leid. Von daher verhalten sie sich im Umgang mit ihm nicht selbstverständlich anders als andere Menschen in unserer Gesellschaft auch. Dabei haben sie doppelt mit Leiderfahrungen zu tun. Sie erfahren selbst Leid durch unmenschliche Arbeitsbedingungen, und sie erfahren Leid anderer. Der verstärkte Umgang mit Krankheit und Leid führt u.U. dazu, in noch größerem Maß als üblich Abwehrmechanismen anzuwenden. Pflegende haben sich einen Beruf gesucht, der sie mit Leid und Tod konfrontiert. Die momentane Praxis ist, das eigene Leid und das Anderer möglichst nicht an sich herankommen zu lassen, es zu meiden. Das geht auf Kosten der eigenen Person, denn die Abspaltung der Gefühle reduziert die Persönlichkeit. Zur Entwicklung eines beruflichen Selbstverständnisses in der Krankenpflege gehört es, auch die Aspekte zu integrieren, die gesellschaftlich weniger geachtet und die zunächst schmerzhaft sind und bei denen von daher die Tendenz besteht, sie nicht an sich herankommen zu lassen. Das drückt sich im Extrem darin aus, daß die Zimmer Sterbender nach Möglichkeit gemieden werden.

Die hierarchische Krankenhausstruktur mit der Funktionspflege organisiert Beziehungslosigkeit. Indem Kranke auf ihr erkranktes Körperteil reduziert sind, werden sie versachlicht, und es ist nicht erforderlich, eine Beziehung zu ihnen

---

121 Vgl. dazu D. Sölle 1973: 49: »Die Abstumpfung gegen das Leid anderer steht in unmittelbarer Beziehung zu der Erfahrung, daß es keine Veränderung gibt ... Das Sichabfinden mit Ausbeutung, Unterdrückung und Ungerechtigkeit weist hin auf den gesamtgesellschaftlichen Zustand der Apathie, der leidensunfähigen Teilnahmslosigkeit.«

herzustellen.[122] Versuchen es Pflegende dennoch, so reagieren sie oftmals, wenn sie keine Hilfestellung bekommen, mit bekannten Abwehrmechanismen: Entweder sie verdrängen, stumpfen äußerlich ab und bleiben stumm, oder sie werden krank. Eine Lösung wäre es, damit zu beginnen, am Leiden zu arbeiten, aber das ist auf der individuellen Ebene kaum noch möglich und wäre auch nicht ausreichend. Abstumpfen oder Abspalten des Leides hat außerdem die Auswirkung, daß die Sensibilität und Wahrnehmungsfähigkeit für den Kranken im hohen Maße eingeschränkt wird.[123] Nicht nur die große Anzahl von Kranken bei der Funktionspflege, sondern auch noch die Abwehrmechanismen der Pflegenden führen zu einer schlechten Krankenbeobachtung, die wiederum eine gute Pflege ausschließt.

Im Umgang mit Kranken, auch mit Sterbenden, ist man nicht permanent mit Leid konfrontiert, sondern grundsätzlich werden alle Gefühle intensiv gelebt. Bei dem Bemühen um einen leidfreien Zustand ist das nicht möglich. So können Pflegende auch die Gefühle der Freude, des Glücks, der Liebe nicht mitleben.

Eine Folge dieses versuchten Wohlbefindens ist eine Erstarrung des beruflichen Handelns. Selbst Wünsche werden der Realität angepaßt. Eine noch schwerwiegendere Folge der Apathie ist nach Sölle die Desensibilisierung, die ein leidensloser Zustand bedeutet, die Unfähigkeit, die Wirklichkeit so wahrzunehmen, wie sie ist.

»Das eigentliche Exil Israels in Ägypten war, daß sie es ertragen gelernt hatten.«[124] Diese theologische Aussage läßt sich auf die Situation der meisten Pflegenden in den 70er Jahren übertragen. Aber es gab auch noch Hoffnung. So war den TeilnehmerInnen der Fortbildung der Wunsch gemeinsam, in ihrem Beruf nicht beziehungslos arbeiten zu müssen, für Kranke bessere Bedingungen zu schaffen, und sie hatten noch nicht ganz resigniert. Manche litten, erwarteten durch die Fortbildung hoffnungsvoll neue Möglichkeiten, andere waren nicht unzufrieden mit dem Beruf, sie hatten sich mit Hilfe ihrer Abwehrmechanismen gut mit der Situation arrangiert. Es gab jedoch bei den meisten noch Wünsche, die Situation verändern zu wollen.

Die Angaben einiger KursteilnehmerInnen über ihre »Zufriedenheit« mögen u.U. mit der Unmöglichkeit zusammenhängen, Veränderung überhaupt noch zu denken. Gerade die, die

---

122 »Das Anorganische ist apathisch. Die Verwandlung eines Menschen in eine Nummer in einer Fabrik oder in einer Verwaltungsbürokratie stellt eine apathische Struktur her, innerhalb derer jede Form von Leiden vermieden ist.« Sölle 1973: 51f.

123 Vgl. Sölle 1973: 10: »Das Ideal leidfreien Lebens, die Illusion der Schmerzfreiheit zerstört Menschen bis in ihre Wahrnehmungsorgane.«

124 Rabbi Chanoch, zitiert in Sölle 1973: 45.

»... empfindlich und genau beobachten, aber niemals eine Veränderung erfahren haben oder bei Versuchen dazu gescheitert sind, können sich Veränderung nicht mehr vorstellen. Diese Erfahrung wird entweder fast aggressiv verteidigt, oder sie geht über in ein Sich-Abfinden.«[125]

Eine Voraussetzung für die TeilnehmerInnen an einer Fortbildungsarbeit, die Veränderungen in der Praxis erreichen will, ist das Bewußtsein, in einer veränderbaren Welt zu leben.

»Wer in einem statischen Weltbild lebt, in einer postfigurativen, das heißt auf Nachahmung und Wiederholung bedachten Kultur lebt, ..., der kann Lernen und Veränderung nicht als das Entscheidende, das es im Leben zu lernen gilt, begreifen. Seine Haltung zum Leiden kann über das Hinnehmen und die Geduld nicht hinauskommen. Erst wo die Veränderung selber als wesentlicher menschlicher Wert begriffen und sozial anerkannt ist, da kann auch die passivistische Einstellung zum Leiden sich ändern.«[126]

Die Fortbildung war so aufgebaut, daß im Praktikumsfeld zunächst der Wunsch nach mehr Patientennähe erfüllt wurde und die TeilnehmerInnen von daher erleben konnten, wie sich mit mehr Zeit und Aufmerksamkeit für Kranke die Pflege verändert. Bei den meisten löste die größere Berührung Identifikation und Mit-Leiden in einem Maße aus, wie sie es selbst nur schlecht oder gar nicht bewältigen konnten. Viele machten die gleiche Erfahrung wie auf der Station: Sie fanden keine Distanz mehr zum Geschehen. Dazu kam gleichzeitig die Situation, daß sie sich nicht auf ihre bekannte Rolle zurückziehen konnten, sondern die ihnen fremde Praktikantinnenrolle und die unklare Stellung in der Fortbildungsgruppe lösten weitere Verunsicherungen aus.

In den ersten Wochen standen Reden, Klagen und relativ ungeschütztes Ausleben von Gefühlen im Vordergrund. Dabei fiel auf, daß zu diesem Zeitpunkt aggressive Gefühle untereinander selten zugelassen wurden. Das verbesserte sich erst im Laufe der Zeit. In der Theorie richtete sich das Interesse auf Persönlichkeitspsychologie, Persönlichkeitsentwicklung, Ausdrucksmöglichkeiten, Kommunikation und Interaktion. Allmählich, mit der Erfahrung, daß das »Klagen« hilfreich war und auf Veränderung hoffen ließ, wuchs der Wunsch, Wege zu entwickeln, die Erfahrungen auch für Patienten und MitarbeiterInnen der eigenen Stationen nutzbar zu machen.

In diesem Prozeß zeigen sich alte Erfahrungen der Leidbewältigung. Wenn auch nicht alle mit einem Bewußtsein kamen, daß sie das Leid der Kranken un-

---

125 Aus: Ihr aber tragt das Risiko. Reportagen aus der Arbeitswelt, hrsg. vom Werkkreis, Hamburg 1970, S. 35ff. Zitiert in: Sölle 1973: 88.
126 Sölle 1973: 90f.

sagbar berührte, so erlebten sie alle gemeinsam in ihren unterschiedlichen Praktikumsfeldern Berührtwerden durch Schmerz, Sterben und Verzweiflung einerseits und Freude, Lebenswillen und Anstöße andererseits. Gemeinsam lernten sie, diese Erfahrungen wieder in Sprache zu bringen und damit einen ersten Schritt zur Überwindung der Verstummung und auch des Leids zu machen.[127] Der wachsende Wunsch, das eigene Erleben für die Station nutzbringend anzuwenden, stand im Zusammenhang damit, daß durch die Klagen der übergroße Leidensdruck aufgehoben wurde, der Gefühle totaler Ohnmacht begünstigt und die Autonomie des Denkens, Redens und Handelns beeinträchtigt. Die Situation verlor durch das gemeinsame Betrachten ihre Diffusität, Grenzenlosigkeit und Subjektivität. Die gemeinsame Analyse der Situationen erbrachte, daß Ähnlichkeiten gesehen und von daher Strukturen erkennbar wurden. Es wurde den Teilnehmenden wieder möglich, zu agieren statt nur zu reagieren und von der Situation beherrscht zu sein. Im Lernprozeß während der Fortbildung wurde erkennbar, daß von den TeilnehmerInnen bei den schwer ertragbaren Erfahrungen unterschieden wurde zwischen solchen, die unabdingbar sind, solchen, die veränderbar wären, wenn die Bedingungen es zuließen und solchen, die sie selbst verändern konnten.

Die Rückkehr auf die eigene Station wurde zum Teil mit Vorschlägen zu Verbesserungen erwartet, zum anderen auch mit Befürchtungen vor den Reaktionen der MitarbeiterInnen auf die neuen Ideen und das veränderte Verhalten. Die meisten kehrten zurück mit dem Selbstverständnis, daß es lohnenswert sei, sich für eine stärkere Gewichtung der Pflege einzusetzen. Sie sahen die Organisation ihrer Tätigkeiten nicht länger als naturhaft gegeben an, und damit wuchs auch das Selbstwertgefühl.[128] Die Erfahrungen der ersten Zeit auf der eigenen Station waren eher befriedigend, viel Gelerntes ließ sich umsetzen, und die Beziehungen zu den Patienten wurden als Bereicherung erlebt – auch wenn sie schmerzhaft waren. Die TeilnehmerInnen hatten in der Regel gelernt, sich diese Gefühle zuzugestehen.

Mit der Zeit wuchs jedoch Unzufriedenheit. Die bessere Sensibilisierung für Belange der Kranken und für das eigene Befinden führte dazu, die inhumanen Bedingungen nicht länger als unabdingbar hinzunehmen und dagegen anzuge-

---

127 Vgl. dazu die Phasen, die Sölle (1973: 91) als Weg der Leidüberwindung beschreibt. Dabei setzt sie das »Klagen« in Beziehung zu den Psalmen: »Zur Überwindung gehört, eine Sprache zu finden, die aus dem unbegriffenen und stumm machenden Leiden herausführt, eine Sprache der Klage, des Schreies, der Schmerzen, die wenigstens sagt, was ist.« Vom Sinn der Liturgie nach Sölle (Sölle 1973: 93) kann man dann wieder reden, wenn es möglich wäre, daß ein Arbeiter, ein Lehrling, ein Kranker sich dort in seinem Schmerz formulierte.

128 Sölle (1973: 20) geht davon aus, daß wenn Menschen ihre Tätigkeit als in sich sinnlos ansehen, sie als naturgegebenes Übel verstehen, sie dies nicht nur an diesem Punkt beziehungs- und verhältnislos – tot – macht, sondern daß sich eine solche Einstellung auf die ganze Person auswirkt.

hen: »... jeder Versuch, Leiden zu humanisieren, muß an ... erfahrener Machtlosigkeit ansetzen und Kräfte aktivieren, die das Bewußtsein eigener Machtlosigkeit überwinden.«[129]

In den Supervisionsgruppen an den Fortbildungstagen fand eine zweite Phase des Klagens statt. Anzeichen von Resignation wurden sichtbar, ein Gefühl von Machtlosigkeit kam auf.[130] Diese schmerzhafte Erfahrung lähmte die Widerstandskraft, führte zur Verzweiflung. Die zurückliegende positive Erfahrung hatte neue Erkenntnisse gebracht und Verschleierungen aufgehoben, damit aber auch neue Konflikte produziert, die wiederum als Klagen und in solidarischem Teilen verarbeitet werden mußten. Der Leidensdruck führte zur Solidarisierung, anstatt daß sich die TeilnehmerInnen wie vorher als persönlich versagend erlebten.

Solche Frustrationen müssen nicht notwendig zurückführen in das dumpfe apathische Leiden, das verstummt. Sie wurden im Rahmen der Kommunikation in der Gruppe aufgefangen und verarbeitet. Die Ausweglosigkeit bestimmter Mißstände, die nicht gleich veränderbar schienen, wurde ausgehalten, weil die Möglichkeit bestand, die Verzweiflung zu artikulieren. So etwas ist nur denkbar innerhalb einer Gruppe von Menschen, die ihre Erfahrungen, freudige und schmerzhafte, miteinander teilen. Diese nochmalige Zeit der Versprachlichung der Erfahrungen und des »Klagens« ist dringend notwendig, um in das Stadium der Organisierbarkeit der Veränderung zu kommen. Der Weg führte aus der Isolation über die Kommunikation in der Klage zur Solidarität der Veränderung.

Nachdem die schmerzhaften Gefühle der Machtlosigkeit genügend Raum und Ausdruck gefunden hatten, konnten die Inhalte nun diskutiert, Lösungswege organisiert werden. Zunächst wird das Leiden verstärkt, und Verschleierungen wurden aufgehoben. Leiden wird apperzipiert, wahrgenommen, und so kam es zu der Frage danach, wie die Überwindung des Leidens zu organisieren sei. Das aktive ersetzt das bloß reaktive Verhalten, die Überwindung der Ohnmacht – und sei es vorerst nur in der Erfahrung, daß die gesellschaftlich produzierten Leiden bekämpft werden können – führt auch zur Veränderung der Strukturen. Auf den verschiedenen Stationen waren das zunächst z.B. die Verlängerungen der Übergabezeiten, der Versuch, mit den Ärzten Visitenzeiten abzusprechen und über die Rückgabe ärztlicher Arbeiten zu verhandeln, Bezugspflege zu organisieren und dafür zu sorgen, daß Sterbende nicht alleingelassen waren.

Die eigenen Ohnmachtsgefühle, die Erfahrungen von Abhängigkeit, führten zur Auseinandersetzung mit Strukturen und Hierarchie. Dabei ging es zunächst

---

129 Vgl. Sölle 1973: 19.

130 Machtlosigkeit beinhaltet nach Sölle 1973: 19. »... Erwartung oder Wahrscheinlichkeit, daß das eigene Verhalten auf das gewünschte Ergebnis keinen Einfluß hat.«

um die eigene Rolle, der nächste Schritt war es, die Situation der Kranken als Abhängige wahrzunehmen und das eigene Verhalten ihnen gegenüber zu hinterfragen. Diese grundsätzliche Einstellung schloß nicht aus, auch Situationen zu erkennen, in denen Pflegende sich von Kranken abhängig fühlen. Die eigene Situation und die der Kranken wurde im Zusammenhang damit gesehen, wie in unserer Gesellschaft mit Abhängigkeit umgegangen wird.

Zunächst bestand bei intensiverem Kontakt zum Kranken die Angst, durch Mitfühlen hinabgezogen zu werden zu Ohnmacht und Schwäche.

»Solidarische Sympathie kann sich hingegen leisten, wer sich als vollständigen Menschen in einer Welt begreifen kann, in der er mit anderen gleichrangigen Menschen zusammenlebt ... Die mitfühlende Gleichsetzung mit den anderen enthält für den, der sein Selbstverständnis auf mittlerer Höhe zwischen kläglicher Insuffizienz und überkompensatorischer narzißtischer Großartigkeit stabilisiert hat, nichts Bedrohliches mehr. Er kann sich offen dem Bedürfnis nach sympathisierender Verbundenheit überlassen und erfährt auf diese Weise innere Bereicherung durch die anderen, die in gleicher Weise an ihm Anteil nehmen. So fördert das Sympathieprinzip die Chancen einer gemeinsamen Emanzipation.«[131]

Dieser Vorgang ist nicht mehr ein »Geben von oben« sondern ein Austausch. Der Mitleidende erlebt Befriedigung dadurch, daß er sein eigenes Ich durch unmittelbare Teilnahme am fremden Leben erweitert. Die TeilnehmerInnen machten die Erfahrung, daß sie sich durch den Kontakt zum Kranken auch stabilisierten. Durch die Partizipation an deren Leid und Stärke lernten sie, das verdrängte Eigene zu sehen und zu integrieren. Es geht um Halbierung des Leidens wie der Stärke[132]: Der eine gibt einen Teil seines Leidens ab und nimmt von dem anderen einen Teil von dessen Stärke. Das Umgekehrte vollzieht sich beim Partner. Diese Wahrnehmung der Stärke beim Kranken war für die meisten TeilnehmerInnen neu. Die Erfahrung ermöglichte ihnen, sich mehr den Kranken zuzuwenden, ohne sich zu verausgaben oder »auszubrennen«. Im partnerschaftlichen Austausch wurde es ihnen möglich, Impulse der Kranken zur eigenen Bereicherung aufzunehmen.

Eine andere Erfahrung, die Richter für den Umgang Angehöriger helfender Berufe beschreibt[133], wurde in der Fortbildung erkennbar und veränderte sich:

---

131 Richter 1979: 248f.

132 Vgl. Richter 1979: 246.

133 »Das ist sehr deutlich bei manchen Ärzten, Psychologen und Krankenschwestern zu beobachten. Sie mögen ihre Schützlinge, solange diese sich ihnen im Status von ängstlichen, lenksamen und dankbaren Patienten die Hand geben. Aber sobald aus den kläglichen Schützlingen selbst-

Manche TeilnehmerInnen empfanden ihre Patienten als liebenswert, solange diese schwach und angepaßt waren. Die gleichen Kranken wurden ihnen oft zunehmend unsympathisch, sobald diese stärker, größer und gesünder wurden und mehr mitbestimmen wollten. Mit der Veränderung der Wahrnehmung des Kranken in seiner Person veränderte sich dies. Aus der Etikettierung »unbequem«, wenn Kranke mitbestimmen wollten, wurde der Wunsch Pflegender, daß die Kranken sich, z.B. bei der Pflegeplanung, beteiligten.

Insgesamt läßt sich zum Lernprozeß in der Fortbildung sagen, daß ein wesentlicher Ausgangspunkt für die Veränderung war, bei der Person der Einzelnen und bei den Beziehungen untereinander anzusetzen. Erst die dadurch erreichte Stabilisierung des Selbstverständnisses ermöglichte es, dem Kranken begegnen zu können, ohne Angst haben zu müssen, in sein Leid verstrickt zu werden. Es ermöglichte außerdem, im Umgang mit Schwäche die eigene Schwäche zu akzeptieren und sympathisch sein zu können.

In der zweiten Hälfte der Fortbildung reichte den TeilnehmerInnen die Verbesserung des individuellen Umgangs nicht mehr aus. Sie fragten danach, methodisch so arbeiten zu können, daß eine größere Patientenorientierung erreichbar würde, und sie litten zunehmend an den institutionellen Bedingungen und forderten strukturelle Veränderungen.[134] Für das methodische Arbeiten bot sich die zu dem Zeitpunkt in Deutschland neu ins Gespräch gekommene »Pflegeplanung« an. Sie wurde im Kurs vorgestellt und in Ansätzen zunächst im Praktikum und bei einigen später auf der eigenen Station praktiziert.

Es wurde notwendig, die Grenzen der Fortbildung zu akzeptieren, die keinen Einfluß auf Veränderungen auf den Stationen hatten. In den Supervisionen war immer besonders darauf geachtet worden, die Grenzen eigener Verantwortung zu erkennen und zu unterscheiden, was individuell veränderbar ist und wozu berufspolitische Aktivitäten notwendig wären. Es ging darum, die TeilnehmerInnen von einem Schuldgefühl zu entlasten wegen Bedingungen, die sie nicht verändern konnten, und es ging gleichzeitig darum, sie zu berufspolitischer Mitarbeit zu motivieren:

»Wenn man im Machen nicht das anwendet, was man erkannt hat, kann man schließlich auch nicht mehr erkennen, was zu machen ist. Wenn man sich mit theoretischer Kritik dort begnügt, wo eine praktische Ver-

---

bewußte, kritische Rekonvaleszenten werden, schwinden bei ihren Helfern die vordem ungetrübten Zuneigungsgefühle.« Richter 1979: 220.

134 Das Leiden an den institutionellen Bedingungen zu diesem Zeitpunkt erklärt Richter wie folgt: »Echtes Mitfühlen und Mitleiden fundieren Caritas nicht im Sinne einer Almosen spendenden und tröstenden Oben-Unten-Beziehung, sondern als Streben nach Aufhebung von Ungerechtigkeit und Diskriminierung. Das Sympathieprinzip fordert die Gleichsetzung, das echte Teilen von Stärke und Schwäche, die Symmetrie von Geben und Nehmen. Es verlangt die politische Befreiung der Unterdrückten.«

änderung in persönlicher Reichweite gewesen wäre, korrumpiert die Unterlassung schließlich auch das kritische Denken. Die äußere Unterwerfung macht emotional stumpf und kognitiv blind.«[135]

Veränderungen in einem solchen Sinn können in der Krankenpflege nie von Einzelnen erreicht werden, sondern sie erfordern Solidarität unter den Betroffenen und Unterstützung der Trägerorganisationen.

## 2.6 Kooperationserfahrungen mit anderen Berufsgruppen und Akzeptanz des Modellvorhabens

Die Untersuchungsergebnisse der wissenschaftlichen Begleitung über das Lernen in der Fortbildung und die Umsetzungsfähigkeit des Erlernten auf den Stationen waren durchaus positiv.[136] Bedingungen, die auf den eigenen Stationen eine Umsetzung möglich machten, waren in den Häusern unterschiedlich. Es fällt auf, daß die TeilnehmerInnen in den beiden konfessionellen Häusern weniger Unterstützung bekamen, es ist jedoch bei der Beteiligung von vier Häusern und ohne Analyse der übrigen Bedingungen nicht möglich, diese Aussage zu verallgemeinern.[137] Berufspolitisch stieß die Fortbildung auf großes Interesse, und eine Institutionalisierung wurde erwünscht. Trotzdem entschloß sich die durchführende Institution aus angeblich finanziellen Gründen dagegen, die Fortbildung weiterzuführen. Diese Argumentation stieß nicht nur beim Trägervertreter auf Verwunderung, denn daß Folgekosten entstehen würden, war vor Übernahme des Projekts bekannt. Auch die übrigen auswärtigen Mitglieder des Beirats und der das Modellvorhaben begleitenden Beratergruppe gaben ihrer Verwunderung und/oder Enttäuschung Ausdruck. Bei der Ablehnung der Fortbildung wurde eine Haltung deutlich, die sich bereits während der Durchführung zeigte und dazu führte, daß dem Mitarbeiterteam von seiten der Institution Widerstände entgegengebracht und mehrfach mit dem Abbruch des Projekts gedroht wurde. Daß es dazu nicht kam, ist allein der Tatsache zu verdanken, daß der Modellversuch vom Bundesministerium für Arbeit und Soziales gefördert wurde.

Mit Hilfe der Teamsupervision wurde während der Durchführungszeit des Modellversuchs erkennbar, daß Schwierigkeiten, die sich im Team, zwischen dem Team und dem Träger und dem Team sowie den Krankenhausmitarbeite-

---

135 Richter 1979: 14.

136 Die Ergebnisse sind nachzulesen im Bericht der Wissenschaftlichen Begleitung, Holler (1983), und in dem Bericht der Mitarbeiterinnen des Modellvorhabens, Taubert 1985, nachzulesen.

137 Es wäre sicher interessant, dazu Untersuchungen durchzuführen, zumal Albrecht (1981) zu dem Ergebnis gekommen sind, daß die Fluktuation in Berliner Krankenhäusern unter kirchlich Trägerschaft höher ist als in anderen. Vgl. Abschnitt 1.1.1.

rInnen zeigten, die Situation der Krankenpflege generell widerspiegelte[138]: Veränderungen des beruflichen Selbstbewußtseins führen zu Irritationen innerhalb der Berufsgruppe und mit Mitarbeitern anderer Bereiche. Verändern sich die Rollen der Berufsangehörigen der Krankenpflege, so betrifft es auch die anderen Berufsgruppen im Krankenhaus. Ein verändertes Verhalten den Kranken gegenüber fordert auch MitarbeiterInnen anderer Berufsgruppen heraus, und es werden Ängste davor geweckt, daß Pflegende etwas lernen, wogegen sich andere u.U. wehren. Wird die Rolle der Pflegenden mehr zugunsten der pflegerischen Tätigkeiten ausgefüllt, ändern sich die Abhängigkeitsverhältnisse, und es wird von den statushöheren Berufen eher ein Machtverlust befürchtet, als daß die bessere Kooperationsmöglichkeit erkannt wird. Weil die Erfahrungen des Teams die Akzeptanz der Krankenpflege und die Kooperation mit anderen Berufsgruppen widerspiegelt, werden hier einige Erfahrungen aufgezeigt.

Grundsätzlich wurde das Modellvorhaben in der durchführenden Institution argwöhnisch betrachtet. Gestützt wurde es innerhalb der Institutionsleitung nur vom Vorsteher, von der Vorsteherin und der Pflegedienstleitung, die übrigen Mitglieder der Direktion und der Krankenhausleitung waren eher skeptisch. In den Ämtern der »Befürworter« gab es während der Durchführungsphase Veränderungen zum Nachteil des Modellvorhabens: Der Einflußbereich des Vorstehers verringerte sich zugunsten seines ihn bald ablösenden Nachfolgers, die Vorsteherin ging in den Ruhestand und wurde von der Pflegedienstleitung abgelöst. Deren Nachfolgerin, die erst während des letzten Drittels der Konsolidierungsphase des Modellvorhabens ihre Aufgabe übernahm, berief sich auf andere Vorstellungen von einer Patientenorientierten Pflege als die Mitarbeiterinnen der Fortbildung. Eine befriedigende Zusammenarbeit konnte für die kurze Zeit nicht mehr erreicht werden.

Ein wichtiges Ergebnis der wissenschaftlichen Begleitung war die Erkenntnis, daß in den beiden Kursen, die von TheologInnen mitgeleitet wurden, ein Kompetenzverlust zuungunsten der Pflege zu verzeichnen war. Dieses Ergebnis überraschte, denn von seiten der Krankenschwestern wurde den Theologinnen in der Zusammenarbeit die traditionell nicht in Frage gestellte höhere Kompetenz zugestanden. Die Ergebnisse zeigten jedoch eindeutig, daß die Kurse aufgrund des zu hohen Selbsterfahrungsanteils und der fehlenden krankenpflegerischen Kompetenz nicht die angestrebten Ergebnisse brachten und daß sich die TeilnehmerInnen eher von der Praxis entfernten.[139]

---

138 Die Tatsache, daß sich die emotionale Situation eines Arbeitsfeldes in einer Gruppensituation widerspiegelt, ist von Argelander als »Induziertes Spontanphänomen« beschrieben. Vgl. dazu die Ausführungen des Supervisors, in: Lellau 1976: 11.

139 Vgl. Holler 1983: 14.

Zu einer Verbesserung zu gelangen, erforderte also die Verstärkung der pflegerischen Kompetenz. Auf diesem Hintergrund kam es zu der Überlegung, die Konzeption um die von den TeilnehmerInnen gewünschte Praxisbegleitung auf der eigenen Station zu erweitern. Praxisbegleitung auf einer Krankenstation erfordert krankenpflegerisches Können, das den MitarbeiterInnen aus anderen Berufen fehlt. Diese Situation hätte problemlos durch Arbeitsteilung gelöst werden können, wenn dadurch nicht die traditionelle Vormachtstellung der Theologen berührt worden wäre[140]: Pflegende als Kursleitende konnten allen Anforderungen gerecht werden, TheologInnen mußten einen als wichtig bewerteten Aspekt in dem Moment ausklammern, als es nicht mehr um das Reden vom Handeln ging, sondern um das Handeln selbst.

Die Konflikte im Modellversuch wurden von den Institutionsvertretern als persönliches Versagen der MitarbeiterInnen bewertet und durch Entziehung von Unterstützung sanktioniert. Erst nach dem Wechsel zu einem aus eigener Erfahrung als Arzt krankenhauskundigen und in der Supervision von Krankenhausteams erfahrenen Supervisor wurde das Team von den Schuldgefühlen entlastet. Mit dessen Hilfe wurden die subtilen Machtanteile aufgedeckt und die Hintergründe für die entstandenen Schwierigkeiten als grundsätzliche Probleme im Krankenhaus erkennbar.[141]

Die Aufarbeitung des Konflikts brachte folgende Erkenntnisse:
- Die Pflegenden im Team haben ihre eigene Kompetenz zu wenig wichtig genommen. Sie haben sich einem geringen beruflichen Selbstverständnis entsprechend der traditionellen Vormachtstellung untergeordnet, obwohl diese formal nicht gegeben war.
- Ein persönliches Engagement für ein partnerschaftliches Umgehen von Mitgliedern verschiedener Berufsgruppen reicht bei einer so langjährigen Geschichte mit eindeutiger Ober- und Unterordnung nicht aus.
- Die TheologInnen in der Institution und im Team haben die Leitungsfunktion einer Krankenschwester nur formal anerkannt. Das zeigte sich darin, daß von Anfang an auf Mitarbeit von TheologInnen bestanden wurde und daß Entscheidungen der Leiterin nicht akzeptiert wurden.

---

140 Daß die Vormachtstellung von TheologInnen nicht nur in der Krankenpflege zu Problemen führen kann, zeigt folgender Abschnitt: »Die Kirchen gehören zu den Großorganisationen. Arbeitsteilung wird in der Kirche von Anfang an praktiziert ... Dennoch werden PfarrerInnen aber weithin noch als GeneralistInnen ausgebildet und eingesetzt. Das führt nicht selten zu Schwierigkeiten in der Zusammenarbeit mit anderen spezialisierten MitarbeiterInnen.« Aschenbrenner/Buttler 1989: 53.

141 Die Berücksichtigung und das Aufzeigen des »induzierten Spontanphänomens« durch den Supervisor führte zu einer deutlichen Entlastung des Teams. Die von der Institution vorgenommenen individuellen Schuldzuschreibungen mußten nicht weiter übernommen werden, und das Team konnte konstruktiv weiterarbeiten. Vgl. Anmerkung 137.

– Die Vertreter der Institution zögerten bei Meinungsverschiedenheiten im Zusammenhang mit Überlegungen zur Verbesserung der pflegerischen Kompetenz die Entscheidungen hinaus – trotz der Ergebnisse der wissenschaftlichen Begleitung und der fachkundigen Argumente der Krankenschwestern im Team. Sie stellten sich damit hinter die herrschenden Strukturen der Krankenhaushierarchie, die in diesem Fall gleichzeitig die einer kirchlichen Institution waren, und verhinderten eine rechtzeitige Lösung des Konflikts.

Die beschriebenen Schwierigkeiten stehen eindeutig im Zusammenhang mit dem Beginn der neuzeitlichen Krankenpflege und der weiteren Entwicklung des Berufs. Traditionell hat die Meinung der TheologInnen Vorrang vor der Fachkompetenz Pflegender. Nur auf diesem Hintergrund ist nachzuvollziehen, daß bei einer Meinungsverschiedenheit, bei der es um die Weiterentwicklung der pflegerischen Kompetenz ging, jemandem aus einer anderen Berufsgruppe so große Bedeutung eingeräumt wurde, trotz der fachlichen Einschätzung der Pflegenden im Team und den diese bestätigenden Ergebnisse der wissenschaftlichen Begleitung.

Interessanterweise kamen nur in den Kursen ohne TheologInnen in der Leitung spezielle religiöse Fragestellungen auf, zu deren Aufarbeitung theologische Fachkompetenz eingeholt wurde. Kooperationserfahrungen in diesen Situationen waren gut. Das ist darauf zurückzuführen, daß sich Pflegende und TheologInnen in ihren unterschiedlichen Rollen ergänzen konnten und es nicht Aufgabe der TheologInnen war, über Supervision mit zur Verbesserung des beruflichen Selbstverständnisses der Pflegenden beizutragen. Das entspricht den Erfahrungen der Zusammenarbeit auf der Station, wo eine gemeinsame Handlungsebene am Krankenbett fehlt. TheologInnen im Krankenhaus sind als SeelsorgerInnen eher in einer herausragenden Position. Sie haben durch ihre Gespräche über Glaubensfragen einen intimen Kontakt zum Kranken und können aufgrund ihrer Schweigepflicht auch nur begrenzt Informationen mit anderen KrankenhausmitarbeiterInnen austauschen. Die Beteiligten im Modellversuch konnten nicht auf Kooperationserfahrungen einer gemeinsamen Handlungsebene zurückgreifen. Kooperation besteht in der Regel darin, daß ein Theologe auf Wunsch eines Kranken über das Pflegepersonal zu ihm gerufen wird.

Eine Reihe von Problemen ergaben sich seitens der Ärzte. Das ist bei einer vorwiegend naturwissenschaftlich ausgerichteten Einstellung nicht weiter verwunderlich. So war die Reaktion von Ärzten auf einen Fernsehbericht über die Fortbildung extrem negativ. Das Abschlußinterview der wissenschaftlichen Begleitung mit einem Chefarzt ergab, daß er die Aufzeichnung des dort vorgestellten Rollenspiels, das eine erlebte Situation einer betreffenden Schwester mit einer Patientin wiedergab, als unrealistisch empfand:

»Wenn, wie bei einem Fernsehbericht über die Fortbildung zu sehen, eine junge Krankenschwester eine besorgte Patientin nachspielt, so trifft dies nicht den Punkt der Alltagsprobleme. Meistens sind es alte Leute, die Sorgen haben und diese dann auch nur stockend zum Ausdruck bringen können.«[142]

Die Schwester befaßte sich mit einer jungen Frau, die Angst vor der bevorstehenden Operation hatte und die fließend sprechen konnte. Aber daß auch ein junger Mensch Angst haben kann und daß die Beschäftigung damit zum Alltag der Krankenschwester auf einer chirurgischen Station gehört, ist für diesen Arzt unrealistisch. Hier werden seine Sichtweisen in Frage gestellt, und das mag bedrohlich sein.

Die Kooperation mit Ärzten gelang im Modellversuch besonders gut mit dem psychosomatisch ausgerichteten Chefarzt der Inneren Abteilung eines der beteiligten Krankenhäuser. Im folgenden ist ein Abschnitt aus seinem Gutachten zum Modellvorhaben wiedergegeben:

»Alle Beteiligten laden sich dabei (Patientenorientierte Versorgung der Kranken, *J.T.*) eine zusätzliche Bürde auf. Der Arzt muß sich auf breiter Ebene aufgeschlossen zeigen, aber auch zurückstecken, wenn er erlebt, daß die Schwester mit dem Patienten besser umgehen kann, eher Zugang findet und leichter auf Gesprächsbereitschaft trifft als er ... Vorausgegangen ist dem (der Umsetzung von Fortbildungsinhalten und der veränderten Haltung der Pflegenden, *J.T.*) eine Zeit der konstruktiven Auseinandersetzung, in die auch die Ärzte mit einbezogen waren. Es hat in dieser Zeit Schwierigkeiten im Stationsablauf gegeben. Ich kann mir vorstellen, daß unsere selbstbewußter gewordenen Krankenschwestern und Krankenpfleger noch manchem jungen Arzt zum Problem werden, weil nicht alle Ärzte gelernt haben, was Arbeit im Team wirklich bedeutet. Das ist dann manchmal eine mühevolle Erfahrung, wenn Schwestern und Pfleger Ärzten voraus sind.«[143]

Eine solche Aussage zeigt, daß es ideal wäre, wenn Veränderungen gemeinsam mit Ärzten angegangen werden könnten.[144] Bis dies möglich ist, könnten jedoch viele Verbesserungen erreicht werden, wenn wenigstens die Kompetenzaufteilung eingehalten würde. Zur Zeit sind diejenigen Pflegenden, die

---

142 Ein Chefarzt, zitiert in Holler 1983: 77.

143 Ein Chefarzt, zitiert in Taubert 1985: 247.

144 Ein positives Beispiel war der Modellversuch »Patientenorientierte Krankenpflege/Psychosomatische Medizin« in Ulm. Hier lagen jedoch Voraussetzungen vor, die üblicherweise nicht anzutreffen sind. Der Krankenpflegeberuf kann nicht darauf warten, die Situation für die Pflege zu verändern, bis er die Unterstützung der Ärzte bekommt oder sogar eine Kooperation möglich ist. Vgl. Köhle 1977.

ärztliche Tätigkeiten nicht mehr durchführen wollen, um Zeit für die Pflege zu gewinnen, starken Belastungen und Auseinandersetzungen ausgesetzt. Die Zusammenarbeit mit Ärzten als Dozenten in der Fortbildung war gut. Zu bestimmten Fachfragen wurden Ärzte eingeladen. Sehr engagiert dabei war über die ganze Zeit ein Oberarzt, der im Haus als Chirurg tätig gewesen war und nach einem Amerikaaufenthalt und einer Analyseausbildung zur Zeit des Modellvorhabens in der Psychiatrie arbeitete.

Wenn es auch zwischen ÄrztInnen und Pflegenden zu Schwierigkeiten kam, so waren sie nicht so schwerwiegend. Das mag damit zusammenhängen, daß ÄrztInnen und Pflegende am Krankenbett eine gemeinsame Handlungsebene haben. Von daher liegen Kooperationserfahrungen im Umgang mit Kranken vor. Im Modellversuch zeigte sich, daß Ärzte davon profitieren, wenn sie sich auf die veränderte Rollenübernahme Pflegender einließen, anstatt auf der tradierten Vormachtstellung zu beharren.

Die eingefahrenen Kooperationsformen sind nicht ohne weiteres und nicht ohne Unterstützung des Trägers zu verändern. Sie berühren in starkem Maß die Organisation eines Krankenhauses mit den herkömmlichen Strukturen. Veränderungen in der Einstellung, Einüben neuer Kooperationsformen und Auflösen der hierarchischen Struktur sind gleichermaßen notwendig, um Patientenorientierte Pflege praktizieren zu können.

# Ergebnisse der Arbeit

Im folgenden werden die Ergebnisse dieser Arbeit noch einmal in Kurzfassung dargestellt. Erkenntnisinteresse war es, darüber Aufschluß zu bekommen,
a) wie es zu dem schlechten beruflichen Selbstverständnis kommen konnte;
b) welche Möglichkeiten die Pädagogik, hier speziell die Religionspädagogik als die pädagogische Bezugswissenschaft der Kirche[1], für Fortbildungen zur Identitätsstabilisierung des Krankenpflegepersonals bietet und
c) inwieweit sich die Krankenpflegepraxis durch ein gestärktes berufliches Selbstverständnis verändert.

a) Die Untersuchung des Beginns der Krankenpflege läßt folgende Rückschlüsse auf die Auswirkungen des beruflichen Selbstverständnisses des Krankenpflegeberufs zu:

Die neuzeitliche Krankenpflege ist nicht als Berufstätigkeit entstanden, sondern wurde zur Ausübung christlicher Nächstenliebe organisiert. Geld damit zu verdienen, widersprach der gängigen christlichen Auffassung, die Pflegenden lebten in einer Gemeinschaft, die dem patriarchalischen Familienmodell entsprach und in dem mehr Wert auf Gehorsam als auf christliche Freiheit und Fachkompetenz gelegt wurde. Die Krankenpflege bekam im Krankenhaus eine klare untergeordnete Stellung. Eigeninitiative war nicht gefragt. Dieses System zog vor allem Frauen aus unteren sozialen Schichten und mit geringem Selbstbewußtsein an. Bei der Art und Weise, wie sie lebten und wie sie und ihre Arbeit anerkannt wurden, konnte sich kein starkes berufliches Selbstverständnis entwickeln.

Vergleicht man die berufliche Entwicklung mit der persönlichen, so lassen sich Erkenntnisse der Entwicklung des Selbst und der Identitätsforschung auf die Entwicklung des beruflichen Selbstverständnisses anwenden, und es lassen sich eine Reihe von Aspekten feststellen, die ein gutes Selbstverständnis verhinderten. Dazu gehören: Die geringe Anerkennung des eigenen Könnens und der beruflichen Tätigkeit; die fehlende Möglichkeit, sich zu erproben, kreativ und selbständig zu handeln und zu entscheiden; die nicht endende Tochterrolle in einem patriarchalischen Familienmodell mit einer Bevormundung bis hin zu Klei-

---

1  Da die Religionspädagogik auf die allgemeine Pädagogik zurückgreift, sind die Methoden genauso für außerkirchliche Fortbildungsarbeit anwendbar.

dung und Schlafengehzeiten; die finanzielle Abhängigkeit über das Taschengeldsystem; die Idealisierung des »Dienens« und eine Abwertung des Geldver-»dienens«; fehlende Vorbilder als Identifikationspersonen, die den Beruf fachkompetent vertraten, stattdessen wurden Entscheidung aufgrund von Machtpositionen gefällt. Dabei ging es sowohl um die Vormachtstellung des Mannes gegenüber der Frau, als auch um die der Theologen und Ärzte gegenüber der ihnen untergeordneten Krankenschwester.

Diese Weichenstellung aus der Anfangszeit der sogenannten neuzeitlichen Krankenpflege wurde gefestigt durch die weitere Mutterhausentwicklung. Dabei ging noch das Positive des Fliednerschen Ansatzes verloren. Die Verknüpfung von Theorie und Praxis in der Ausbildung wurde immer schwächer zugunsten der Praxis. Das Erreichte wurde nicht der Zeit entsprechend weiterentwikkelt, sondern tradiert. Ansätze zur Regelung der Ausbildung, zu mehr Eigenständigkeit und zur Entwicklung eines Berufs, der die Existenzsicherung ermöglicht, wurden u.a. von den kirchlichen Organisationen bekämpft. Am Beispiel Agnes Karll's wurden die Schwierigkeiten aufgezeigt, die der freien Krankenpflege entgegengebracht wurden. An diesem Beispiel wird besonders deutlich, daß es um eine Machtfrage, um Verhinderung der Eigenständigkeit einer Berufsgruppe ging, weil Agnes Karll sich gesinnungsmäßig nicht so stark von kirchlichen Einstellungen unterschied, da sie christliche Normen und die Ideen der gemäßigten Frauenbewegung vertrat.

Diese Entwicklung hat Auswirkungen auf die heutige Zeit. Die Anzeichen der tiefgreifenden Orientierungskrise in der Krankenpflege sind nicht zu übersehen. Identitätsdiffusion und fehlende Orientierung verstärken die Rollenkonflikte der Pflegenden und erschweren die notwendige Ambiguitätstoleranz sowie die Fähigkeit zur Identitätsdarstellung. Folgen sind oftmals ein rigides Festhalten an der tradierten Abhängigkeitsrolle verbunden mit einem fehlenden Autonomiebedürfnis, Abwehren von Reformen und der Hang zur Überforderung, zum Ausbrennen. Vielen Berufsangehörigen scheint als Ausweg nur noch Resignation oder die Flucht aus dem Beruf zu bleiben. Der Öffentlichkeit stellt sich die Situation in der letzten Zeit unter dem Begriff »Pflegenotstand« dar. In den Medien bietet die Diskussion darüber oft den Anschein, als ginge es nur um mehr Personal und bessere Bezahlung. Darum geht es auch, es geht jedoch vorwiegend um eine qualitative Verbesserung der krankenpflegerischen Situation überhaupt. Seit Mitte der siebziger Jahre wurde aus der Berufsgruppe der Krankenpflege diese Entwicklung vorhergesagt, und es wurden eine Reihe von präventiven Vorschlägen zur Verhinderung gemacht. Sie wurden nicht ausreichend gehört. Wichtige Veränderungen bahnen sich erst in jüngster Zeit an zugunsten einer stärkeren Professionalisierung im Zusammenhang mit einer größeren Gewichtung der Pflege, Verstärkung der Fort- und Weiterbildung, Anfänge von

Pflegeforschung und Entwicklungen von -theorien sowie der Möglichkeit, Krankenpflege an den Fachhochschulen oder Universitäten zu studieren. Es bleibt zu hoffen, daß die Krankenpflege in dieser Krise die Chance ergreifen kann und die Möglichkeit bekommt, lange überfällige Forderungen im Zusammenhang mit ihrem gestärkten Selbstverständnis zu realisieren. Damit könnte der bis auf dem Beginn der »neuzeitlichen Krankenpflege« zurückzuverfolgende unsachgemäße Widerstand gegen mehr Autonomie im Krankenpflegeberuf beendet werden.

Fliedner hat bei der Verfolgung seiner Interessen, das Diakonissenamt neu zu beleben, Grundlagen für die Ausübung der Krankenpflege geschaffen. Seit Krankenschwestern und Krankenpfleger selbst für die Bedingungen in ihrem Beruf sorgen wollen, Reformen nötig sind und die Krankenpflege ein Beruf mit Existenzsicherung werden soll, hielten und halten seine Nachfolger an ihrer Macht fest und erschweren dadurch eine berufliche Entwicklung sowohl in fachlicher Hinsicht als auch in der Entwicklung der beruflichen Eigenständigkeit. Bis heute bestimmen auch Theologen als Verbandsleiter die Belange der Krankenpflege, ohne daß sie die fachliche Kompetenz dazu haben. Es muß jedoch auch gesehen werden, daß sie von Berufsangehörigen der Krankenpflege durch die Mitgliedschaft in solchen Verbänden dazu autorisiert werden. Auf diese Weise tragen Berufsangehörige selbst noch in der heutigen Zeit mit dazu bei, daß der Krankenpflegeberuf in unnötiger Weise fremdbestimmt wird.

b) Patientenorientierte Krankenpflege setzt Personalorientierung voraus und dies sollte sich innerhalb von Fortbildung an Teilnehmerorientierung zeigen. In dieser Arbeit wurden wesentliche didaktisch-methodische Gesichtspunkte aufgezeigt, die bei Fortbildungen berücksichtigt werden sollten, deren Intention es ist, die berufliche Identität Pflegender zu stützen und somit zu mehr beruflicher Autonomie und zur patientenorientierten Pflege zu befähigen. Das bedeutet, daß bei dem Neuerwerb von Wissen, Fertigkeiten und Fähigkeiten besonderen Wert gelegt werden muß auf die Möglichkeit, neben den psychischen und kognitiven Lerndimensionen auch die geistige miteinzubeziehen, um die Kreativität und die gestalterischen Fähigkeiten der Pflegenden zu fördern. Dabei hat sich der Ansatz bewährt, nicht nur verbal zu lehren, sondern zu ermöglichen, daß sich der Inhalt im Gruppengeschehen ausdrückt. Es wurde aufgezeigt, wie während einer Fortbildung im Umgang miteinander psychosoziale Fähigkeiten, wie Zuwendung und Empathie, erfahren und gelernt werden konnten und die TeilnehmerInnen befähigt wurden, im Sinne eines ganzheitlichen Lernens kognitive, soziale, emotionale und kommunikative Fähigkeiten zu verbinden.

Der Lernerfolg in der Fortbildung Patientenorientierte Krankenpflege war gut, die angestrebten Ziele sind größtenteils erreicht. Die Lernergebnisse sind

ausführlich in den Modellversuchsberichten dargestellt und dort nachzulesen
Ein Kritikpunkt ergibt sich bezüglich des ganzheitlichen Lernens: Es wurden
zwar Geist, Seele und Soziales angesprochen, es gab jedoch keine Lernangebo-
te zur eigenen Körperwahrnehmung[2]. Dies wäre gerade im Zusammenhang mit
Identitätslernen eine sinnvolle Ergänzung gewesen.

Eine wesentliche didaktische Voraussetzung für diese Fortbildung ist das offene Curriculum. Es läßt eine intensive TeilnehmerInnenbeteiligung bei der
Themenauswahl zu und ermöglicht eine Veränderung der Themenstellung zugunsten aktueller Fragestellungen[3], ohne den Charakter der Fortbildung zu verändern.

Um das berufliche Selbstverständnis zu stärken, wurden so weit wie möglich
identitätsstabilisierende Methoden eingesetzt und in Einzel-, Partner- und
Kleingruppenarbeit den pädagogischen Prinzipien der Teilnehmerorientierung,
erfahrungsbezogenem, problemorientiertem und selbstbestimmtem Lernen entsprochen.

Ein (religions-)pädagogischer Gesichtspunkt hat sich für die Fortbildung als
wichtig erwiesen: die auf die Pädagogik Freires zurückzuführende Form des
situationsbezogenen und prophetischen Lernens. Für den Wechsel von der gängigen Krankenpflegepraxis zur Patientenorientierten Pflege ist es Voraussetzung, die momentane Situation nicht als unveränderbar anzusehen, sondern die
bestehende Praxis in Frage zu stellen[4]. Lassen sich TeilnehmerInnen auf diesen
Prozeß ein, kann die Pädagogik u.a. auf Erfahrungen der Beratung[5] zurückgreifen, indem sie die betreffenden Menschen stützt. Die Erfahrungen im Modellversuch haben gezeigt, daß ein solcher Prozeß zunächst schmerzhaft verlaufen
kann, denn selbst wenn man das, was man zurückläßt, nicht positiv bewertet, so
ist es immerhin etwas Gewohntes. Es entsteht eine Lücke, die zunächst Irritation hervorruft, bis eine neue Stabilität entstehen kann. Vor allem die Gruppensupervision und die Praxisbegleitung haben sich als Methoden bewährt, die hilfreich waren in dieser Phase vom »Vergehen bis zum Neuwerden«.

In diesem Sinne hat sich in der Fortbildung erwiesen, daß (kirchliche)
Erwachsenenbildung die Chance bieten kann, eine kritisch-konstruktive Hand-

---

2　Anregungen zum ganzheitlichen Lernen, das Körpererfahrung einschließt, gibt der Studiengang
　　»Gesundheitswissenschaften« am Oberstufenkolleg der Universität Bielefeld. Vgl. Friedrich
　　(1989)

3　Mehr als die in dem Modellvorhaben thematisierte Bedeutung der Pflege, die inzwischen
　　größtenteils bei den Pflegenden selbst unumstritten ist, gehörte heute die Auseinandersetzung
　　mit Pflegeforschung und Pflegetheorien dazu. Die didaktisch-methodische Konzeption eignet
　　sich in besonderer Weise dafür, Theorien und Forschungsergebnisse nicht als neue Autorität
　　anzusehen, sondern sie kritisch zu überprüfen und eigene Forschungen durchzuführen.

4　Aus theologischer Sicht wäre dies nach dem Vorbild Jesu zu vertreten.

5　Die Religionspädagogik kann auch noch Erfahrungen der Seelsorge mit einbeziehen.

lungsfähigkeit zu vermitteln, mit dem Ziel, in zentralen Wert- und Handlungs-konflikten, wie sie bei der Patientenorientierten Pflege immer wieder vorkom-men, weiterführende Handlungsmöglichkeiten zu eröffnen. Es ist Interesse ge-rade der Religionspädagogik, Menschen nicht in der gesellschaftlich bedingten Orientierungslosigkeit alleinzulassen, sondern sie zu unterstützen, damit sie sich nicht als Ausweg an gesellschaftliche Bedingungen anpassen und diese kritiklos übernehmen.[5a]

Die Ausführungen im zweiten Teil der Untersuchung haben gezeigt, daß Identitätshilfe ein Schwerpunkt religionspädagogischer Arbeit ist. In der reli-gionspädagogischen Richtung, die sich als Erziehung zur Befreiung und Mün-digkeit versteht, sind die folgenden Themen zum Identitätslernen von Bedeu-tung, die für ein Lernen zur Patientenorientierten Pflege überhaupt, und nicht nur im kirchlichen Bereich, relevant sind: Auseinandersetzung mit der eigenen Lebensgeschichte, Identitätsstärkung, Dasein-für-andere, Annahme und Akzep-tanz anderer, kritische Aufarbeitung der kirchlichen Geschichte und der Hand-lungsfelder der Kirche, Infragestellung von Hierarchie, Gemeinschaftsfähigkeit, Umgang mit Leid und Betroffenheit, Übernahme von Verantwortung, Sinn-suche und ganzheitliches Menschenbild. Bei der Behandlung dieser Themen geht die Religionspädagogik von dem pädagogischen Grundmuster gegen die Verdinglichung des Menschen aus; für seine Würde als Person. Das hat zur Fol-ge, daß nicht die Vermittlung von religiösen Inhalten im Vordergrund steht, sondern die Aufarbeitung der Lebenserfahrungen der TeilnehmerInnen. Gerade darauf kommt es in einer Fortbildung zur Patientenorientierten Krankenpflege an, da die Personalorientierung überhaupt die Voraussetzung bildet, patienteno-rientiert arbeiten zu können.

Eine wichtige Erkenntnis wurde in der Erprobungsphase der Fortbildung ge-wonnen. Die zu starke Ausrichtung auf Selbsterfahrung erschwerte die Hand-lungsfähigkeit der Teilnehmenden. Die identitätsstabilisierenden Methoden müssen in einem ausgewogenen Verhältnis von Selbsterfahrung und Hand-lungsorientierung stehen, wenn sie eine stärkere berufliche Autonomie fördern sollen. Außerdem hat sich gezeigt, daß die Kursleitung aufgrund ihrer modell-haften Wirkung aus dem Krankenpflegeberuf kommen sollte. Sind die Bedin-gungen in den Krankenhäusern nicht offen für die Umsetzung des Gelernten, müssen in der Fortbildung Strategien entwickelt werden, wie die neuen Er-kenntnisse umgesetzt werden können, bzw. wie die Pflegenden, auf deren Sta-

---

5a  Religionspädagogik sieht sich dafür verantwortlich, Lebens- und Kommunikationsmöglichkei-ten zu schaffen, die es ermöglichen, Normen zu prüfen, ihre Entstehungs- und Entwicklungsbe-dingungen zu erforschen, ihre Bedeutungsstruktur zu erheben, ihre Voraussetzungen und Be-dingungen zu gewichten, ihre Intention und ihre Verwertungszusammenhänge zu erfassen und dabei eine Handlungs- und Urteilsfähigkeit zu gewinnen, um Normen auch gegebenenfalls ver-ändern, neue Normen bilden zu können und diese erneut zu prüfen.

tionen die Bedingungen eine Umsetzung nicht zulassen, die Situation bewältigen, ohne Schuldgefühle zu bekommen.

c) Ausgangsthese bei der Konzeption der Fortbildung war, daß sich die Veränderung des beruflichen Selbstverständnisses direkt auf eine Verbesserung der Pflege auswirke. Die Reflexion des Lernprozesses in dieser Untersuchung unter dem Gesichtspunkt »Von der Apathie zur Sympathie« ergab, daß sich bei den meisten TeilnehmerInnen eine Wandlung von der Abwehr von Leid zur Fähigkeit, Leidenden beizustehen und umfassend zu pflegen, vollzogen hat.[6] Das stand im engen Zusammenhang mit einem veränderten Selbstverständnis. Dazu gehörten sowohl Einstellungsveränderungen und als ihre Konsequenz Umstellungen im krankenpflegerischen Handeln auf der Station:

– Die Aufgaben der Krankenpflege wurden neu gewichtet, pflegerische Tätigkeiten rückten in den Vordergrund.

– Die Aufgaben der Krankenpflege wurden umfassender definiert, zu der Arztassistenz und der Körperpflege kam die Berücksichtigung der psychosozialen Situation des Kranken hinzu.

– Das Interesse für die strukturellen Bedingungen des Berufs wuchs.

– Es wurden mehr Freiräume für die Pflege geschaffen.

– Reagieren auf Anforderungen veränderte sich zugunsten von Reflexionen über die Situation und mehr Eigenentscheidungen.

– Die größere Gewichtung der Pflege wurde in Auseinandersetzungen mit KollegInnen und Mitarbeitern anderer Berufsgruppen vertreten und begründet.

– Bedingungen und Belastungen wurden nicht mehr »klaglos« hingenommen.

– Durch die Ablösung überhöhter Ideale zugunsten der Berücksichtigung eigener Grenzen und Bedürfnisse wuchs die Fähigkeit, mit Nähe und Distanz, Leid und Betroffenheit in pflegerischen Situationen umzugehen.

Der didaktisch-methodische Ansatz der Fortbildungskonzeption hat sich bewährt und ist weiterzuempfehlen. Bei einer Übertragung in andere Institutionen kommt es nicht darauf an, die Fortbildung zu kopieren, sondern es empfiehlt sich, soweit wie möglich die Unterrichtsorganisationen, die Methoden und Prinzipien anzuwenden. Die Dauer der Fortbildung, die zu dem damaligen Zeitpunkt wegen der intendierten Einstellungsveränderung einen zeitlich langen Prozeß ermöglichen sollte, ist bei anderen Schwerpunkten entsprechend zu variieren. Grundsätzlich ist jedoch davon auszugehen, daß Prozesse, die Veränderungen der Praxis bewirken sollen, lange dauern und intensive Begleitung brauchen. Eine Kombination von Präsenz- und Praxisphasen ist dabei zu empfehlen.

---

6  Der Lernprozeß wurde am Beispiel der Pflege Sterbender untersucht, ist jedoch auf die das Erlernen patientenorientierter Krankenpflege insgesamt zu übertragen.

Es sei nochmal darauf hingewiesen, daß das Curriculum nicht nur für kirchliche Institutionen geeignet ist. Die folgenden Überlegungen richten sich jedoch explizit an Träger kirchlicher Aus- und Weiterbildungsstätten und kirchlicher Krankenhäuser. Sie müssen sich fragen lassen, warum sie bei ihrem christlichen Anspruch Krankenhäuser führen und Aus-, Fort- und Weiterbildungen anbieten, ohne daß die Häuser sich im christlichen Sinne positiv in der Personal- und Patientenbetreuung von anderen Häusern abheben.

Initiierend für das Modellvorhaben war der Konflikt der Pflegenden, der sich aus der Diskrepanz zwischen bestehender Krankenpflegepraxis und den Anforderungen einer christlichen Ethik ergab, die unter besseren Bedingungen realisierbar wäre. Es stellte sich die Frage nach Konzeptionen und Beispielen für den Umgang mit hilfsbedürftigen Menschen zu suchen und Anstöße zur Veränderung der Situation zu erproben. Dies ist zweifellos im Modellversuch gelungen. Trotzdem wurde die Fortbildung von der durchführenden Institution nicht fortgeführt. Eine andere Entscheidung hätte vorausgesetzt, neue Wege den eingefahrenen Traditionen entgegenzustellen, indem die Traditionen von falschen Überlieferungen freigemacht worden wären.

Fliedner hat mit seiner Einrichtung von Krankenpflege als kirchliche Tätigkeit in der damaligen Zeit einen innovativen Schritt vollzogen. Das Besondere am Wirken Fliedners, seine Arbeit an der christlichen Nächstenliebe zu orientieren, durch sie innovativ zu wirken und für eine gute Ausbildung sowie für angemessene Bedingungen für die Pflegenden zu sorgen, ist verlorengegangen. Sowohl die Ausbildung als auch die praktische Tätigkeit in den Krankenhäusern unterschieden sich qualitativ von den sonstigen Praktiken der damaligen Zeit. Die Ideale und Normen, die zur Zeit ihrer Entstehung durch eine konservative theologische und politische Richtung geprägt wurden, sind über die kirchlichen Verbände tradiert und zu allgemeinen Berufsnormen geworden. Geblieben ist auch eine Vormachtstellung der Theologen in kirchlichen Häusern oder Verbänden. Die der Ärzte und neuerdings auch der Sozialwissenschaftler[7] ist dazugekommen.

Solange die Strukturen im Krankenhaus in überalteter Form festgelegt sind, brauchen die Pflegenden als statusschwache Gruppe die Unterstützung des Trägers, um ihre Rechte zurückzubekommen bzw. überalterte Gewohnheiten verändern zu können. Die Träger kirchlicher Krankenhäuser stehen damit vor den gleichen Fragestellungen wie die Gemeinden:

>>Die Beteiligten müssen sich entscheiden, ob sie an einem Gemeindeverständnis festhalten wollen, das hierarchische Ordnungen zuläßt, oder ob für sie die biblischen Grundlagen viel eher auf ein partnerschaftliches

---

7   Die Leitung der Fort- und Weiterbildung für Krankenpflegepersonal in der durchführenden Institution übernahm eine Diplompädagogin.

Modell hinweisen. Daraus sind dann unmittelbare Folgerungen für die Strukturen am Arbeitsplatz und auch für die Formen des Lernens zu ziehen. In der Praxis ist zu beobachten, daß das Gemeindeverständnis und die Strukturen einander oft nicht entsprechen.«[8]

Hierarchische Strukturen und demokratische Einstellung sind nicht miteinander zu vereinbaren. Von daher ergibt sich, daß eine entscheidende Frage der Kirche sein muß, welche Ziele sie für die Versorgung ihrer Kranken hat und welche für ihre Personalführung. Für kirchliche Träger sind die Erfahrungen des Modellversuchs hinsichtlich der Kooperation zwischen TheologInnen und Krankenschwestern von besonderer Bedeutung, weil sie herkömmliche Vorstellungen in Frage stellen. Zu ähnlichen Erfahrungen kann es kaum kommen, weil sich die wenigsten Institutionen auf eine solche Änderung der Hierarchie einlassen.[9] Es war ungewöhnlich, daß eine Krankenschwester die leitende Funktion inne hatte und zwei TheologInnen mitarbeiteten. Üblicherweise sind Pfarrer Pflegenden vorgesetzt. Es hat sich jedoch gezeigt, daß da, wo es um pflegerische Kompetenz geht, diese Vormachtstellung nicht berechtigt ist. In dem Projekt gab es keine berufsspezifische theologische Mitwirkungsfunktion, und von daher ist es verständlich, daß bei einer Übernahme pflegerischer Kompetenzen durch Pflegende die Theologen in einem Krankenpflegeprojekt an Kompetenz verlieren. Solange eine solche Situation individuell zu lösen versucht wird, gibt es keinen befriedigenden Ausweg. Anzustreben ist es, Kooperationsformen zu entwickeln, die eine partnerschaftliche Zusammenarbeit und eine Veränderung der hierarchischen Struktur ermöglichen, um überhaupt der Patientenorientierten Pflege eine Möglichkeit einzuräumen.

In der Krankenpflege wird vorwiegend die Beziehung zu den Ärzten reflektiert. Das ist verständlich, weil die Zusammenarbeit mit ihnen zum täglichen Stationsablauf gehört. Wie sehr jedoch TheologInnen als TrägervertreterInnen oder in Schwesternschaftsleitungen Macht ausüben, bleibt eher verborgen.

Die Ausführungen dieser Untersuchung zeigen, daß die Kirche durchaus wertvolle Hilfestellungen aus der Religionspädagogik aufgreifen kann, um Pflegenden Hilfestellung zu geben und sie zur Patientenorientierten Pflege zu befähigen. Es müßten sich von daher Konsequenzen für Träger kirchlicher Krankenhäuser und/oder christlicher Schwesternschaften ergeben. Wichtig dabei wäre, daß die Kirche im Auge behält, daß es bei dem beschriebenen religionspädagogischen Ansatz um eine Hilfe zur Selbsthilfe geht, deren Ziel es sein muß, überflüssig zu werden. Ganz wesentlich ist, daß sich die Kirchen und kirchlichen In-

---

8  Foitzik (1989: 149)

9  Daß dies möglich war, ist dem damaligen Vorsteher des Werkes, einem Theologen, zu verdanken, der das Wachsen des beruflichen Selbstverständnisses der Krankenpflege, soweit es ihm möglich war, unterstützte.

stitutionen fragen, warum sie bei dieser Berufsgruppe ihre VertreterInnen[10] in Leitungsfunktionen einsetzen und ob nicht ein »Loslassen« der damit verbundenen Macht angebrachter wäre. Daß Pflegende ihre beruflichen Belange selbst besser regeln können, zeigt nicht nur das Ergebnis des Modellversuchs[11], sondern ist auch bei den nicht-kirchlichen Verbänden erkennbar.

Will die Kirche einen religionspädagogischen Beitrag zur Stärkung des beruflichen Selbstverständnisses der Krankenpflege leisten, so kann sie auf Erfahrungen in der Behandlung dieser Themen zurückgreifen. Wie die Ausführungen im zweiten Teil der Untersuchung gezeigt haben, weist die Religionspädagogik auch konkrete und erprobte didaktisch-methodische Bedingungen vor, die eine Vermittlung der Inhalte der christlichen Freiheit entsprechend ermöglichen. Wenn auch die beschriebenen Methoden und Prinzipien nicht speziell religionspädagogische sind, so entsprechen sie dem theologischen Freiheitsanspruch und kommen dem Grundsatz nach, pädagogische Anregungen zu einer Erziehung zur Befreiung und Mündigkeit zu radikalisieren.

Kirchliche Träger dürfen nicht weiterhin ethisch begründete Ansprüche an die Pflegenden stellen, ohne für entsprechende Bedingungen zur Realisierung zu sorgen. Aus der Geschichte der Krankenpflege ist eine Ausrichtung an Gesinnungsethik gewachsen, bei der die Kirchen eine wichtige Rolle spielten. Für die Patientenorientierte Krankenpflege ist eine christliche Gesinnung allein nicht mehr ausreichend, es geht bei ihr um die Notwendigkeit, Verantwortung im professionellen Sinn zu übernehmen. Die Kirche kann nicht die Krankenpflege zur Patientenorientierung entwickeln, jedoch kann die Religionspädagogik Hilfestellungen geben, indem sie die Berufsangehörigen dazu befähigt, sich selbst weiterzuentwickeln. Die Kirche als Trägerorganisation kann Rahmenbedingungen setzen, damit patientenorientiert gepflegt werden kann.

---

10  Meist sind es Männer, die als Pfarrer in den leitenden Positionen der Schwesternschaften eingesetzt sind.

11  Für die Fortbildung wirkte es sich besonders günstig aus, daß nach der Konzeptionsveränderung anstelle von TheologInnen zwei Krankenschwestern gewonnen werden konnten, die Absolventinnen des Modellstudiengangs für Lehrkräfte an Lehranstalten für Medizinalfachberufe an der Freien Universität Berlin waren und nun als Lehrerinnen für Krankenpflege schwerpunktmäßig die Praxisanleitung übernehmen konnten und aufgrund ihres Studiums der Krankenpflege weitere wertvolle Anregungen mitbrachten.

# LITERATUR

Adams, E.C. (1982): Das Werk von Erick H. Erikson, in: D. Eicke (Hrsg.): Tiefenpsychologie, Band 3: Die Nachfolger Freuds, Weinheim und Basel 1982

Albrecht, H. u.a. (1981): Arbeitsmarkt und Arbeitsbedingungen des Pflegepersonals in Berliner Krankenhäuser, Berlin 1981

Andriesen, H. (1978): Pastorale Supervision. Praxisberatung in der Kirche, München

Antons, K. (1976): Praxis der Gruppendynamik, Übungen und Techniken, Göttingen

Aschenbrenner, D., Buttler, G. (1989): Die Kirche braucht andere Mitarbeiter. Vom Universaldilettanten zum Spezialisten. Analysen, Thesen und Materialien zum Berufsbild und zur Ausbildung des kirchlichen Mitarbeiters im Gemeindedienst, Stuttgart

Bartholomeyczik, S. (1981): Krankenhausstruktur, Streß und Verhalten gegenüber den Patienten, Teil 2: Ergebnisse, Berlin

Becker, H./Haller, H./Stubenrauch, R./Wilkending, G. (1974): Das Curriculum. Praxis, Wissenschaft und Politik, München

Botschafter, P. u.a. (1982): Entwicklung und Erprobung eines dreijährigen Studiengang für Lehrkräfte an Lehranstalten für Medizinalfachberufe, Berlin

Brocher, T. (1967): Gruppendynamik und Erwachsenenbildung, Braunschweig

Buber, M. (1984): Das dialogische Prinzip, Heidelberg

Clinebell, H.J. (1973): Modelle beratender Seelsorge, 2. Auflage, München

Deutscher Bildungsrat (1974): Empfehlungen der Bildungskommission. Zur Förderung praxisnaher Curriculum-Entwicklung, Stuttgart

Deutsche Evangelische Arbeitsgemeinschaft für Erwachsenenbildung (DEAE) (1980): Lernen und Handeln. Bausteine zu einer Konzeption Evangelischer Erwachsenenbildung, Gelnhausen

Elias, N. (1982): Über die Einsamkeit der Sterbenden, Frankfurt

Engelhardt, K./Wirth, A./Kindermann, L. (1973): Kranke im Krankenhaus, Grenzen und Ergänzungsbedürftigkeit naturwissenschaftlich-technischer Medizin, Stuttgart 1973

Erikson, E.H. (1973): Identität und Lebenszyklus, Frankfurt

Erikson, E.H. (1984): Kindheit und Gesellschaft, 9. Auflage, Stuttgart

Erikson, E.H. (1988): Jugend und Krise, Die Psychodynamik im sozialen Wandel, Ungekürzte Ausgabe, München

Faber, H. u.a. (1974): Praktikum des seelsorgerlichen Gesprächs, 5. Auflage, Göttingen

Fliedner, T. (1837): Hausordnung und Dienstanweisung der Diakonissenanstalt, Kaiserswerth

Fliedner, T. (1839): Instruktion für die geliebte Schwester Helene Osthoff bei ihrer Aussendung zu einer einzelnen auswärtigen Kranken nach Barmen, Kaiserswerth

Foitzik, K. (1989): Arbeitsplatz Gemeinde, Lerngemeinschaft zwischen Verwaltung und Verheißung, Gütersloh

Frick, R. (1963): Geleitwort zu »Friederike Fliedner«, in: A. Sticker

Friedrich, W. (Hrsg.) (1989): Wie lehrt und lernt man Gesundheit?, Materialien des Oberstufenkollegs, Bielefeld

Galling, K. (Hrsg.) (1958): Die Religion in Geschichte und Gegenwart, Band II: Handwörterbuch für Theologie und Religionswissenschaft, dritte, völlig neu bearbeitete Auflage, Tübingen

Gatz, E. (1971): Kirche und Krankenpflege im 19. Jahrhundert, München, Paderborn, Wien

Gerhardt, M. (1933): Theodor Fliedner. Ein Lebensbild, Band 1, Düsseldorf

Gerhardt, M. (1937): Theodor Fliedner. Ein Lebensbild, Band 2, Düsseldorf

Goffmann, E. (1972): Asyle. Über die soziale Situation psychiatrischer Patienten und anderer Insassen, Frankfurt

Hampel, K. (1983): Professionalisierungstendenzen in den Krankenpflegeberufen. Ein theoretischer und empirischer Beitrag zu neuen Berufsbildern in den paramedizinischen Berufen, Münster

Hanselmann, J. (1984): Was wird aus der Kirche?, Gütersloh

Hirsch, R.D. (1983): Arbeitsbelastung und deren Bewältigung, München

Hecker, H. (1912): Die Überarbeitung der Krankenpflegerin, Straßburg

Heckmann, T. u.a. (Hrsg.) (1972): Krankenschwestern im Rollenkonflikt, Köln

Holler, G. (1983): Modellvorhaben 'Menschengerechte Krankenpflege'. Abschlußbericht der wissenschaftlichen Begleitung, Institut für Entwicklungsplanung und Strukturforschung, Hannover

Howe, J., Oxmann, R. (Hrsg.) (1984): Tod – Sterben – Trauer, Eschborn, 2. Aufl. 1985

Hummel, E. (1986): Krankenpflege im Umbruch (1876-1914). Ein Beitrag zum Problem der Berufsfindung »Krankenpflege«, Freiburg

Joeres, R.E. u.a. (1985): Frauen in der Geschichte, Band VI: Frauenbilder und Frauenwirklichkeiten. Interdisziplinäre Studien zur Frauengeschichte in Deutschland im 18. und 19. Jahrhundert, Düsseldorf

Karll, A. (1908): Geschichte der fünf ersten Jahre unseres Verbandes, Sonderdruck aus den Mitteilungen der Berufsorganisation der Krankenpflegerinnen Deutschlands »Unterm Lazaruskreuz«, Berlin

Kautzky, R. (Hrsg.) (1976): Sterben im Krankenhaus. Aufzeichnungen über einen Tod, 2. Auflage, Freiburg

Klessmann, M. (1987): Identität II praktisch-theologisch, in: G. Müller (Hrsg.), Theologische Realenzyklopädie, Band XVI, Berlin, New York, S. 29

Köhle, K. u.a. (1977): Die internistisch-psychosomatische Krankenstation. Ein Werkstattbericht, Basel

Körner, J. (1983): Tiefenpsychologisch orientierte Gruppenarbeit mit Lehrern, in: Trolldenier, H.P., Meißner, B. (Hrsg.), Braunschweig

Kohut, H. (1988): Narzißmus, Eine Theorie der psychoanalytischen Behandlung narzißtischer Persönlichkeitsstörungen, 6. Auflage, Frankfurt

Krappmann, L. (1982): Soziologische Dimensionen der Identität. Strukturelle Bedingungen für die Teilnahme an Interaktionsprozessen, 6. Auflage, Stuttgart

Krause, K. und Müller, G. (Hrsg.) (1981): Theologische Realenzyklopädie, Band VIII, Berlin, New York

Kruse, A.P. (1987): Berufskunde II: Die Krankenpflegeausbildung seit der Mitte des 19. Jahrhunderts, Stuttgart

Kübler-Ross, E. (1971): Interviews mit Sterbenden, 2. Auflage, Stuttgart

Lacan, J. (1973): Das Spiegelstadium als Bildner der Ich-Funktionen, in: ders.: Schriften I, Olten

Lellau, E. (1976): Drogenarbeit anders. Erfahrungsbericht über die Supervision der Mitarbeitergruppe einer Wohngemeinschaft drogengefährdeter junger Menschen unter Berücksichtigung des »induzierten Spotanphänomens in der Gruppe«, Göttingen

Loewenich, H.v. (o.J.): Den Glauben weitergeben, in: »Wege zum Glauben«, herausgegeben im Auftrag der Landessynode der Evang.-Luth. Kirche in Bayern

Lott, J. (1984): Handbuch Religion II: Erwachsenenbildung, Stuttgart

Lungershausen, M. u.a. (1964): Agnes Karll, Ihr Leben, Werk und Erbe. Marie Cauer. Ein Lebensbild, Hannover

Mahler, M. u.a. (1978): Symbiose und Individuation, Band 2: Die psychische Geburt des Menschen, Frankfurt

Mahler, M. (1979): Symbiose und Individuation, Band 1: Psychosen im frühen Kindesalter, 2. Auflage, Stuttgart

Meysenburg, M. von (1985): Memoiren einer Idealistin, Hrsg. von R. Wiggershaus, Frankfurt

Mohrmann, R. (Hrsg.) (1978): Frauenemanzipation im deutschen Vormärz. Texte und Dokumente, Stuttgart

Müller, G. (Hrsg.) (1987): Theologische Realenzyklopädie, Band XVI, Berlin, New York

Mulke-Geisler, M. (1982): Lassen sich Defizite der Krankenpflegeausbildung durch Integration von TZI-Elementen ausgleichen?, in: *Deutsche Krankenpflegezeitschrift*, Beilagen der Hefte 1 und 4, Stuttgart

Negt, O. (1972): Soziologische Phantasie und exemplarisches Lernen. Zur Theorie und Praxis der Arbeiterbildung, 6. völlig überarbeitete Neuausgabe, Frankfurt

Negt, O. (1978): Marxismus und Arbeiterbildung – Kritische Anmerkungen zu meinen Kritikern, in: A. Brock u.a. (Hrsg.): Arbeiterbildung. Soziologische Phantasie und exemplarisches Lernen in Theorie und Praxis, Reinbek, S. 43f.

Nipkow, K.E. (1975a): Grundfragen der Religionspädagogik, Band 1: Gesellschaftliche Herausforderungen und theoretische Ausgangspunkte, Gütersloh

Nipkow, K.E. (1975b): Grundfragen der Religionspädagogik, Band 2: Das pädagogische Handeln der Kirche, Gütersloh

Nipkow, K.E. (1982): Grundfragen der Religionspädagogik, Band 3: Gemeinsam leben und glauben lernen, Gütersloh

Olivier, Ch. (1987): Jokastes Kinder. Die Psyche der Frau im Schatten der Mutter, 2. Auflage, Düsseldorf

Ostner, I. (1979): Mitmenschlichkeit als Beruf. Eine Analyse des Alltags in der Krankenpflege, Frankfurt

Ostner, I. u.a. (1981): Krankenpflege – ein Frauenberuf? Bericht über eine empirische Untersuchung, Frankfurt

Ostner, I. (1982): Beruf und Hausarbeit. Die Arbeit der Frau in unserer Gesellschaft, 3. Auflage, Frankfurt

Pinding, M. u.a. (1972): Krankenschwestern in der Ausbildung. Eine empirische Untersuchung, Stuttgart

Pines, A. u.a. (1981): Ausgebrannt, Vom Überdruß zur Selbstentfaltung, Stuttgart

Pühl, H. u.a. (Hrsg.) (1986): Supervision und Psychoanalyse. Plädoyer für eine emanzipatorische Reflexion in den helfenden Berufen, München

Reiser, H. (1972): Identität und religiöse Einstellung. Grundlagen zu einem schülerorientierten Religionsunterricht, Hamburg

Richter, H.E. (1979): Der Gotteskomplex, 3. Auflage, Hamburg

Ridder, P. (1980a): Patient im Krankenhaus. Personenbezogener Dienst auf der Station, Band 1: Die Trauer des Leibes, Stuttgart

Ridder, P. (1980b): Patient im Krankenhaus, Personenbezogener Dienst auf der Station, Band 2: Die Teilung der Arbeit, Stuttgart

Riemann, F. (1986): Grundformen der Angst. Eine tiefenpsychologische Studie, München

Rogers, C.R. (1972): Die klientbezogene Gesprächstherapie, 2. Auflage, München

Scharfenberg, J. (1970): Religionspädagogik und Gruppendynamik, in: *Wissenschaft und Praxis in Kirche und Gesellschaft* 59 (10), S. 453ff.

Schmidbauer, W. (1977): Die hilflosen Helfer, Reinbek

Schulz von Thun, F. (1981): Miteinander reden: Störungen und Klärungen. Psychologie der zwischenmenschlichen Kommunikation, Hamburg

Schulz von Thun, F. (1989): Miteinander reden 2: Stile, Werte und Persönlichkeitsentwicklung, Hamburg

Seidler, E. (1972): Geschichte der Pflege des kranken Menschen, 3. Auflage, Stuttgart

Siegrist, J. (1978): Arbeit und Interaktion im Krankenhaus, Stuttgart

Sölle, D. (1971): Das Recht ein anderer zu werden, Neuwied und Berlin

Sölle, D. (1973): Leiden, 4. Auflage, Stuttgart

Sölle, D. (1982): Stellvertretung. Ein Kapitel Theologie nach dem »Tode Gottes«, um ein Nachwort erweiterte Neuauflage, Stuttgart

Sölle, D. (1987): Lieben und arbeiten. Eine Theologie der Schöpfung, 4. Auflage, Stuttgart

Spiegel-Rösing, I./Petzold, H. (Hrsg.) (1984): Die Begleitung Sterbender. Theorie und Praxis der Thanatotherapie, Paderborn

Steppe, H. (1985): Die historische Entwicklung der Krankenpflege als Beruf, in: Beilage der *Deutschen Krankenpflegezeitschrift*, Heft 5, Stuttgart

Sticker, A. (1959): Theodor Fliedner. Von den Anfängen der Frauendiakonie, Neukirchen/Kr. Moers

Sticker, A. (1960): Die Entstehung der neuzeitlichen Krankenpflege. Deutsche Quellenstücke aus der ersten Hälfte des 19. Jahrhunderts, Stuttgart

Sticker, A. (1963): Friederike Fliedner und die Anfänge der Frauendiakonie. Ein Quellenbuch, 2. durchgesehene Auflage

Sticker, A. (1970): Florence Nightingale und Kaiserswerth. Heimatkundliches in und um Kaiserswerth, Ausgabe 5, Kaiserswerth

Sticker, A. (1977): Agnes Karll. Die Reformerin der deutschen Krankenpflege, Wuppertal

Sticker, A. (1985): Patientenorientierte Krankenpflege – eine Tradition?, in: J. Taubert u.a. (1985), S. 168f.

Sticker, A. (1987): Von der Berufung zum Beruf, Anfänge einer organisierten Krankenpflege, in: Die Schwester, Der Pfleger, Heft 7, Melsungen, S. 556f.

Stoodt, D. (1971): Die Praxis der Interaktion im Religionsunterricht, in: Der Evangelische Erzieher, 23 Jg., Heft 1, S. 3

Streiter, G. (1924): Die wirtschaftliche und soziale Lage der beruflichen Krankenpflege in Deutschland, 2. Auflage, Jena 1924

Taubert, J. (1984): Erfahrungen in der Fortbildung von Krankenschwestern, in: J. Howe u.a. (1984): Tod-Sterben-Trauer, Frankfurt

Taubert, J. u.a. (1985): Von der krankheitsorientierten zur patientenorientierten Krankenpflege, Der Bundesminister für Arbeit und Sozialordnung (Hrsg.), Forschungsbericht Bd. 115 Gesundheitspflege, Bonn

Taubert, J. (1986): Sterben und Sterbebegleitung aus der Sicht der Krankenpflege, in: R. Hirsch u.a. (1984) Gerontopsychiatrie und Altenarbeit, 2. Auflage, Berlin,

Taubert, J. u.a. (1987): Berufliche Motivation von Krankenpflegepersonal, Robert Bosch Stiftung, Materialien und Berichte 22, Förderungsgebiet Gesundheitspflege, Stuttgart

Thomas, K. (1985): Konzeption des TZI-Kurses »Krankenhaushierarchie«, in: J. Taubert u.a. (1985), S. 200ff.

Viebahn, von (1972): Seelische Entwicklung und ihre Störungen, Göttingen

Vierzig, S. (1975): Ideologiekritik und Religionsunterricht. Zur Theorie und Praxis eines kritischen Religionsunterrichts, Zürich, Einsiedeln, Köln

Volkholz, V. (1973): Krankenschwestern, Krankenhaus, Gesundheitssystem, Stuttgart

Volmerg, U. (1978): Identität und Arbeitserfahrung. Eine theoretische Konzeption zu einer Sozialpsychologie der Arbeit, Frankfurt

Wittler, H. (1984): Die kirchliche Sorge um den ganzen Menschen, in: Katholische Fachhochschule Norddeutschland Osnabrück und Vechta (Hrsg.): Gesundheit als soziale Aufgabe, Hildesheim

Zilleßen, D. (1982): Emanzipation und Religion. Elemente einer Theorie und Praxis der Religionspädagogik, Frankfurt

Zimmer, F. (1897): Der evangelische Diakonieverein. Seine Aufgaben und seine Arbeit, 4. Auflage: Herborn 1897, 5. bis 7. Auflage: Herborn 1897

# Mabuse-Verlag Wissenschaft

Gabi Overlander

## Die Last des Mitfühlens
**Aspekte der Gefühlsregulierung in sozialen Berufen am Beispiel der Krankenpflege**

Die andauernde Konfrontation mit den Leiden, den Ängsten und Nöten der Kranken ist für die Pflegenden ebenso ein Teil ihres beruflichen Alltags wie auch das Durchbrechen von gesellschaftlichen Tabubereichen bei den zahlreichen körpernahen Tätigkeiten. Hauptschwerpunkte der Untersuchung, die anhand von Krankenpflegelehrbüchern des 20. Jahrhunderts vorgenommen wurde, sind das Verhalten und die Selbstkontrolle in Situationen, in denen Scham-, Peinlichkeits- und Ekelgefühle sowie Aggressionen entstehen und in denen dennoch Selbstbeherrschung, Empathie und rollenkonformes Verhalten gefordert werden. Mitfühlen in all diesen Situationen ist außerordentlich fest im beruflichen Selbstverständnis der Pflegenden verankert, so daß hierdurch eine subtile Art der andauernden emotionalen Last entsteht.

160 Seiten, 29 DM, ISBN 3-925499-90-3, Band 14

Christa Hüper

## Schmerz als Krankheit
**Die kulturelle Deutung des chronischen Schmerzes und die politische Bedeutung seiner Behandlung**

Chronischer Schmerz war bis vor wenigen Jahren ein Stiefkind der Medizin. Obwohl sich dies geändert hat, erleben immer noch viele Menschen mit andauernden oder wiederkehrenden Schmerzen ihr Leiden als Resultat mißglückter medizinischer Behandlungsversuche.
Dieses Buch zeichnet ein genaues Bild von Menschen mit chronischen Schmerzen. Dabei steht die Person im Mittelpunkt, statt dem üblicherweise untersuchten entsubjektivierten Labor- oder Klinikschmerz. So wird es möglich

- die medizinische Deutungsmacht des Schmerzes als mitverantwortlich für seine Entsubjektivierung zu begreifen,
- ätiologische Momente der Schmerzchronifizierung neu zu verstehen,
- die Schmerztheorien und Schmerztherapien in ihren Deutungs- und Handlungsmustern zu erkennen und
- für notwendige gesundheitspolitische Veränderungen Kooperation als therapeutisches und arbeitsorganisatorisches Prinzip für den selbstbestimmten und gesundheitsfördernden Umgang mit Schmerz zu entwickeln.

322 Seiten, 48 DM, ISBN 3-925499-85-7, Band 12

Mabuse-Verlag • Postfach 90 06 47 • 60446 Frankfurt/M. • Tel.: 069 / 70 50 53

# Mabuse-Verlag Wissenschaft

In unserer Reihe **Mabuse-Verlag Wissenschaft** veröffentlichen wir interessante wissenschaftliche Arbeiten und Dissertationen aus den Gebieten:

- Kranken- und Altenpflege,
- Frauen und Gesundheit,
- Geschichte der Medizin,
- Medizinsoziologie,
- Psychotherapie, Psychiatrie,
- und zu anderen Themen aus dem Bereich Gesundheit und Politik.

Mit unserer Wissenschaftsreihe geben wir Autorinnen und Autoren die Möglichkeit, ihre Arbeiten der Öffentlichkeit vorzustellen.

Wir bieten Ihnen individuelle verlegerische Betreuung vom Satz bis zum Vertrieb.

Unser Angebot in Kürze:

- individuelle Betreuung
- Bekanntmachung Ihrer Arbeit durch umfassende Bibliographierung, Versand von Rezensionexemplaren und Prospekten, Werbung in eigenen und zielgruppenbezogenen Medien
- Satz und Qualitätsdruck
- angemessene Ladenpreise
- Einführung als Autorin/Autor
- niedrige Herstellungskosten

Bei Interesse fordern Sie bitte unser Informationsmaterial an.

Mabuse-Verlag • Postfach 90 06 47 • 60446 Frankfurt a. M. • Tel.: 069/70 50 53

# KRANKENPFLEGE IM MABUSE-VERLAG

Hilmar Dahlem, Alfred L. Lorenz (Hrsg.)

## Total Normal

### Neue Arbeitszeiten im Pflegedienst

Mit einem Vorwort von Hilde Steppe
Diskussionen um Arbeitszeitmodelle in der Krankenpflege gibt es seit 20 Jahren, geändert hat sich wenig. Es ist also zwingend notwendig, über das Verhältnis von Arbeits- und Lebenszeit in der Pflege zu diskutieren, um eine höhere Berufszufriedenheit und eine bessere Pflegequalität zu erreichen. Die erfolgreichen Arbeitszeitmodelle an mehreren Orten zeigen uns aber: Wer »total normale« Arbeitszeiten im Pflegedienst erreichen will, muß dies mit schlüssigen Konzepten für eine neue Strukturierung der Arbeitsinhalte verbinden. Das Buch stellt erprobte Arbeitszeitmodelle vor und zeigt, welche Voraussetzungen für deren erfolgreiche Umsetzung notwendig sind. Das macht Mut und regt zur Nachahmung an.
Mit Beiträgen von Hilmar Dahlem, Gerd Dielmann, Kalle Jung, Gudrun Kahlke, Tuula Lindemeyer, Alfred L. Lorenz, Peter Metz, Birgit Müller, Klaus Priester
151 Seiten, zahlr. Text- und Bilddokumente
DM 24,80, 194 ÖS, 26,10 SFr
ISBN 3-925499-63-6

Hanna Beneker / Eva Wichtmann

## Grenzüberschreitende Dienstpläne

### Weltpflegenotstand und Frauenbewegungen

Aus der größten Pflegenot helfen in Deutschland ausländische weibliche Pflegekräfte: Osteuropäische, philippinische und koreanische Krankenschwestern gehören hierzulande zum Krankenhausalltag. Die Anwerbung dieser Pflegekräfte wird mehr oder weniger offen betrieben - und dabei kaum darüber nachgedacht, daß Pflegenotstand kein deutsches, sondern ein internationales Phänomen ist. Das Pflegepersonal, das von den reichen Ländern angeworben wird, fehlt den armen Ländern. Hinzu kommt, daß die Krankenschwestern in den meisten Fällen ihre Heimat nicht freiwillig verlassen. Die Autorinnen untersuchen in diesem Buch Angebot und Nachfrage auf dem weltweiten Pflege-Markt und die Hintergründe des Geschäfts mit dem "Dienst am Nächsten".
180 Seiten, 24,80 DM, 194 ÖS, 26,10 SFr
ISBN 3-925499-43-1

 **Mabuse-Verlag, Kasseler Str. 1 a, 60486 Frankfurt/M.
Tel.: 069 / 70 50 53, Fax: 069 / 70 41 52**

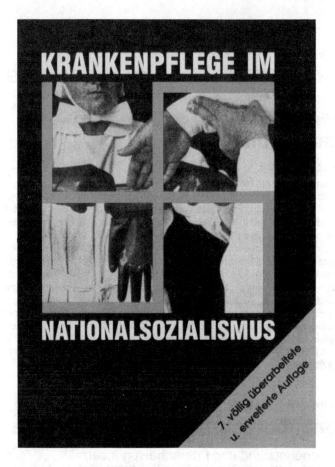

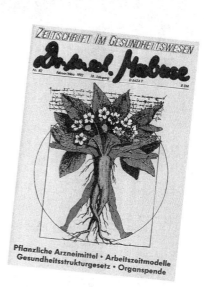
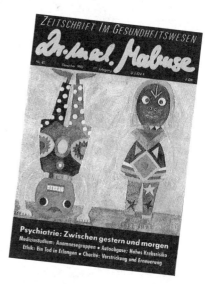